DE LITERATURA Y MÉDICOS

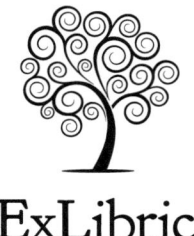

ExLibric

RAFAEL RAMÍREZ CAMACHO

DE LITERATURA Y MÉDICOS

EXLIBRIC

ANTEQUERA 2026

DE LITERATURA Y MÉDICOS
© Rafael Ramírez Camacho
Diseño de portada: Dpto. de Diseño Gráfico Exlibric

Iª edición

© ExLibric, 2026.

Editado por: ExLibric
c/ Cueva de Viera, 2, Local 3
Centro Negocios CADI
29200 Antequera (Málaga)
Teléfono: 952 70 60 04
Fax: 952 84 55 03
Correo electrónico: exlibric@exlibric.com
Internet: www.exlibric.com

ISBN: 979-13-88079-61-0
Depósito Legal: MA 72-2026

Impresión: PODiPrint
Impreso en Andalucía – España

Nota de la editorial: ExLibric pertenece a Innovación y Cualificación S. L.

RAFAEL RAMÍREZ CAMACHO

DE LITERATURA Y MÉDICOS

Cómo me gustaría, a la par que el trabajo, la fatiga
de cultivar la tierra o la práctica de la medicina,
llevar a cabo algo que perdurase, algo capital,
escribir alguna obra científica o algo artístico.

DOCTOR ZHIVAGO, B. PASTERNAK

Para Carmina M.

Índice

Prólogo

Durante toda mi vida fui médico, cirujano de oído e investigador. El ensayo que ahora nos ocupa se plantea también como un trabajo de investigación que intenta dilucidar por qué algunos médicos han llegado a ser grandes escritores, las causas que los motivaron y las características mentales que lo hacen posible. ¿Por qué unos sí y otros no? No se trata de hacer una relación extensiva de los médicos que escriben; es más, estoy seguro de que se me han olvidado muchos. Es un muestreo de los más cercanos, sobre todo cuando escribieron autobiografías, porque en ellas confiesan los motivos de la vocación sin necesidad de identificarlos en sus obras.

He sido un gran lector. Quise emular a aquellos a los que admiraba. Por eso escribí. Buscaba en sus líneas si era posible compaginar un trabajo responsable con una literatura de la mejor calidad que fuera capaz de escribir. No quería que la literatura fuera puerto que me abrigara ante mis fracasos, ni descanso del guerrero. Deseaba hacer una literatura parecida a aquella que me emocionó. En la contraportada del libro *Bestiario* alguien puso en mi boca una afirmación de tiempos atrás: «*Cuando soy médico solo soy médico, pero cuando pinto o escribo, solo pienso en pintar o escribir*»[1]. Estaba informando a un crítico que deseaba saber más de mí.

Este no es el texto de un erudito, ni tan siquiera tiene pretensiones de conseguir un resultado científico, para lo que no me siento capacitado. Es una recopilación de los gustos personales y de la información recibida en mi medio sobre los escritores que descubrí o que me descubrieron aquellas personalidades en las que he confiado y me han llevado a su conocimiento. Carezco de

---

[1] Ramírez, Rafael: *Bestiario,* Cuarto Centenario, Toledo, 2015.

una formación en preceptiva literaria que me conduzca a afirmar la verdad objetiva de mis escritos; es cierta para mí porque siento cuanto afirmo, pero nada más. Esta es una confesión personal e íntima de una actividad que ha marcado mi vida en paralelo a la profesión que he intentado dignificar.

La calidad de un texto de un médico-escritor, si la tiene, debe ser igual a la de un escritor-no-médico. Acogerse a círculos cerrados no es ético. Eso sería crear guetos proteccionistas para los que no son valorados por las duras leyes del mercado. Máxime cuando escribir el texto no es más que un primer paso, necesario pero limitado, ante el viaje que se realiza por la edición, impresión, distribución, almacenamiento, exhibición pública con diversa valoración crítica o sin ella, venta, hasta llegar a la aceptación por el receptor al que estaba destinado, el desconocido lector.

Aquí se recoge la historia y obra de escritores que a la vez fueron médicos, que, con mayor o menor fortuna, se plantearon el hecho de escribir como una actividad trascendente o, al menos, importante en su vida. Y que lucharon por ella.

El número de escritores incluidos es limitado; me he apoderado de aquellos más cercanos a nuestra cultura, eligiendo la mitad del siglo XIX como fecha inicial de nacimiento, ya que una gran parte de los responsables de cómo somos en la actualidad escribieron en el periodo final de este siglo y principios del XX. Tal vez aún sea demasiado pronto para conocer lo que quedará de la producción literaria que se está haciendo a principios del siglo XXI.

Muchos de los autores aquí citados se repetirán en diferentes capítulos, pues escribieron narrativa, teatro y poesía. También la titulación de los capítulos es caprichosa. Tampoco era mi intención hacer un texto académico; por el contrario, creo que es necesario leerlo como un homenaje a la libertad que ellos mismos eligieron a la hora de construir la obra por la que han sido reconocidos.

Los individuos creativos son más propensos a emplear el cerebro «femenino», por lo que están más abiertos a la intuición que al racionamiento lógico que predomina en los no creativos. Aquellos suelen estar liberados de convencionalismos y reglas en grado variable, lo que les aporta un cierto carácter antisocial; son solitarios, de mente difusa y positivistas. Como escribe C. Ozick[2], la creación es *«enemiga de la muchedumbre, porque la vida de la muchedumbre apaga las murmuraciones de la mente»*. No existe relación entre el coeficiente intelectual y la capacidad de creatividad.

Las limitaciones al desarrollo de la creatividad vienen impuestas por el proceso de inserción social. En contra del comportamiento de los sujetos creativos, la mayor parte de las personas (normales) desean desempeñar un papel en el medio en que viven; para ello aceptan y siguen lo que es bueno o es malo para el conjunto al que pertenecen. Este es el proceso de integración social como ser adaptado a las particulares condiciones de la sociedad donde se inserta. El proceso de aprendizaje implica la adopción de estereotipos mediante los que se asumen modelos de conducta y patrones aceptados como normales por la generalidad de los miembros del grupo. Quien no los acepta pasa a ser un ser antisocial y corre el riesgo de ser rechazado por el medio. El ser creativo se olvida de lazos y normas impuestas por la sociedad, creando sus particulares reglas que, en algunas ocasiones, servirán de futuro modelo a adoptar por los que lo rechazaron.

Pese al tópico de la iluminación *(insight)* o alumbramiento de la idea, que aparece de forma repentina en la mente del creador, lo habitual es que este siga un proceso sistemático que bien pudiera esquematizarse en una fase inicial de conocimiento de la información existente relativa al problema que lo preocupa, unos tanteos de búsqueda metodológica y una respuesta original que se inicia en un momento de ensoñación activa, sobre la que se edifica la respuesta definitiva a la pregunta inicial.

---

[2] *Vid.* Cynthia Ozick, *Metáfora y memoria. Ensayos reunidos*, Mardulce, Madrid/Buenos Aires, 2016.

La actitud creativa exige un movimiento de aproximación al espacio de lo no existente, por lo que el creador se comporta como un revolucionario. La creación no deja de ser un acto de destrucción. Como el ave fénix, la nueva idea surge de las cenizas de obras previas. Para obtener esa intromisión, la curiosidad es condición imprescindible que conlleva una actitud transgresora para sobrepasar las reglas aceptadas por la corriente social imperante. Sin embargo, es evidente la imprescindible transferencia de resultados entre diversas áreas de la investigación científica, como en la creatividad general. Así pues, los avances que se hacen en determinado campo pueden tener a veces importantes consecuencias para el establecimiento de teorías y conceptos en el resto del pensamiento humano.

La persona dotada de una personalidad creativa necesita consolidar su identidad a través de la transformación positiva del mundo que le rodea. Esta motivación surge de su interior sin necesidad de estímulos externos que lo impulsen, ni de recompensas por los resultados obtenidos. La resistencia ante la frustración es otra de las características imprescindibles de la actitud creativa, máxime cuando su trabajo se enfrenta a lo que aceptaron los demás. *«A mayor autoestima, mayor creatividad; a mayor creatividad, mayor autoestima»*[3].

La ciencia es creativa casi en la misma manera que lo son las diferentes expresiones del arte, como la música o la literatura, etc. También los científicos utilizan la imaginación para formular explicaciones que están fundamentadas sobre los conocimientos anteriores, no son simples adivinanzas, aunque no se deba olvidar que, al fin y al cabo, son productos de la imaginación. *«Los científicos*

---

[3] Guilera Agüera, Llorenç: *Anatomía de la creatividad,* Barcelona, 2011. www.Esdi.es/content/pdf/anatomia-de-la-creatividad.pdf/Fendit (Consultado el 13 de octubre de 2022).

construyen estructuras explicatorias, narrando historias que deben ser probadas escrupulosamente para demostrar su realidad»[4].

Al «narrar historias», Medawar no quiere decir que los científicos estén inventando algo de la nada. Quiere decir que los científicos unen fragmentos de información de manera que tengan sentido, al igual que los autores juntan personajes y eventos. El trabajo del científico no acaba ahí, ya que la historia que han narrado es probada para ver si tiene sentido en el contexto de lo previamente conocido[5].

> «*La noción de metáfora puede servir para ilustrar la naturaleza de la creatividad científica, al equiparar, de manera metafórica, un descubrimiento científico con una metáfora poética. Porque en la ciencia, al descubrirse una nueva idea, la mente se ve envuelta en una forma de percepción creativa similar a cuando percibe una metáfora poética. Sin embargo, para la ciencia es esencial desarrollar el significado de la metáfora de manera más detallada, mientras que en poesía la metáfora puede quedar expresada de manera más o menos implícita*»[6].

Al igual que, contra la creatividad general, influyen las fuerzas reaccionarias para mantener el equilibrio alcanzado por generaciones anteriores, el avance científico también debe luchar contra la tendencia humana a aferrarse a lo que le resulta familiar y a defenderse contra aquello que amenaza con poner en peligro el equilibrio previo. A no ser que se esperen suficientes compensaciones, la mente tradicional —la más corriente desde el punto de

---

[4]   Medawar, P. B.: *Plute republic: Incorporating the art of the soluble and induction ant intuition in scientific thought*, Oxford University Press, Oxford, 1984.

[5]   Bickmore, Barry: «La creatividad en la ciencia: Cómo los científicos deciden qué estudiar»
http://www.visionlearning.com/es/library/Proceso-de-la-Ciencia/49/La-creatividad-en-la-ciencia/182 (Consultado el 4 de abril de 2021).

[6]   Bohm, David y Peat, David: *Ciencia, orden y creatividad*, Kairós, Barcelona, 1997.

vista estadístico— no intenta explorar la infraestructura inconsciente de las ideas, sino que prefiere seguir adelante por caminos
ya conocidos. Esta disposición del ser humano a aferrarse a lo
habitual y cercano se incrementa por el hecho de que la estructura
aceptada está inseparablemente entretejida con toda la red de la
ciencia y con sus instituciones. De ello depende, en buena parte, la
seguridad profesional del científico, hecho que se repite en todas
las esferas de la vida, cuando se ven amenazados pensamientos y
sentimientos que han asimilado la cultura en que vive.

En el momento actual, el científico depende como nunca
de las estructuras sociales y de su actitud ante la ciencia, dado el
costoso desarrollo de cualquier investigación que es imposible de
llevar a cabo bajo un impulso privado al modo de Ramón y Cajal.
Una actitud social positiva y activa es la que prevé las necesidades
futuras y provee los medios para alcanzarlas.

Cuando una idea o teoría ha encontrado su lugar natural,
permanece en reposo si no es alterada por el efecto de una fuerza
exterior. Este es un principio fundamental de la física que incluye
al comportamiento humano. Por esta razón, las fuerzas capaces de
inducir cambios en los sistemas intelectuales conocidos y aceptados son desproporcionadas para los efectos conseguidos. Esta es
la actitud heroica del creador, investigador o artista, sobre el que
inciden sistemas regresivos destinados a que nada cambie.

«*Un mecanismo especialmente significativo, que la mente emplea
para defenderse de la inadecuación de sus ideas básicas, es negar que
resulte relevante explorar tales ideas. Es más, la totalidad del proceso
va todavía más lejos, porque de manera implícita se niega que se esté
negando algo importante. Los científicos, por ejemplo, pueden evitar la
confrontación de ideas más profundas con asumir que cada contradicción
o dificultad en concreto puede resolverse mediante alguna modificación
adecuada de una teoría comúnmente aceptada. De esta manera, cada
problema desencadena un estallido de actividad en el cual el investigador*

se lanza a la búsqueda de una "nueva idea". Pero en vez de buscar algo verdaderamente fundamental, los científicos intentan introducir a menudo añadidos o modificaciones que salen simplemente al encuentro del problema en cuestión, sin perturbar de manera profunda la estructura subyacente»[7].

Kuhn expone que la ciencia se desarrolla a lo largo de extensos periodos de lo que él llama «ciencia normal», durante los cuales no se cuestionan los conceptos fundamentales. Tras esta «ciencia normal» surgen temporadas de «revolución científica», en las que teorías e ideas cambian de manera radical, al crearse nuevos sistemas completos de conceptos. Kuhn llama a estos sistemas totales paradigmas. Los paradigmas incluyen no solo sistemas de teorías, principios y doctrinas, sino también lo que denomina como la «estructura tácita de las ideas» que constituye la base del conocimiento[8].

Maslow[9] defiende que la mentalidad creadora surge en la soledad, donde se lucha con los conflictos personales, temores y defensas, circunstancia que puede concurrir en la paranoia.

Este hecho no excluye un conocimiento de la realidad puntual que lo rodea con la intención de evitar repetir objetivos ya alcanzados. Esta situación se vuelve especialmente sensible en el caso de la mente creativa en el campo científico, máxime en momentos en que la ciencia se va atomizando tanto que mantener una información universal es poco menos que imposible, aunque se cuente con la imprescindible ayuda de la informática. *«La ciencia es ese método racional que nos permite conocer la realidad con la mínima ideología posible»*[10].

---

[7]   Bohm, David y Peat, David, *op. cit.*
[8]   Kuhn, Thomas: *The Structure of Scientific Revolutions*, University of Chicago Press, Chicago, 1962.
[9]   Maslow, Abraham H.: *La personalidad creadora*, Kairós, Barcelona, 2015.
[10]   Wagensberg, Jorge: *Teoría de la reactividad*, Tusquets, Barcelona, 2017.

Maslow cree en la existencia de grupos humanos a los que denomina personas autorrealizadoras, en las que *«todas las características deseables en un ser humano correlacionan positivamente»*[11], por lo que los muestreos que se refieren a determinadas capacidades no pueden obtenerse por los métodos tradicionales de la estadística que abarcan todo tipo de sujetos al objeto de adquirir validez. Esto es, un grupo reducido es capaz de ampliar los límites del conocimiento, circunstancia negada a la mayoría democrática, por su propio carácter de «élite» creadora. El mundo normal es empujado hacia el progreso por seres singulares. Por supuesto, los resultados obtenidos del trabajo creativo —científico, político o artístico— benefician a la sociedad en general. Diferente es el hecho de que la personalidad creativa sea ejemplo para las minorías rectoras de la sociedad, dadas las condiciones de aislamiento, introversión e, incluso, de egolatría, imprescindibles para el proceso creativo.

---

[11]   Maslow, Abraham H., *op. cit.*, p. 25.

PARTE 1

1

Justificación

Entremos en harina. Alguna gente coincide al pensar que gran parte de los médicos escriben. Sin embargo, medicina y literatura caminan por senderos separados. Ambas precisan de una formación específica, se orientan hacia objetivos particulares y reclaman una absorbente dedicación por parte de quienes las ejercen.

Decía Henry James que *«la casa de la ficción tiene más de un millón de ventanas»*[12]. Mi biblioteca personal es un espacio de unas tres mil: tales son los libros que me abren a la realidad de vidas y paisajes encerrados en las páginas de *«ese archipiélago de firmes arbitrariedades que conforma mi biblioteca»,* al decir de Cerezales[13]. Ello no se corresponde con los metros cuadrados que ocupa. Algún lector ha querido saber lo que hago. Si hablo de mí, pudiera creer que trato de incluirme entre los escritores a los que admiro. Pero hasta ahora no he hecho otra cosa que enseñar una realidad imaginada. Permítaseme ser un espectador que abre con discreción una rendija de cada una de esas ventanas para asombrarme de lo que pasa en el interior de ese mundo deslumbrante y variopinto que es la literatura.

Desde joven fui lector. Recientemente, he leído una frase atribuida a Nuria Espert: *«La lectura es algo así como la barandilla de los balcones. Un lugar desde donde asomarse al mundo… sin precipitarse al vacío»*[14]. Lo dramático para mí fue llegar a la conclusión de

---

[12] James, Henry: *Retrato de una dama,* Alianza, Madrid, 2015.
[13] Cerezales, Agustín: «Frágil y perenne, fugaz y firme», *ABC Cultural,* 5 de enero de 2019.
[14] Daganzo, Carlos: «Eva Orúe, en el balcón de los libros», *ABC Cultural,* 14 de octubre de 2023.

que cada libro que leía y me impresionaba conseguía vaciarme de una parte de mis convencimientos previos. Mi interior se estaba convirtiendo en un gigantesco queso de Gruyere donde confluían los agujeros. Las lecturas me roban trozos del alma que van dejando vacíos, llenos de sabiduría ajena, dentro de mí. Qué miedo y qué dicha.

Para buscar remedio, debería plantearme un viaje sin destino ni billete de regreso a cualquiera de esos libros que me comen por dentro como una droga.

En casa de mis padres había libros, no muchos, pero sí los necesarios para que el hecho de leer no fuera una actividad extraña entre nosotros. Además, en mi medio no había radio ni televisión, eso vendría después. En consecuencia, leer suponía entrar en mundos extraños que dirigían la atención hacia mundos desconocidos.

Mi primer libro fue una encuadernación de folletos de escaso valor sobre arte que se vendían en quioscos. A ello siguieron Kipling, Salgari, Verne, el John Carter de Rice Burroughs y el Guillermo Brown de Ritchmal Crompton. Libros releídos que iban perdiendo las páginas iniciales y finales por el uso. Como cualquier jovencito de la época sin dinero. Estos fueron los cimientos de mi afición lectora. Luego me hice médico, pero eso ya es otra historia. O tal vez no.

Es cierto que un buen número de escritores reconocidos fueron médicos. No es el propósito de este libro realizar un catálogo de todos los profesionales sanitarios que escribieron o escriben en algún momento de sus vidas. Solo cito a aquellos que desde la medicina consiguieron realizar un cambio en la literatura. La American Medical Writers Association, la European Medical Writers Association, la Asociación Española de Médicos Escritores y Artistas (ASEMEYA), la Red Mundial de Escritores en Español o libros como el de Arnaldo Cherubini titulado *Medici Scritori d'Europa e d'America*[15] tienen un criterio más enciclopedista que el que ahora nos ocupa. He de agradecer el artículo de Fernando Navarro titulado «Médicos escritores y escritores médicos»[16], que fue el origen y fundamento de mi trabajo. Tras su lectura, me sentí animado a investigar cuáles fueron las razones por las que derivaron hacia la literatura en sus diversas formas un gran número de personas formadas en la medicina. Por qué en un momento determinado decidieron dejar por escrito las historias que habían forjado en su mente, las reflexiones sobre experiencias vividas, sus inquietudes o las opiniones formadas sobre el mundo que los rodea. Es decir, los motivos que movieron su pluma como escritor.

La creatividad literaria no es exclusiva de la profesión médica; estoy seguro de que en otras (abogacía, ingeniería, arquitectura, filosofía, química, etc.) se encontraría un número similar, o tal vez mayor, de magníficos escritores como el reseñado aquí. Tal vez exista una característica diferencial a alguna de dichas dedicaciones y otras parecidas, es la posibilidad o, mejor, la obligación del médico con la persona frente a sí. Todos los trabajos tienen un fin humano; al fin y al cabo, la raza humana no deja de tener un sentido de hormiguero que convierte al hombre en un ser social. Es diferente entrar en contacto con él mediante el dibujo exquisito del plano del arquitecto, o el cálculo del ingeniero, o la aplicación de las leyes del abogado, o el diseño del fármaco que lo puede curar, que encontrarse frente al ser doliente que pide ayuda a su ciencia y su experiencia, al que escucha, toca, penetra en su interior mediante la endoscopia o las técnicas radiológicas y muchas artes más que no es cuestión de enumerar, para llegar al momento del diagnóstico. El hombre doliente se le ha entregado.

---

[15]   Cherubini, Arnaldo: *Medici Scritori d'Europa e d'America,* Antonio Delfino, Roma, 1990.

[16]   Navarro, Fernando: «Médicos escritores y escritores médicos», *Ars Médica. Revista de Humanidades,* 1:31-44, 2004.

En ese momento, el ánimo se suspende, porque puede tener diferentes significados que condicionan el futuro inmediato del ser humano que pidió ayuda. Tal vez, el acto médico sea el momento existencial en que dos seres humanos se juntan en una actividad solidaria. También otros profesionales trabajan para mejorar la condición humana, algo genérico. Pero es en la unción médico-paciente donde existe la exposición de una necesidad por parte de uno y el entrenamiento del otro que pretende resolverla. Momento íntimo por solidario.

Nada más cercano a la consecución de los pasos dados hasta llegar a la entrevista finalista que lo contenido en un relato, un drama o una novela. Aquí es donde confluyen la medicina y la literatura. El resto no dejan de ser teorías. Es el experto en el dolor del cuerpo humano, que repercute en su mente, el que se desplaza hasta el mundo de la realidad vivida o inventada. Se puede conocer al ser humano mejor en muchas piezas literarias que en conversaciones fragmentarias por necesidad. Y no hablemos de la manifestación demiúrgica y ejemplarizante que supone el teatro.

Cuando Nietzsche[17] escribe *«tenemos el arte para no perecer a causa de la verdad»* está poniendo en evidencia las claves de la creatividad. La vida tiene unos cauces marcados por donde discurre de forma inexorable; la genética heredada, una actitud vital higiénica y la fortuna o desgracia de nacer en determinado tiempo y lugar son los únicos factores que pueden modificarla linealmente en algunos de sus periodos, pero el proceso vital se repite de forma irremediable. La única posibilidad de cambiar la fatalidad del destino humano en busca de su potencia es mediante la creatividad, que no es cualidad compartida por todos los hombres, sino germen de escasa distribución que precisa de un estímulo constante para su expresión y desarrollo.

---

[17] Nietzche, Friedrich: *La voluntad de dominio*, OC IV, Tecnos, Madrid, 2016.

Siguiendo las palabras del pensador alemán, la verdad es la realidad finita a que está destinado todo ser humano por el hecho de vivir. El arte —y otras actividades creativas, como pueden ser la investigación, la filantropía, el pensamiento revolucionario, etc.— permite su permanencia en la memoria humana. La creatividad, en su más amplia acepción, solo sirve para justificar la personal e irrepetible razón de existir. No es que quien no está dotado de creatividad carezca de una existencia plena; es que las personalidades creativas —creadoras de hitos— dejan un testimonio de presencia entre sus semejantes.

Manuela Romo define la creatividad como *«una forma de pensar cuyo resultado son cosas que tienen a la vez novedad y valor... Una forma de pensar que lleva implícita siempre una querencia por algo, sea la música, la poesía o las matemáticas, que se nutre de un sólido e indeleble amor al trabajo: una motivación intrínseca que sustenta el trabajo extenuador, la perseverancia ante el fracaso, la independencia de juicio y hasta el desprecio a las tentaciones veleidosas del triunfo cuando llega»*[18].

Estas frases introducen un concepto nuevo dentro de la creatividad en sí misma al margen del creador, quien, a su vez, es modificado por la propia actividad. Imitando a los escritores del Siglo de Oro español, alguna vez escribí: *«De para crear, creando, mientras crea a su creador»*, donde intentaba expresar —creo que con limitada fortuna— que la obra en sí misma, como resultado del acto creativo, es capaz de configurar la capacidad de hacer de quien la produce. No hay momento más gozoso, a la vez que intranquilizante, que aquel en el que la obra toma las riendas de sí misma. Muchos artistas han compartido la experiencia de que su cuadro, su escultura, su texto —en prosa o en verso—, la nota que inscribe en el pentagrama... lo obligan a seguir caminos imprevistos en la prosecución de la tarea.

---

[18]   Romo, Manuela: *Psicología de la creatividad*, Paidós, Barcelona, 1997.

El escritor egipcio Alaa al-Aswany dice: *«Yo no puedo escribir una novela sin tener la certeza de que los personajes están bien definidos, existen. Estoy completamente seguro de que existen. Son invisibles, pero existen. Cuando me encuentro a la mitad de la novela pierdo el control, empiezan a hacer lo que les da la gana»*[19].

Dan Tepfer apoya esta idea al referirse al libro *El jazz de la física* de S. Alexander[20]: *«Cuando me encuentro en pleno solo, cada vez que tengo la completa seguridad de cuál es la siguiente nota que tengo que tocar, se me abren más posibilidades para las notas sucesivas. En opinión de Alexander, es lo mismo que ocurre con el principio de la incertidumbre de Heisenberg, que afirma que cuanto más se sabe de la posición de una partícula cuántica, menos se puede saber a dónde se dirige».*

Esta experiencia también se evidencia en el terreno de la producción científica, en la que un pequeño hallazgo puede ser la guía que haga cambiar todas las proyecciones anteriores.

Se trata de identificar las condiciones que reúne la obra de creación, que la diferencia de otras actividades humanas: novedad, valor, un objetivo hacia donde se dirige, perseverancia, individualismo y autonomía. Son los mismos adjetivos ante la actividad del investigador científico y se ampliarán los conceptos tópicos que pudiéramos tener ante la creación. Aquí puede radicar el primer paso para encontrar los nexos entre la literatura y la medicina.

La repetida frase de Picasso *«yo no creo en las musas, pero si acaso bajan, prefiero que me encuentren trabajando»* pone el acento en una realidad aceptada por los analistas más objetivos. La creatividad se expresa como fruto del trabajo riguroso y mantenido, adobado, eso sí, por la suerte. Ambas son condiciones compartidas por el artista y el científico que, en ambas actividades, manifiestan la necesidad de creatividad como motor para su desarrollo.

---

[19]   Al-Aswany, Alaa: «El islam es compatible con la democracia si se mantiene dentro de la mezquita», *ABC Cultural*, 13 de octubre de 2015.
[20]   Tepfer, Dan: «El *jazz* de la física», *El Cultural*, 7 de abril de 2017.

En contra de los adeptos a la teoría de la intuición creadora de la obra original, la mayor parte de los analistas del tema creen que el pensamiento creador trabaja en tareas donde uno debe aportar su propio conocimiento y sus valores, lo que lleva necesariamente a desembocar en soluciones originales.

No es propósito de este escrito analizar las fases de la creación que el lector puede encontrar en Wallas[21], sino intentar desentrañar los nexos que unen dos profesiones tan distintas como son la literatura y la medicina.

Comencemos por el principio. Estamos hablando de médicos escritores, pero, al fin y al cabo, médicos. Un criterio finalista de su actividad inicial es obtener resultados, esto es, curar. Este hecho ya encierra uno de los objetivos de la creación, como es su dedicación a los demás. Al fin y al cabo, curar significa cuidar en una relación simpática que implica sentir —o sufrir— con y junto al paciente. Esto es difícil de entender cuando la relación interpersonal se ve sustituida por una fe ciega en el poder de la ciencia. Un buen número de personas influidas por el positivismo no quiere aceptar que no exista la solución que desea ante un particular problema.

En cada momento, la actuación médica busca una finalidad. El médico no actúa porque sí, o para obtener conocimientos o para engrandecer la ciencia, aunque también. En todo caso, esa sería la contribución de los investigadores básicos. Todo cuanto constituye la actividad de la persona verdaderamente dedicada a la medicina pivota alrededor del sujeto doliente. Desde el inicio de los estudios en la facultad hasta el momento en que se enfrenta al manejo de las diferentes formas de la enfermedad, y toda la organización sanitaria en la que se encuentra, la atención a aquel que lo necesita es prioritaria. Esto es, la palabra *curar* adquiere caracteres de verbo transitivo cuyo complemento es el destinatario de sus acciones.

---

[21] Wallas, Graham: *The art of thought*, Butler and Tanner, London, 1926.

La creatividad artística sigue caminos paralelos; quiere decir que de ella se espera un producto. Curar y crear son verbos transitivos porque ambos tienen un protagonista en los demás. Al margen del proceso que siga el sujeto creador, lo que se pide de él es que se consiga un resultado y que ese resultado sea capaz de trascender las vidas de sus semejantes. *«Todo proceso creador lo es porque concluye con un producto creado»*[22]. Mientras que el médico ha debido adquirir una formación teórica, seguida de un entrenamiento que le permita adaptarse a las particulares condiciones de su paciente, intentando una actuación original e irrepetible por estar dedicado a una individualidad concreta, en el caso del creador se precisa una personalidad autorrealizada donde se contrarresta la autoafirmación con el altruismo que entrega su obra a los demás, el instinto con la disciplina, con un deber placentero e indagador ante lo desconocido.

Como dice K. Jasper, *«con la investigación científica se logran progresos, pero con los medios de entender se abre un mundo de contenidos de sentido, sin progreso como ciencia, antes bien a variable nivel de la respectiva instrucción personal»*[23].

Hay dos tipos de médicos: por una parte, aquellos que, conociendo perfectamente los fundamentos de su actividad, la desarrollan día a día con mayor o peor fortuna para los demás; por otra, los que se plantean ampliar los límites del conocimiento que recibieron en su momento y actualizaron a lo largo del desempeño profesional. Son los que se incluyen en el concepto de creadores a que se refieren estos escritos. Inclúyanse entre estos a los investigadores básicos y traslacionales que asientan las bases del futuro de su profesión. Al fin y al cabo, a esta situación he dirigido mi actividad. Otros son capaces de aplicar la experiencia que reciben del trato con el ser doliente para el desarrollo de una actividad

---

[22]   M. Romo, *op. cit.*, p. 68.
[23]   Jasper, Karl: *La práctica médica en la era tecnológica.* Gedisa, Barcelona, 1998.

aparentemente alejada de su trabajo, como es la literatura —o la música, la pintura, etc.—. A intentar descifrar los mecanismos que unen ambas actividades se dirigen los siguientes capítulos.

De inmediato surge la discrepancia que expresa que no todos los médicos enfocan su actividad bajo un criterio humanístico; para una buena parte de ellos el ejercicio de la profesión no pasa de ser un útil oficio por cuanto repercute en sus semejantes, pero sin criterios de creatividad ni progresión en cuanto a los conocimientos. Para ellos, la práctica de la medicina se ha convertido en un oficio del que obtienen una compensación económica que les permite vivir en su medio. Este hecho es cierto y se incrementa en momentos en que la medicina se va tecnificando, con lo que el médico se convierte en un aplicador de protocolos regidos por una estadística que no reconoce la singularidad del caso aislado, máxime cuando dichos protocolos se obtienen de metaanálisis distantes y teóricos que no contemplan particularidades. ¿Es este el signo de los tiempos?, ¿surgen de la necesidad de adaptarse a los cambios sociales y económicos que ocurren alrededor?

Hay médicos de oficio y médicos científicos. Sin embargo, se debe tener en cuenta que «*los conocimientos científicos no dan por sí mismos ninguna superior preparación para las cuestiones morales o sociales, mientras que los científicos tienen en ese terreno al menos las mismas obligaciones que los demás ciudadanos*»[24].

No es el producto de ambas actividades lo que nos interesa aquí, sino el análisis del convencimiento de que la mente creadora tiene variadas posibilidades de expresión, capaces de hacer modificar, en mayor o menor grado, el mundo donde se manifiesta. Jasper nos alerta:

«*El camino de la ciencia cuando avanza hacia el infinito tiene sus límites en total. Lo factible de saberse con el entendimiento que*

---

[24] García Moliner, Federico: *La ciencia descolgada*, Laberinto, Madrid, 2001.

debe proyectarse como propósito es menester rebasarlo siempre en la práctica. Donde termina el conocimiento científico de alguna manera concluye el pensamiento. Desde que los hombres filosofan ha existido otro pensar, un pensar que lleva a los objetos más allá de lo objetual inmediato. Este otro se llama razón»[25].

Esta necesidad de trascender los límites del pensamiento científico aplicado al sujeto enfermo conduce a algunos a la creatividad expresada en las letras, la música, la pintura o cualquiera de las actividades humanas que tienen por objeto a los demás. La política, entendida en el sentido que quisieron darle los primitivos pensadores griegos, debería ser la más elevada actividad humana, puesto que se ocuparía de organizar y ayudar a los ciudadanos; sin embargo, la realidad actual muestra la perversión a que ha derivado el gobierno de la res pública.

Es necesario preguntarse si el ser creativo está pendiente de los resultados de su creación; la respuesta, en general, es negativa. En principio, la soledad favorece al acto creativo, lo decíamos antes. Los grandes creadores muestran una tendencia hacia el aislamiento donde interaccionan los tres nodos de los individuos, esto es, el sujeto capaz de utilizar la información que le proporciona la cultura sobre su actividad, a la que es capaz de modificar y trascender hasta conseguir el punto de partida destinado a una nueva generación de hombres, el campo donde se desarrolla y el ámbito donde tiene lugar el proceso creativo[26].

Decía que la calidad de un texto de un «médico-escritor», si la tiene, debe ser igual a la de un «escritor-no médico». Lo demás es crear guetos proteccionistas para los que no son valorados por las duras leyes del mercado. Aquí se recoge la historia y obra de un

---

[25] K. Jasper, *op. cit.,* p. 79.
[26] M. Romo, *op. cit.*, p. 102.

limitado número de escritores que a la vez fueron médicos, que se plantearon escribir literatura como una actividad trascendente o, al menos, importante en su vida.

Se analiza la obra de aquellos más cercanos a nuestra cultura, eligiendo la mitad del siglo XIX como fecha inicial de nacimiento. Tal vez sea pronto para conocer lo que quedará de lo que se está haciendo a principios del siglo XXI.

¿Por qué escribe un médico? ¿Por qué una persona entrenada durante una buena parte de su vida a cuidar la salud de sus semejantes y, si no es posible, a hacerles más llevadero el periodo que precede al final de la vida, dedica parte de su tiempo a introducirse en el mundo ajeno de la creación literaria?

La profesión médica siempre ha necesitado de la comunicación escrita. El simple hecho de la transmisión de conocimiento, más allá de la experiencia recibida en el aula, obliga a esta forma de comunicación. La unión de ciencia y humanidades supone un ideal complementario dentro del desarrollo profesional.

«La ciencia y las humanidades, ciertamente, son fundamentalmente distintas la una de la otra, en lo que dicen y en lo que hacen. Pero sus orígenes se complementan el uno al otro, y surgen de los mismos procesos creativos del cerebro humano», dice E. O. Wilson en *El sentido de la existencia humana*, que cita Sánchez Ron[27].

La extraordinaria científica Levi-Montalcini, premio Nobel de medicina en 1986, escribe: *«Los mecanismos de la creatividad son los mismos en el campo artístico que en los demás ámbitos de la actividad humana»*. Para luego seguir: *«Una diferencia esencial entre el descubrimiento científico y las obras de arte es que estas últimas son el resultado de la actividad creativa de un solo individuo»*[28.].

---

[27] Sánchez Ron, J. M.: «El hombre hormiga», *El Cultural*, 9 de septiembre de 2016.
[28] Levi-Montalcini, Rita: *El as en la manga. Los dones reservados a la vejez*, Crítica, Barcelona, 2011.

Esta afirmación viene a declarar que la capacidad de innovar (crear) es común a diferentes actividades humanas, entre ellas, la literatura y la medicina. Lo que se esconde tras las palabras de la científica turinesa es que existen personas dotadas de facultades de las que carecen la mayoría de los mortales.

Es posible que la actual deriva hacia la digitalización de diferentes actividades intelectuales que exigen una acumulación mental de datos —entre ellas, el diagnóstico clínico— sea suplida por los computadores, capaces de almacenar más información que la que puede acumular un cerebro humano, máxime cuando se inicia la era de la inteligencia artificial (IA), que puede desplazar totalmente a la medicina clínica. Ahora bien, la posibilidad de intervenciones maliciosas de origen propagandístico, malintencionado o equivocado hace especialmente sensible el uso de tales sistemas. La IA carece de creatividad por el momento; precisa de fuentes de información que le permitan elaborar sus resultados. Esta situación aleja ese futuro del propósito del presente ensayo, basado en la posible existencia de una motivación común entre actividades aparentemente separadas, ejercidas por una única persona, en este caso, médico de profesión.

2

La escritura de los médicos
a través de la historia

Un análisis histórico demuestra la necesidad de la transcripción de los conocimientos que, procedentes de los tiempos hipocráticos, alcanzan hasta la actualidad, aunque nos hayan llegado en una mezcolanza de primitivas observaciones naturales, ante la dificultad de proponer remedios curativos efectivos, con la excepción del uso de algunas plantas medicinales de conocimiento empírico. Hasta el siglo XIX, la escritura médica refleja las consideraciones que cada autor extrae de la observación del sujeto enfermo y su comparación con el sano. La situación se prolonga hasta Freud, capaz de elaborar una teoría que introduce la concepción que el hombre tiene de sí mismo. Su contribución más significativa al pensamiento moderno es la de intentar dar un sentido científico y sistemático al concepto de lo inconsciente. Sus teorías tuvieron gran repercusión social, alcanzando diversos campos de la creatividad humana, como la literatura, la pintura, el cine, etc.

Sin embargo, la cuantiosa obra de Freud fue criticada, tanto en su momento como en la actualidad, por las nacientes escuelas objetivas. Hoy, sus bases no pasan a ser más que un capítulo de lo denominado como «a propósito de un caso», tan denostado por la ciencia del momento. Al margen de las indiscutibles derivaciones literarias, es evidente que el médico está obligado a escribir para comunicar sus experiencias y Freud así lo hace, aunque sin acogerse a la necesidad de un aporte estadístico que se hace imprescindible a la hora de extraer conclusiones del análisis de casos similares.

Cada día tiene mayor implantación el uso de la metodología del metaanálisis que acumula experiencias regladas de grandes series de publicaciones acreditadas.

¿Cuándo y por qué cambia el «estilo» literario que transmite la información a los colegas y a las sucesivas generaciones? La segunda pregunta queda contestada en el momento en que la ciencia occidental admite los postulados de Cl. Bernard, que obligan a una objetividad incuestionable de los resultados de la investigación que obtiene idénticos resultados cuando se aplican los mismos métodos.

En cuanto a la primera, se podría decir que coincide con el traslado del foco científico que, hasta principios del siglo XX, residía en los países pertenecientes al Imperio austrohúngaro, desde donde se desplaza hasta los Estados Unidos de América. Concretamente, la fecha de la emigración del polo de inteligencia médica ocurre tras de la Segunda Guerra Mundial.

En ese momento, el espíritu anglosajón, economicista, pragmático y calvinista, cambia el desarrollo de la medicina y, en consecuencia, el modo de transmisión de los conocimientos. Frente a la subjetividad imperante hasta el Antiguo Régimen, se impone una objetividad donde desaparecen las opiniones no contrastadas, analizada mediante análisis estadísticos. Del «en mi experiencia» se pasa al metaanálisis que saca consecuencias de la experiencia de todos, ayudado por la implacable presencia de la informática facilitada por Internet.

En el momento actual, la literatura científica médica es el mecanismo básico para la existencia y desarrollo de conocimientos pese a la presencia creciente de los vídeos y de la cultura visual digital. La tendencia normativa iniciada en los años cincuenta del siglo XX impone mandatos imprescindibles para conseguir publicar en las revistas cotizadas. Sin embargo, también ellas están siendo sometidas a críticas que desvirtúan su valoración tradicional.

El estilo subjetivo de principios del siglo XX da lugar a un estilo objetivo, escueto y frío, que se basa en la expresión sucinta del tema tratado sin añadiduras infundadas. Al contrario de la creación literaria.

¿Aporta algo al médico el hecho de frecuentar la literatura? Barbado Hernández propone que la medicina basada en las pruebas y la puramente humanística deben ir juntas y ayudándose mutuamente[29], aunque invoca una relación que, en la actualidad, diverge peligrosamente: «*La propuesta de un conocimiento de la personalidad del paciente, como parte sufriente del género humano, puede adquirirse de mejor a través de la literatura que mediante la limitada experiencia de cada cual*»[30].

Cada persona es consecuencia de su momento. La situación actual, en palabras de Cynthia Ozick[31], se define como el «*mal aliento de la época*», en el que el infantilismo de los políticos, la uniformización y la imposición de lo políticamente correcto estrujan a la cultura a un lugar de irrelevancia social. También el médico pasa a ser una herramienta manipulada por intereses no declarados, sobre todo en naciones donde la medicina está socializada.

Diversas circunstancias concurren en una forma nueva de ejercicio profesional, que la aleja de un sentido humanístico:

1. Necesidad imprescindible de una creciente formación específica. La acelerada incorporación de conocimientos necesarios para el desarrollo de una profesión cada vez más especializada exige una dedicación exhaustiva. Lo que se aprende durante el periodo universitario solo es la base de cuanto se necesita conocer en la vida profesional. El médico actual se encamina hacia el conocimiento profundo de una faceta cada vez más restrictiva, con ignorancia de las inmediatas. Camina, al decir de Ortega y Gasset, hacia el

---

[29]   Barbado Hernández, F. J.: «Medicina y literatura en la formación de médico residente en medicina interna», *An. Med. Interna* (Madrid), 24 (4): 195-200, 2007.
[30]   Caballé, A.: *Carlos Castilla del Pino*, Península, Barcelona, 2005.
[31]   Ozick, C.: *Metáfora y memoria. Ensayos reunidos*, Mardulce, Madrid/Buenos Aires, 2016.

concepto de los nuevos bárbaros del siglo XX que conocen todo sobre una cuestión e ignoran el resto.

2. Acceso de determinadas clases sociales, que hasta el momento estaban preteridas, en función de su capacidad intelectual y a las políticas democráticas de los países occidentales. Estas circunstancias han facilitado el ejercicio de la profesión médica de capas sociales que no han tenido acceso a la «alta cultura», en las que no existe un real interés por las humanidades. Las personas reciben buena parte de su información a través de las pantallas (televisor, ordenador…). La obsesiva búsqueda de audiencias supone una igualación «por abajo» de la mayor parte de los programas emitidos. Como hay que contentar a la mayoría, se eluden a las élites ilustradas que son las menos numerosas. Vulgaridad, tópicos, grosería y sexo, junto con el éxito sin esfuerzo, son valores que se difunden. Necesaria exaltación de los que alcancen las más altas cotas de audiencia es progresismo positivo; lo contrario, no pasa de ser la postura más conservadora: halago de lo vulgar y primitivo. El factor que más influye en la formación de los jóvenes es el ambiente familiar. Si se procede de una familia donde no se lee, el futuro profesional seguirá sin leer pese a haber conseguido un ascenso social.

3. Eliminación de los estudios humanísticos en las carreras de ciencias. Este hecho, que se inicia en la formación secundaria, consigue un alejamiento del futuro científico de aspectos culturales que precisa para su comportamiento social posterior.

4. Sobrecarga de información que se exige al estudiante en un momento en que se ha implantado la falta de autoridad y la independencia a ultranza. Un titular de periódico llama la atención: «¿Y si las humanidades sirvieran para innovar?»[32]. Lo publica

---

[32] Torres Menárguez, A.: «¿Y si las humanidades sirvieran para innovar?» http://economía.el país/2016/06/10/actualidad/1465569141_473015.html (Consultado el 20 de diciembre de 2022).

la edición digital de *El País* del día 13 de junio de 2016, donde se explica que un gobernador de un Estado americano sugiere que los estudiantes de literatura francesa dejen de recibir ayudas oficiales dado su escaso rendimiento en el mercado laboral. Se deben potenciar las denominadas especialidades STEM (graduados en Ciencias, Tecnología, Ingeniería y Matemáticas), aunque las empresas no encuentren trabajadores innovadores.

Por contra, el Massachusetts Institute of Technology (MIT), una de las instituciones más prestigiadas a nivel técnico, dice que muchos proyectos de ingeniería fracasan al no contar lo suficiente en el contexto cultural. El MIT obliga a sus alumnos a dedicar un 25 % de su tiempo a estudiar literatura, idiomas, economía, música o historia, sobre la base de que los problemas de que se ocupa la ingeniería están ligados a realidades humanas. Es sorprendente que, aun en un país culturalmente declinante como es España, las matemáticas sean especialmente valoradas en la actualidad por los jóvenes estudiantes, si pensamos en su utilidad en la informática.

5. El médico se ve cada vez más impulsado hacia las estadísticas ante las que tiene la tentación de empujar el caso particular del paciente frente a sí para incluirlo en ellas. La medicina basada en la evidencia, aunque necesaria, supone el máximo grado de despersonalización de la persona, que pasa a ser considerada como un número para recibir la atención que indican otros números similares al suyo.

De la antigua historia clínica que reflejaba de forma literaria los antecedentes, lo que preocupa al semejante que acude pidiendo ayuda a su médico como experto, y las manifestaciones que este indaga a través de la conversación con el paciente ante él, se está pasando a un sistema que uniformiza el relato patológico, que es incluido en un protocolo de actuación que, aunque previene un buen número de errores fruto de la subjetividad, elimina las peculiaridades personales.

PARTE 2

3

Chéjov, modelo
para la escritura actual

¿Por qué aparece **Chéjov** como ejemplo de escritores actuales? Si Dostoyevski, Tolstói, Pushkin, Gógol escriben para el XIX, Chéjov lo hace para el siglo XX. El realismo ruso es imperante en la historia de la literatura de ese país, con la excepción de la época de experimentación postmoderna en la década de 1990. A diferencia de los conocidos autores previos que muestran un cierto grado de grandilocuencia, Chéjov valora la naturalidad de los argumentos, lo que le hace ser modelo de generaciones posteriores. Muchos entre los escritores que han impuesto los cánones del relato reivindican la figura del médico ruso como ejemplo que ha marcado su profesión. Es un referente del relato corto, junto con Edgar Allan Poe, Guy de Maupassant, Raymond Carver y Roberto Bolaño. Tal vez el secreto de su literatura sea la ausencia de la ampulosidad, que lo hace creíble para la posterioridad. El propio Chéjov afirma: *«El arte de escribir es decir mucho con pocas palabras»*[33].

Su inicial vocación médica es controvertida: *«La medicina es mi esposa legítima; la literatura, mi amante»*[34]. En 1892, Chéjov abandonó la medicina para dedicarse a la literatura[35]. Un momento clave es

---

[33] Chéjov, Antón: «Créditos», en Maxim Ósipov, *Piedra, papel, tijera*, Asteroide, Barcelona, 2022.
[34] «La medicina es mi esposa; la literatura, mi amante»: Chéjov | [site:name] (excelsior.com.mx) (Consultado el 21 de mayo de 2024).
[35] Chéjov, Antón: *Cuentos completos,* Alianza, Madrid, 2022.

cuando atiende a una moribunda cuya mano sostiene, sin desengañarla de su fin cercano. A tenor de la experiencia, piensa que debe retirar el rótulo con que anuncia la profesión en la puerta de su consultorio. Es una muestra de un carácter pasivo más dado a ver la vida a través de la literatura que a enfrentarse con el dolor de la medicina.

La figura de Antón Chéjov es el prototipo del médico que mantiene su vocación inicial, mientras que en su interior arraiga la literatura. Si en un principio la publicación de las narraciones no pasa de ser un entretenimiento productivo y complementario a la falta de ingresos de una consulta sin pacientes —como es el caso de Conan Doyle o de Baroja—, con el tiempo deviene en la dedicación a describir la sociedad que lo rodea.

Frente a un todopoderoso Tolstói, que describe a las clases aristocráticas, o a Turgueniev, que pretende incorporar el país a Europa, Chéjov describe la realidad que lo rodea: *«Tengo que limitarme a las descripciones de como mis personajes aman, se casan, tienen hijos, hablan y se mueren»*, en lo que se empareja a los narradores americanos de los años treinta que serán modelo para los escritores posteriores, observadores de la vida de la gente que habita los suburbios urbanos con problemas normales.

Chéjov posee una técnica depurada que no le importa transmitir a los demás: *«Insistes en llenar tus relatos de tonterías insignificantes»*[36]. Para continuar declarando la importancia del relato frente al autor: *«Uno solo tiene que ser más honesto, abrirse y exponerse en cualquier parte, no invadir ni atropellar al héroe en su propio relato, renunciar a uno mismo, aunque sea por media hora [...]. La subjetividad es algo terrible»*.

Chéjov es capaz de contar su secreto con palabras que todos entienden. Es el texto el que manda. Las palabras que siguen son canónicas para la literatura de un siglo después: *«Hay que acabar con*

---

[36] Chéjov, Antón: *Carta a Alexander Chéjov*, abril de 1883.

lugares comunes como el sol poniente, bañado en las olas del mar oscure-
cido, vertió su oro carmesí, o las golondrinas sobrevolaban la superficie del
agua; gorjeaban jubilosas. Evita describir el estado interior del héroe...».

La concisión que propugna Chéjov es la característica que
transmite a su admirador Raymond Carver en la obra en la que
homenajea al maestro, *Tres rosas amarillas*. La misma efectividad
que sorprende a Richard Ford y a Roberto Bolaño.

De Chéjov, dice Virginia Woolf: *«Este escritor no está al nivel*
de genios inconfundibles y abrumadores». Y más adelante: *«Él se coloca*
al lado nuestro. No es heroico. Es consciente de que la vida moderna está
colmada de una melancolía anodina, de desasosiego, de relaciones extrañas
que engendran emociones que son un tanto ridículas y aun así dolorosas»[37].

Varios escritores recibieron la influencia del maestro ruso: S.
Anderson, I. Babel, E. Hemingway, J. Cheever, E. Welty o R. Carver. El propio Ford afirma no haber conocido su obra hasta tarde,
pero cuando accede a ella se declara adicto. ¿Cómo puede ser que
un autor que no lo ha leído sienta que su obra está influida por
Chéjov? Posiblemente, por un abordaje directo del problema y
por una concepción de la efectividad del relato que antecede a la
forma de narrar que vendrá después.

Chéjov observa y denuncia mediante una descripción lo
cotidiano, cuanto ve a su alrededor y no comparte. Es lo que se
denomina un espacio abierto en el que el lector no es un ser
pasivo, sino una persona a la que se valora en su inteligencia
para que colabore con el escritor: *«La vida en escena debe ser lo*
que es en realidad y la gente, por tanto, debe andar con naturalidad y
no sobre zancos»[38].

Carver no es Chéjov, es cierto. Pero el escritor americano
materializa los preceptos no escritos del médico-literato ruso. Todas las recomendaciones que este da para escribir están implícitas

---

[37]   Wolf, Virginia: *El estrecho puente del arte*, Páginas de Espuma, Madrid, 2023.
[38]   Antón Chéjov, *Cartas a…, op. cit.*

en la formidable colección de relatos que Carver escribe en su corta vida. Un maestro abre el camino a otro maestro…, situación repetida en el arte.

Según Juan Gabriel Vásquez[39], mientras que Poe es el modelo de los escritores sudamericanos por el concepto alucinatorio y macabro que imprime a sus historias, de las que es ejemplo sobresaliente *Bestiario* de Julio Cortázar, sin Chéjov no existiría la literatura realista norteamericana, donde extiende la influencia sobre los grandes narradores del siglo XX. La excepción es García Márquez[40] en cuentos como *La siesta del martes* o *En este pueblo no hay ladrones,* puramente chejovianas.

Desde hace mucho tiempo, la imprescindible literatura rusa está sacudida por los acontecimientos del momento. País de turbulenta historia, sus escritores reflejan el mundo que los rodea. El realismo socialista ha sido un baldón para muchas expresiones artísticas, aunque justo es reconocer que ante la dificultad y la censura externa, el creador saca lo mejor que encierra, a veces recurriendo a fórmulas imaginativas basadas en una pararrealidad que burle la censura. Pasternak, Shershenévich y Yesenin, entre otros, publicaron en el periodo soviético, pero tal vez Mayakovski ha sido el autor que más ha llegado a Occidente. Ninguno de ellos fue médico.

Entre estos y la literatura actual que se hace en Rusia, surgen valorables figuras de médicos escritores que salen a formarse en el extranjero, donde conocen ambientes más amplios que los propios locales.

Un punto intermedio lo representa **Vasili Aksiónov**, nacido en Kazán en 1932, ya que sufre la represión estatal en su propia

[39] Gabriel Vásquez, Juan: «Poe y Chéjov», *El Espectador*, Colombia, 28 de febrero de 2009.
[40] García Márquez, Gabriel: *Los funerales de la mama grande*, U. Veracruzana, México, 1962.

familia, acusada de trotskista, mientras que él es internado en un orfanato. Finalizó la carrera de Medicina en 1956 en Leningrado, ejerciendo en varios hospitales, aunque la abandonó en 1960, para dedicarse plenamente a la literatura. Su novela *Una saga moscovita*[41], traducida al castellano, describe la saga de una familia durante la época de Stalin, Lenin y Trotski, obra que ha sido comparada con *Guerra y paz* y *Doctor Zhivago*. Fue un prolífico escritor que emigró a Estados Unidos, retornando después a Rusia, donde falleció en Moscú en 2009.

La literatura rusa contemporánea expresa un extendido desaliento ante la persistencia de formas heredadas de siglos anteriores. Los excelentes escritores rusos actuales de novelas y relatos cortos —Ósipov, entre ellos—, influidos por el magisterio de Chéjov, denuncian la ausencia de una evolución social que ponga al día a la vieja Rusia.

Tendrá que ser en pleno siglo XXI cuando **Maxim Ósipov** (1963-), médico cardiólogo formado en EE. UU., publique libros de relatos como *El grito del ave doméstica* (2013)[42], con un sentido fatalista sobre la imposibilidad de encontrar la felicidad en este mundo; *Piedra, papel, tijera* (2022)[43], donde entremezcla una gran variedad de personajes a los que trata con delicadeza chejoviana, entre el drama y la comedia, aunque muestra una construcción literaria, en ocasiones, desordenada, que puede proceder del idioma original o de la traducción empleada, y *Kilómetro 101* (2024)[44], libro de relatos centrados en la ciudad de Tarusa, en que describe la obligación impuesta a su familia, tras ser liberada de los campos de trabajo, de residir al menos a cien kilómetros de distancia de las ciudades donde habían residido, esto es, una nueva forma de

---

[41] Aksiónov, Vasili: *Una saga moscovita*, Navona, Barcelona, 2015.
[42] Ósipov, Maxim: *El grito del ave doméstica*, Club Editor, 2015.
[43] Ósipov, Maxim: *Piedra, papel, tijera*, Libros del Asteroide, Barcelona, 2022.
[44] Ósipov, Maxim. *Kilómetro 101*. Vid

destierro. Ósipov cree que los vicios congénitos de la población rusa persisten tras el periodo soviético. Los primeros escritos de Ósipov en prosa tenían un carácter autobiográfico (*Sobre el padre Ilia*, 2007). En 2009 apareció su primer libro de narraciones, titulado *No nos podemos quejar*, referido a su experiencia en el hospital. Desde entonces ha escrito otros volúmenes de relatos y piezas de teatro, estrenadas en diferentes salas de su país.
La nobel rusa Svetlana Aleksiévich escribe sobre él:

> *«Me gusta la prosa de Maxim Ósipov [...] su prosa es como un diagnóstico. Un diagnóstico preciso e implacable de la vida rusa [...] porque el escritor posee una doble visión: la primera, por su profesión de médico cardiólogo, que está estrechamente ligada a la condición pasajera del ser humano, y ello no es otra cosa que el tiempo; la segunda, por el hecho de vivir en una ciudad de provincias, donde a la cultura no le resulta tan fácil engañarte ni enmascarar la realidad con ideas y supersticiones de moda, como el nuevo concepto del "mundo ruso", por ejemplo [...]. Rusia, un país derrengado por su enorme tamaño, vive como si el tiempo se hubiera detenido. Todos los intentos de acelerar el paso del tiempo, como la Revolución de Octubre, han provocado derramamientos de sangre. Lees con atención estos textos engañosamente sencillos [se refiere a El grito del ave doméstica] y, como en Shalámov, detrás de la normalidad infantil de las palabras se oculta un abismo. No dejas de pensar en lo difícil que resulta amar al ser humano; es bello, repugnante y horroroso, pero para seguir siendo humano debes amarlo»* [45].

---

[45] Aleksiévich, Svetlana: «Contraportada», en M. Ósipov, *Piedra, papel, tijera*.

¿Relato, cuento o narración? A propósito del magisterio de Chéjov

El relato es el equivalente al pulso. Una tensión mantenida desde el principio que capta al lector, que debe concluir en un resultado unitario y, a menudo, sorprendente. Para mí, eso debe ser un relato. Es preciso que entre escritor y lector se establezca un *tour de force,* esto es, una tensión mantenida que obligue a seguir la lectura hasta el final.

Echar un pulso es una competición de fuerza entre dos forzudos a ambos lados de una mesa que apoyan el codo sobre ella, entrelazan la mano y, tras la orden de comenzar, cada uno intenta llevar el brazo del otro hacia su lado. Supone un esfuerzo mantenido durante un corto espacio de tiempo, no exento de técnica para mantener la presión muscular, hasta que se reduce la del oponente para golpear la superficie de la mesa con los nudillos del otro.

Hay quien dice que un buen relato se debe leer en unos quince minutos, aunque los hay más largos y con resultados maravillosos. Véase Caver, Cheever, Bolaño, Joy Williams, Cortázar, Munro... y, entre nosotros, Muñoz Molina, Pérez-Reverte, Eslava Galán y tantos otros. Y Rulfo, Juan Rulfo, el grandísimo escritor mexicano de *El llano en llamas.*

Mientras que una novela habitualmente se lee en varias jornadas, un relato debe ser leído de una vez. No existe mayor ultraje para la tensión que debe presidir el relato que leerlo a medias y dejar el resto para el día siguiente. Mi consejo es que te vayas a dormir cuando finalices uno, si eres lector noctívago, o si te vence el sueño, que lo retomes al día siguiente desde su inicio. La mente del autor ha debido entrar en un estado calenturiento para conseguir que te introduzcas en el texto, como el músculo del forzudo que echa un pulso. Aflojar la atención asegura el fracaso en ambos casos. Esta teoría de la tensión lectora la he escuchado también sobre la visualización de una película.

Escribir una novela es como seguir la corriente de un río desde su nacimiento hasta que alcanza la llanura y desemboca en el mar: un argumento cambiante, lleno de accidentes, afluentes y meandros que conduce la historia hasta su final.

El mejor ejemplo es el *Quijote,* tan lleno de vericuetos, historias insertadas e inesperadas, personajes que aparecen y desaparecen, e, incluso, esa finta magistral de Cervantes cuando, al final del libro, acepta, reconoce, asimila y supera a la copia de Avellaneda.

Escuchemos los criterios de dos genios de la literatura. En una carta dirigida a la actriz Edma Roger des Genettes, Flaubert dirá: «*Un buen tema de novela es el que llega en bloque, de un solo tirón. Una idea madre de la que se desprenden todas las demás. Uno no es libre de elegir una u otra cosa. No elegimos el tema. El secreto de las obras maestras está ahí: en la concordancia del tema con el temperamento del autor*»[46].

Evidentemente, habla de la pulsión creativa de cualquier narración, no de la técnica necesaria para enfrentarse con un relato o una novela.

García Márquez escribe[47]: «*… el esfuerzo de escribir un cuento corto es tan intenso como empezar una novela. Pues en el primer párrafo de una novela hay que definir todo: estructura, tono, estilo, ritmo, longitud, y a veces, hasta el carácter de algún personaje*». Bien lo consigue en *Crónica de una muerte anunciada.* Luego sigue: «*El cuento, en cambio, no tiene principio ni fin: fragua o no fragua. Y si no fragua, la experiencia propia y la ajena enseñan que en la mayoría de las veces es más saludable empezarlo de nuevo por otro camino, o tirarlo a la basura*».

Julio Cortázar[48] cita a Horacio Quiroga: «*Cuenta como si el relato no tuviera interés más que para el pequeño ambiente de tus personajes, de los que pudiste haber sido uno. No de otro modo se obtiene la vida en el cuento*». Incluye al autor como interviniente en la acción

---

Flaubert, Gustave: *Cartas,* Alianza, Madrid, 2021.
García Márquez, Gabriel: Prólogo a *Doce cuentos peregrinos,* Mondadori, Barcelona, 2012.
Cortázar, Julio: *Último Round,* RM, Barcelona, 2010.

narrada. Cortázar supone que esta no debe estar organizada desde el exterior, *«como una esfera de arcilla»*, dice, sino que es la propia situación narrativa la que surge de la acción, creciendo desde el interior hacia el exterior, hasta alcanzar una tensión insoportable que capte la atención del lector. Esos son los cuentos que admiro, y que me dejan noqueado como tras recibir un puñetazo. Y el maestro indiscutible de este sistema es Raymond Carver.

A tenor del párrafo anterior, he de reconocer que para el escritor no hay sensación más placentera que cuando la propia narrativa toma las riendas de la escritura. Como cuando el cuadro en elaboración lleva la mano del pintor. Es entonces cuando el argumento se construye por sí mismo, sigue caminos inesperados, y el autor no es más que amanuense de la propia obra. Siguiendo a Cortázar, es la obra la que crea a su autor, no al contrario.

A su vez, Clara Sánchez propone: *«En cada uno de los personajes que creas hay descubrimiento de ti mismo. Desde luego, la carga emocional del personaje sale de ti, pero son ellos los que te permiten superar tus propias barreras, meterte en la piel de otra persona y hacer cosas que, seguramente, nunca harías»*[49].

El dramaturgo y poeta José Luis Miranda decía que, a partir de cumplir los sesenta años, cualquier creador no hace más que cultivar su ego. Tal vez sea una teoría cierta pero improductiva. A lo que Juan Cruz añade al referirse a los escritores que ha conocido: *«Los egos son el material mismo de la escritura. A lo largo de cuarenta años de relación con escritores, con el ejercicio del periodismo o en el desarrollo de una actividad cultural suculenta en épocas de transición cultural y literaria, tuve el privilegio de comprobar qué mueve a los escritores. Los mueve la pasión y los mueve la vocación, pero el principal motor es el ego; no están solos en ello, el ego nos mueve a todos»*[50].

[49] Sánchez, Clara: *Lo que esconde tu nombre*, Destino, Barcelona, 2016.
[50] Cruz, Juan: *Egos revueltos*, Tusquets, Barcelona, 2010.

Es ese cuento actual que, al decir de Cortázar, surge tras Edgar Allan Poe, *«una máquina infalible destinada a cumplir su misión narrativa con la máxima economía de medios»*[51], para, a continuación, diferenciarlo de la *nouvelle*, en francés, o la *long short story* anglosajona, a las que en la actualidad se unen los excelentes microrrelatos que extreman la economía empleada.

No creo que se pueda definir mejor y en menos palabras un argumento, con su ambientación, las aspiraciones de la persona y la frustración consiguiente ante un futuro incierto, que en algunas letras procedentes del flamenco popular. Así, Caballero Bonald citaba en una entrevista televisiva: *«Sentaíto en la escalera / esperando el porvenir / y el porvenir nunca llega».* Es indiscutible que el letrista desconocido ignora quién fuera Chéjov, pero su labor de síntesis es ejemplar. Cosas de la sabiduría antigua del flamenco que inventó el microrrelato antes que Monterroso.

Hemingway toma de Chéjov la idea de que el cuento debe encerrar más información que la que muestra. Es la teoría del iceberg, cuya parte sumergida es nueve veces mayor que la expuesta; de aquí la sensación inabarcable y compleja que deja una buena narración en el ánimo suspenso del lector. La imaginación de este debe suplir lo que el autor sugiere pero no dice, es el efecto de las obras geniales que solicitan la inteligencia de quien las disfruta para hacer que cada poema, cada representación teatral, cada novela o ensayo sea el producto de dos voluntades, quien la crea y quien la lee. De aquí que cada una sea diferente según quien la tenga entre las manos; es más, que será otra cuando se vuelva a leer. Milagro de la lectura.

Luego está el carácter abierto o cerrado de la narración. El autor puede proponer su solución personal al dilema que plantea o dejarlo expuesto a la elección del lector, al que se incorpora a la resolución respetando su inteligencia e historia. No me refiero

---

[51]   Julio Cortázar, *op. cit.*

a ofrecer finales alternativos entre los que elegir, tal y como se comienza a hacer en televisiones actuales, sino a crear un ambiente que persista tras finalizar la lectura en la mente del lector que aporta la resolución posible.

Hay autores que cierran los argumentos, que completan el final más o menos consecuente con el resto del texto. Prefiero respetar la inteligencia del lector. No soy original al considerar que cualquier creación artística va dirigida a la persona que la juzga, sea cuadro, música o cualquier otra manifestación. Un libro adquiere su sentido final cuando es leído y, por tanto, juzgado. Es lo que se llama «flecha intencional», el mensaje que el artista lanza a un posible consumidor de su arte, aun cuando no lo conozca ni lo vaya a conocer jamás. No es igual el contenido para dos lectores del mismo texto, a eso invoco cuando escribo relatos abiertos. En realidad, estoy pidiendo a mi hipotético lector que ponga el final que le parezca. Le he proporcionado las suficientes claves para que concluya la narración a su gusto. Prefiero sugerir que imponer, es otro de los objetivos que busco. El reto propuesto es dejar abierta la solución al conflicto para permitir una intervención activa por parte de quien lee. Esta posibilidad se manifiesta en mi relato *Segunda oportunidad*[52].

Un campo especialmente difuso es aquel que pretende diferenciar el cuento del relato. Hay quien se atreve a ello. Según algunos, el relato es el género narrativo que cuenta historias breves, más largas que un cuento y más cortas que una novela. Aunque, entre los que me encuentro, un relato se considera un cuento corto. Así que otra vez volvemos a mezclar relatos y cuentos. El relato puede estar basado en hechos reales o ficticios que no tienen por qué contener una introducción, un desarrollo y un desenlace. Por el contrario, el cuento es un tipo de narración generalmente

---

[52] Ramírez, Rafael: *Segunda oportunidad*, en *Desavenencias, desconciertos y desamores, ¿o no?*, Cuarto Centenario, 2020.

breve, en la cual un grupo de personajes desarrollan una trama relativamente sencilla. Cortázar escribe:

> «*Nadie puede pretender que los cuentos solo deban escribirse luego de conocer sus leyes. En primer lugar, no hay tales leyes; a lo sumo cabe hablar de puntos de vista, de ciertas constantes que dan una estructura a ese género tan poco encasillable; en segundo lugar, los teóricos y los críticos no tienen por qué ser los cuentistas mismos, y es natural que aquellos solo entren en escena cuando exista ya un acervo, un acopio de literatura que permita indagar y esclarecer su desarrollo y sus cualidades*»[53].

¿De dónde surge la necesidad de la escritura? Sin duda, no hay escritura sin un acervo de lecturas previas. Son los otros los que despiertan en el autor la necesidad de expresar lo que le inquieta, su necesidad. En una revisión realizada para elaborar este ensayo he podido comprobar este aserto: de más de trescientos médicos que, en su momento, compaginaron o sustituyeron la profesión en la que se habían formado por las diferentes pero exitosas formas de escribir, tan solo uno no había dispuesto de una biblioteca accesible que hubiera despertado su vocación literaria. Me refiero a George Benn, el grandísimo poeta de la lengua alemana que tuvo que construir su historia literaria sin el apoyo de los antecesores literarios. Para escribir es necesario leer, y para hacerlo bien, hay que leer a los mejores.

No creo que se pueda definir la narración por el número de páginas, ni tan siquiera porque introduzca historias organizadas o tramas más o menos complicadas. Para mí, ambas expresiones literarias son superponibles, aunque diferenciadas de la novela —sea corta o larga—, por la forma de mantener la tensión expresiva.

---

[53] Cortázar, Julio. www.lasletrasdealba.es (Consultado el 6 de noviembre de 2020).

¿Estoy equivocado? Que los críticos lo decidan, pero que no limiten algo que debe ser espontáneo y lo más libre posible.

No hay nada más placentero que leer. Cuando se inicia la comunión entre lector y escritor, se están abriendo horizontes de conocimiento, de nuevas vidas que se comparten o de sentimientos poéticos. Y al que no le guste que no lea. Pero la consecuencia de lo que antecede es la necesidad de intentar imitar, aunque sea de forma torpe, a los escritores que se admiran.

4

La revolución vienesa

En los finales del siglo XIX hasta el inicio de la Primera Guerra Mundial, Viena se convierte en un foco creativo sin parangón en el mundo, si se exceptúa al siglo de Sócrates[54]. En ese momento, la bella Viena era una ciudad anacrónica rodeada por un mundo que iba en otro sentido: habitada por católicos, pero rodeada de luteranos, calvinistas, ortodoxos y musulmanes, tradicional pero al tiempo, revolucionaria. En tal contradicción, acoge a la inteligencia que iba a dirigir el siglo XX. No en vano, se la ha denominado como «el Laboratorio del Fin del Mundo»[55].

Junto a intelectuales que vivieron bajo la influencia de un periodo de tiempo irrepetible, lo más distinguido de la medicina europea y americana se reunía a la sombra de los maestros del momento. Algunos de entre estos médicos fueron escritores[56].

Existía en Viena una opinión extendida que esperaba el fin de una cultura decadente. En 1917, los gobernantes no se adaptaron con rapidez a los acontecimientos[57]. Estaban demasiado imbuidos por el optimismo generalizado que pretendía disfrutar del brillante periodo anterior. Para muchos, los privilegios de la aristocracia frenaban la innovación en un momento en que el

---

[54] Se decía que Platón había escrito: «Doy gracias a Dios por haber nacido griego y no bárbaro, doy gracias a Dios por haber nacido hombre y no mujer, doy gracias a Dios por haber nacido libre y no esclavo, […] pero por encima de todo le agradezco haber nacido en el siglo de Sócrates».
[55] Neret, Gilles: *Klimt*, Taschen, Madrid, 2005.
[56] M. Johnston, William: *El genio austrohúngaro: historia social e intelectual (1848-1938)*, KRK Ediciones, Oviedo, 2009.
[57] Graf, Max: *Legend of a Music City*, New York, 1945.

emperador Francisco José I era más un símbolo que un gestor. Entre ellos, Karl Krauss presagiaba un fin inmediato; también Robert Musil o Joseph Roth acentuaban las contradicciones que conducían al desastre; otra parte, algunos escritores adoptaban posiciones más conservadoras, por ejemplo, Stefan Zweig añoraba la tranquilidad festiva del pasado. Puritanismo en las formas y corrupción en el fondo.

Un fenómeno contradictorio ocurría en un ambiente en el que la novedad tenía buena acogida. Las clases altas financiaban proyectos audaces mientras que las clases bajas se oponían a cualquier innovación *«suplantando el liberalismo progresista por el socialismo cristiano mientras animaban a la corte a mantener su statu quo»*[58]. La hostilidad eclesiástica católica frente al protestantismo proporcionó una excusa para arropar al nacionalismo alemán antiprusiano. Judíos, protestantes o librepensadores coincidían en condenar el intervencionismo de la Santa Sede en las decisiones de los Habsburgo[59]. El sistema educativo universitario también estuvo controlado por el poder eclesiástico hasta 1850. El hecho de ingresar en la universidad aportaba privilegios como la disminución de la duración del servicio militar obligatorio y la posibilidad de competir por los más altos cargos de la Administración del Estado. Se instauró la costumbre de que los hijos de los altos profesores heredaran el cargo de los padres, como fueron los casos de Schnitzler y Weiss. No obstante, el prestigio de sus facultades las convirtió en focos de atracción donde acudían los médicos de todo el mundo, sobre todo europeos, buscando formarse en los conceptos más novedosos de su disciplina.

Como creadores de opinión que eran, los pensadores del momento adoptaron el concepto del «nihilismo terapéutico» procedente de las corrientes médicas imperantes, confiados en

---

[58] Johnston, *op. cit.*
[59] Johnston, *op. cit.*

que los poderes curativos de la naturaleza eran suficientes para el tratamiento de la enfermedad. Téngase en cuenta la limitación de recursos de la época. Al fin y al cabo, la penicilina se inventó en 1928, las sulfamidas en 1935, y la estreptomicina en 1943, lo que supuso un claro adelanto para el tratamiento de las frecuentes enfermedades infecciosas del momento, en especial la tuberculosis y las heridas producidas por los enfrentamientos bélicos.

En sus manifestaciones más extremas, la escuela vienesa tendía a desatender la vida del paciente, poniendo la máxima atención en el diagnóstico de la enfermedad —incluidos los hallazgos de la autopsia— y mostrar indiferencia por la vida humana. Con todo, Viena fue el centro de atención para el aprendizaje médico de Europa y América, hasta que se desplazó a los Estados Unidos de América, al fin de la Segunda Guerra Mundial.

El gusto por las artes o el esteticismo contrastaba con su indiferencia hacia las reformas políticas y sociales derivadas del concepto del nihilismo terapéutico que habían trasladado desde la medicina a la sociedad. Criterios derivados del fatalismo de «lo que tenga que ser será» se opondrían a la aceptación de los cambios que estaban ocurriendo en el mundo entero. Precisamente, esa teoría sería expresada bajo la óptica crítica de Karl Kraus, que abrió paso a Wittgenstein y su teoría de que el propio lenguaje pone límites a lo que se puede decir, distorsionando la realidad que se cuenta. Por otra parte, la bonanza económica disfrutada entre 1867 y 1914 hacía que nadie deseara un cambio. Se cultivaba el disfrute de la vida, la jovialidad y la teatralidad como una forma de cuidar las apariencias. El hijo de Freud escribiría que para un médico era más importante la apariencia que los conocimientos; se valoraba más al doctor que acudía a casa de sus pacientes en carro de dos caballos que al que lo hacía solo con uno[60].

---

[60] Freud, Martin: *Sigmund Freud: man and father*, Vanguard Press, New York, 1958.

Esta forma de pensar se traslada a las calles. Los cafés adquirieron la categoría de auténticos liceos culturales. Los intelectuales, que en su mayor parte procedían de familias de nuevos ricos, se reunían en el café Griensteidl y, tras su demolición, en el café Central. En sus tertulias se abordaban temas esteticistas, que evitaba entrar en los temas sociales. Este ambiente está retratado por Schnitzler en su obra *Camino a la libertad*.

En Viena, el folletín tuvo el mismo predicamento que la opereta o las tertulias a la hora de halagar los sentimientos de un pueblo que evitaba plantearse problemas más trascendentes. Herman Bahr afirmaba por entonces: «*... No, ya no puedo vivir más tiempo en Viena... Entonces me digo, sin embargo, no podría vivir en ningún otro sitio que no fuera Viena*»[61].

En este ambiente de elegante y caduca frivolidad donde reinan las mazurcas y los valses de los Strauss, surgen músicos innovadores como Bruckner, Wolf, Mahler o Schönberg, enfrentados con los gustos generales, que se movían en circuitos de creadores originales como Loos, Klint, Kokoshka, Gropius o Hauptmann, que desencadenaron la revolución vienesa. Conservadores y revolucionarios conviven en la misma ciudad.

Fruto del sentimiento barroco que habita en el común austriaco, la fascinación ante la muerte es una similitud familiar con la España de los Austrias a la que ha estado ligada en tantas ocasiones. Familiares, al fin y al cabo. Según Johnston, a mediados del siglo XIX parecía que los médicos concedían mayor valor a los resultados de las autopsias que a salvar vidas humanas. La imagen persistente del ambiente necrofílico de la Viena de entre siglos es aún visitable en la Cripta de Capuchinos, que prestó el título a la novela de Joseph Roth.

Entre las figuras definitorias del periodo de fin de siglo, la obra de **Arthur Schnitzler** (1862-1931) es decisiva para el conocimiento

---

[61] Barh, Herman: *"Dekorationen"*, Neue Remolschan, Viena, 1905.

de Viena. La lectura de sus libros lleva al convencimiento de que son piezas imprescindibles para entender un país y su momento. Aunque su literatura no muestra la revolución literaria de coetáneos como Musil en *El hombre sin atributos* o el Joseph Roth de *Marcha Radetzky*, sí acompaña a los cambios que acontecen, en paralelo a su propia maduración. Se trata de una obra importante a la hora de comprender los propósitos de este ensayo. La falta de perspectiva histórica sobre su propia figura lo lleva a sentir que *«soy consciente de no ser un artista de primera categoría... No obstante, la creación literaria es el aspecto más importante de mi vida»*. También hay registro en sus libros de los recuerdos de la etapa en que define su vocación médica, donde se especializa en la laringología, para finalmente decantarse por ser escritor. Este hecho hace que sus confesiones sean decisivas a la hora de indagar el nacimiento de una vocación literaria en un médico.

Schnitzler es autor de una obra numerosa, variada y representativa de la época sorprendente que le tocó vivir, como veremos más adelante. Thomas Mann lo consideró el más importante autor en lengua germánica, pese al olvido posterior a que fue sometido. Los cambios sociales lo llevaron a ser considerado un escritor «pasado de moda». Afortunadamente, en la actualidad se realizan frecuentes traducciones bien acogidas por los lectores.

El médico-escritor vienés no interviene formalmente en los cambios de mentalidad que propusieron sus coetáneos, pero será un crítico implacable con descripciones precisas de una época de trascendental importancia para la cultura europea posterior. Es un crítico al estilo del siglo XIX. Tal vez no mire al futuro de la literatura, pero realiza una de las disecciones más lúcidas del mundo que le ha tocado vivir. El lector interesado en Schnitzler puede recorrer junto a él su trayectoria intelectual y vital al comparar la autobiográfica *Juventud en Viena*[62] y la crepuscular

---

[62] Schnitzler, Arthur: *Juventud en Viena. Una autobiografía*, Acantilado, Barcelona, 2012.

Fama tardía[63], obra póstuma, solo publicada en España en 2014, donde se muestran las desilusiones de un viejo poeta ante las nuevas generaciones.

Dos circunstancias influyen en su destino. Por una parte, su padre, Johann Schnitzler, seguido de una brillante carrera como profesor universitario y laringólogo y, desde 1880, como director de la Policlínica General de Viena, entre cuya clientela se contaban los más famosos cantantes y actores del momento. Su biblioteca guardaba una gran colección de libros que animaba a leer al hijo.

El judío Schnitzler cursa los estudios universitarios de Medicina entre 1879 y 1885. Necesitaba diferenciarse de cuantos lo rodean. Sin embargo, como miembro de la clase alta, lo hacía al margen de la cuestión judía. La literatura supuso una forma de reconocerse como individuo al afirmar su personalidad en un medio adverso. El ambiente antisemita se extendía más lejos de los círculos estudiantiles, entre cuyos componentes, la defensa del honor se materializaba en las frecuentes cicatrices que lucían en el rostro los universitarios del momento, fruto de las luchas a espada con que lavaban cualquier ofensa.

Cuando el hebraísmo estuvo implicado en el juego de las instrumentaciones políticas, y el antisemitismo se convirtió en una ideología peligrosa, Schnitzler se obligó a examinar a conciencia el problema, descubriendo cómo había cambiado a su alrededor la ciudad amada.

No es de extrañar que el joven aprendiz de médico buscara otros caminos de expresión, ajenos a la profesión a que parecía predestinado por la tradición familiar. El brillante mundo de los artistas que acudían a la consulta del padre y la consideración hacia la cultura que bebiera desde la infancia lo llevaban a reconocer que *«el ambiente más acorde, en el que me sentía más libre y más a gusto,*

---

[63]   Schnitzler, Arthur: *Fama tardía*, Acantilado, Barcelona, 2014.

era el artístico —o lo que yo entendía por tal— sobre todo cuando tenía cierto aire bohemio».

Al principio, no sabía si había elegido el camino correcto. La aparente incoordinación de las materias que se ve obligado a estudiar, la actitud de determinados profesores de asignaturas básicas de las que exageran su importancia y los ambientes siniestros de las sesiones de disección causan dudas fundadas en el alumno bisoño. Schnitzler escribirá: *«Como, desde el principio, no me había dedicado a la carrera de medicina sino con desidia, mis intereses tampoco llegaron a consolidarse seria y duraderamente en aquellos aspectos que, por mi disposición natural, —de haber sido orientados en la dirección correcta— hubieran podido y tenido que brindarme algún punto de referencia»*[64].

Parece estar leyendo las frustraciones de Pío Baroja, a las que me referiré más tarde.

Una mente confusa entre diversas posibilidades, contrarrestada por la presión moral del padre y su prestigio, que lo dirigen de modo fatal hacia la medicina y, más concretamente, hacia la laringología, martiriza al joven que duda. Lo único que mantuvo a lo largo de su vida fue una irresistible atracción hacia las mujeres. Para esos amores, la bohemia tiene más valor que la ciencia. En este periodo, Schnitzler analizaría la naturaleza compulsiva del Eros y su relación con el Tanatos, de cuya conjunción surge el poder para derribar cualquier jerarquía social. Se trata de forma específica en la pieza de teatro titulada *La ronda*, de 1896, según cita Schoske[65].

La atención hacia a los temas eróticos de su primera época habían llamado la atención de Sigmund Freud. En una carta a Schnitzler, el creador del psicoanálisis, manifiesta la admiración por su obra. En realidad, Freud apreciaba más la obra de Schnitzler que a la inversa: para este, la teoría de las pulsiones o el complejo

---

[64] A. Schnitzler: *Juventud en Viena, op. cit.*
[65] Schorske, Carl E.: *La Viena de fin de siglo. Política y cultura,* Siglo XXI, Buenos Aires, 2011.

de Edipo eran teorías rígidas, basadas en casos particulares y no generalizables. Pero, sobre todo, no le agradaba la afición de los psicoanalistas vieneses a interpretar motivaciones inconscientes para la interpretación de lo que eran personajes de ficción. Consideraba que ambas disciplinas, literatura y medicina, tenían lenguajes propios que no era conveniente mezclar.

En 1922, Freud, que había percibido la profundidad del espíritu de Schnitzler, escribe:

> «Me atormenta un interrogante: ¿por qué durante todos estos años nunca he intentado ponerme en contacto con usted y mantener una conversación? [...]. La respuesta a este interrogante implica una confesión que es, a mi parecer, demasiado íntima. Creo que he evitado su persona por una especie de temor o recelo a encontrar en usted a mi doble. No porque me sienta inclinado fácilmente a identificarme con otro o porque haya querido pasar por alto la diferencia de talento que me separa de usted; pero al sumergirme en sus espléndidas creaciones siempre me pareció encontrar, tras la apariencia poética, hipótesis, intereses y resultados que coincidían justamente con los míos [...]. Más allá del principio del placer, intenté demostrar que el Eros y el anhelo de morir son las fuerzas básicas cuya interacción domina todos los enigmas de la existencia»[66].

Similares contradicciones lo acompañarán a lo largo de su obra. En *Relato soñado*[67] describe al médico Fridolin, que interrumpe la tranquilidad de la vida familiar, *«le volvió la conciencia de que todo aquel orden, aquel equilibrio y aquella seguridad de su existencia no eran más que engaño y apariencia»*.

---

[66] Cifre Wibrow, Patricia: «Tensiones entre literatura y psicoanálisis. Los recelos de Freud frente a su "doble", Arthur Schnitzler», *Tropelías. Revista de Teoría de la Literatura y Literatura Comparada*, 25, Zaragoza, 2016.
[67] Schnitzler, Arthur: *Relato soñado*, Acantilado, Barcelona, 1999.

En obras publicadas a partir de 1900, aparece un matiz que completa su argumentario: denuncia el carácter represor de la cultura convencional de la que se pretende escapar cediendo al amor que, finalmente, lleva a la muerte. En una ciudad en crisis, *«estos jóvenes no se rebelaban contra sus padres sino contra la autoridad de la cultura paternalista que había heredado»*[68].

El éxito de Schnitzler fue tal que Thomas Mann llegó a decir que era el escritor más importante de la lengua alemana junto a Hauptman. Después fue olvidado y pasó a ser considerado una reliquia del pasado. Reich Ranicki[69] aporta razones para explicar las paradojas relacionadas con los cambios ocurridos en Europa a partir de la Primera Guerra Mundial. Para él, la ciudad estaba repleta de fascistas, de revolucionarios y de violentos que querían establecer sociedades utópicas en la Tierra para purgar a la sociedad de judíos, burgueses o comunistas, a quienes consideraban responsables de los males que asolaban al decadente antiguo Imperio. Ya no quedaba espacio para el pensamiento. En aquellos años, el mundo se llenó de demagogos. Había que derribar para construir después.

Dice Ranicki que Schnitzler estaba en contra del didactismo; a este respecto, el médico y escritor afirma: *«Creo que mi oficio es crear personas, y lo único que debo demostrar es la multiplicidad del mundo»*. Es obvio que con ideas como estas no se pueden fabricar proclamas fáciles ni lemas incendiarios como los expresados por Bertolt Brecht, quien en una ocasión se puso a gritar contra esa «morralla caduca» durante la representación de una obra de Schnitzler.

Entre 1910 y 1920, es decir, los años que consolidan el fin del Antiguo Régimen y el derrumbe de las ilusiones y las esperanzas, surge en el autor un proceso de autorreflexión que determina

---

[68]   Schorske, *op. cit.*, p. 307
[69]   Ranicki, Reich: *Der Kanon. Die deutsche Literatur*, Romane, Insel Verlag, Taschenbuch, 2002.

un cambio de temática. El médico-escritor introduce variaciones durante su trayectoria que marca su proceso en la toma de conciencia psicológico-social.

Una de sus obras claves es *Professor Bernhardi*. La importancia de esta pieza no radica en tratar el tema del antisemitismo, sino el sacrificio moral del individuo en una sociedad corrupta y las renuncias que impone a los ideales. El protagonista sufre la hipocresía de la sociedad que condena su actuación por motivos religiosos, aunque continúa pasando por alto las reglas del juego. Bernhardi aparece como el último representante del hombre racional inmerso en la tradición cultural que, a principios del siglo XX, estaba siendo sustituida por los movimientos de masas que apoyan lo que el liberalismo rechaza; es el antihéroe de la resignación que expresa la imposibilidad de transformar el mundo.

Schnitzler no tiene sitio en la nueva sociedad emergente. La independencia intelectual de que hacía gala contrastaba con las posiciones extremistas, manipuladas por intereses bastardos. En 1927 escribió: «*Una cierta parte de la población está siempre dispuesta, en determinadas condiciones, a dejarse dominar por pasiones tales como la bestialidad, la rapiña y la sevicia y no hay que excluir en absoluto del panorama de posibilidades el que, a pesar del relativo carácter apacible de los austriacos, estos no se dejen inducir, llegado el caso, a actos de brutalidad y crueldad*»[70].

Diez años después, Austria era anexionada por la Alemania nazi con la aceptación de gran parte de la población.

En mi opinión, el conocimiento de las obras de Schnitzler expresa mejor que cualquier libro de historia los cambios ocurridos en ese «Laboratorio del Fin del Mundo» —esto es, Viena—, que van a condicionar al siglo XX.

---

[70] https/www.Arthur Schnitzler y su época (danieltubau.com) (Revisado el 1 de mayo de 2022).

Otro de los médicos escritores sobresalientes en la Viena de fin de siglo es **Ernst Weiss** (1882-1940). Vienés, formado en Alemania, en 1911 regresó a Viena, donde se incorporó al servicio de cirugía del hospital de Wieder, que dirigía el doctor Julius Schnitzler, hermano del escritor antes citado. No tengo referencias al conocimiento ni relación entre ambos escritores, pese a su cercanía. En 1914 fue movilizado en Regimiento de Infantería Nacional de Linz, mientras escribía la novela *Der Kampf* (*El combate*), que corrigió su amigo Franz Kafka. Se trasladó a París, donde vivía con dificultades, hasta el punto de precisar ayuda económica por parte de Thomas Mann y de Stefan Zweig.

Crítico con la actuación de Hitler, escribió *Der Augenzeuge* (*El testigo ocular*), que fue censurado y luego olvidado, por lo que no puede publicarse hasta 1963. Temeroso de las consecuencias de su posición antinazi, el día en que entraron las fuerzas alemanas en París se suicidó.

En 1965 se publicó *Der arme Verschosender* (*El pobre derrochador*) en su segunda edición, treinta años después de la publicada en vida de su autor. *El pobre derrochador*[71] relata la historia del hijo de un reconocido oftalmólogo al que admira y que duda de su capacidad para seguirle en la especialidad. El personaje de Weiss parece haber sentido una crisis vocacional debido al deseo de imitar los pasos del padre. Cargado de voluntad por el estudio dice: «*Me ilusionaba pensando en otros tiempos: en aquellos en los que tendría acceso a las enfermedades invisibles; sería entonces cuando alcanzaría el segundo y más elevado nivel del conocimiento del elemento humano por antonomasia, el alma y la mente, especialmente en su enfermedad, en el sufrimiento y en el proceso de cura*».

¿Habla el protagonista o el propio escritor de sus sentimientos? Según Ehrenstein en 1936, «*el destino del joven que soporta y desvía las desgracias hay que buscarlo en el amor-odio, es el que el padre*

---

[71] Weiss, Ernst: *El pobre derrochador*, Siruela, Madrid, 2006.

de tamaño sobrenatural que limita, impide, retrasa, aplasta el crecimiento psíquico del hijo, quien lo idolatra y, sin embargo, lucha inconscientemente con él»[72], para concluir que la novela *«es una necrológica de la vida perdida de toda una generación»*.

Muchos de los médicos que luego se dedicarán a escribir comparten una situación similar: una presión para seguir la profesión del progenitor contra la que lucha su vocación literaria que, con excepciones, los lleva a abandonar la medicina.

La lógica que desarrolla la historia, la verosimilitud de los personajes y la descripción del ambiente expresado con el *«retraimiento emocional y la economía narrativa»* que Weiss emplea lo emparejan con la senda trazada por Chéjov. Es esa visión crepuscular la que une a los grandes escritores del momento, Roth, Schnitzler, Zweig y el propio Weiss. Al decir de Schorske, hay un predominio por la preocupación por uno mismo, la imposibilidad para distinguir el yo interior del mundo exterior y de separar la fantasía de la realidad, que concluyen con la muerte del protagonista al conocer al mundo como una proyección del yo en el ambiente añorante del jardín ideal de la antigua Viena.

Mientras que escritores como Musil, o los médicos escritores Bulgákov o Döblin, reflejan al nuevo hombre que lucha por emerger tras la hecatombe de fin de siglo y sus guerras, Weiss, Schnitzler y otros reflejan la añoranza del sistema pasado que se sienten habilitados a criticar por haber pertenecido a él. El espíritu liberal del siglo XIX está siendo sustituido por los totalitarismos del siglo XX y ellos son testigos del cambio. No lo observan desde atalayas privilegiadas en las afueras, sino que sufren las consecuencias de cuanto ocurre en el mundo que amaron.

Resulta apasionante indagar cómo en un tiempo concreto, que puede cifrarse entre 1850 y 1920, ocurre tal eclosión de intelectuales

---

[72]   Engel, Peter: *Epílogo. El pobre derrochador*, Siruela, Madrid, 2006.

críticos capaces de proporcionar las claves por donde marchará el siglo siguiente. En escasas ocasiones han ocurrido circunstancias similares; tal vez la literatura del sur de Estados Unidos entre los años veinte y cincuenta, o los dos episodios correlativos ocurridos en España: la generación del 98, cuyo origen se ha cifrado en la pérdida de las colonias, y la generación del 27, en la que los vientos de libertad que pudiera traer la proclamación de la Segunda República explicarían la cantidad y calidad de sus componentes. ¿Surgen los genios en tiempos de crisis?

Al escribir sobre médicos escritores es imprescindible referirse a la figura de **Sigmund Freud** (1856-1939), una de las personalidades más definitorias de la revolución intelectual ocurrida en la Viena del fin de siglo. A caballo entre dos siglos, la figura del fundador del psicoanálisis muestra las contradicciones inherentes a un momento crítico. Sobresale por la transcendencia del pensamiento que propone y por cómo incide en la moderna concepción de la persona a través de la indagación de la sexualidad. Como Darwin y Marx, Freud cambió el concepto que el hombre tenía de sí mismo. Si bien Freud no es un escritor «literario», su obra científica tuvo que basarse en los escritos que la desarrollan.

Las teorías de Freud causaron un gran revuelo en la Viena del siglo XIX, con una popularidad debida a sus contactos con el grupo de Charcot de París, admirado en el Viejo Continente. No fue un médico autor de obras literarias en sentido estricto, como otros colegas escritores que analizamos. Sin embargo, es autor de una obra tan prolija que la editorial Amorrurtu de Buenos Aires ha traducido al castellano sus obras completas, que comprenden ochenta y nueve libros en veintitrés volúmenes.

La obra de Freud se desarrolla en ese ambiente peculiar a que me refería al inicio del capítulo, ese espíritu vienés profundamente conservador, pero en el que surgen individuos o grupos de personas de ideas avanzadas que propulsan a una Austria más audaz hacia el siglo XX, para bien y para mal; al fin y al cabo, son el germen de dos guerras que devastaron un continente, causando millones de muertos. Schorske dirá: *«Dos hechos sociales básicos diferencian a la burguesía austriaca de la francesa o inglesa. Aquella no logró destruir a la aristocracia ni fusionarse plenamente en esta, y a causa de su debilidad siguió siendo dependiente y profundamente leal al emperador como un padre protector distante pero necesario».*

Una de las visiones más sarcásticas del emperador, de cuya existencia dudaban muchos de los jóvenes renovadores, es la que proporciona Robert Musil[73]: *«Se oía la voz de un millón de personas que juraban que lo aman como a un padre, por último, el himno que resonaba en su honor era la única composición poética y musical de la que todo kakanio[74] sabía al menos una línea, pero esta popularidad y publicidad eran extremadamente convincentes que hubiera podido fácilmente darse el caso de que la creencia en su existencia fuera más o menos como la visión de ciertas estrellas que dejaron de existir miles de años antes».*

El país estaba dividido políticamente. En 1927, un desencantado Freud escribe a su hijo Ernst: *«El futuro es incierto; o el fascismo austriaco o la esvástica. En el segundo caso tendríamos que marcharnos»,* tal como ocurrió once años más tarde. El 12 de marzo de 1938 los soldados alemanes cruzaron la frontera, mientras que los bombarderos de la Luftwaffe volaban sobre una confiada Viena que se entregó sin resistencia a la Alemania de Hitler.

Si se quiere indagar en las razones que llevan al joven Sigmund Freud hasta la medicina y, en consecuencia, a producir una vasta producción editorial, es necesario retroceder hasta el momento en que inicia su vida académica. Había terminado en 1873 los estudios secundarios con resultados brillantes, con lo que correspondía a los esfuerzos educativos que los padres hicieran por

---

[73] Musil, Robert: *El hombre sin atributos,* Seix Barral, Barcelona, 2004.
[74] Austriaco: Nota del autor.

él. Aunque el joven Freud había contemplado la posibilidad de estudiar derecho, finalmente se decantó por la medicina. En su estudio posterior titulado *La psicología del colegial* (1914) reconoce su *«aspiración de aportar algo, durante su vida, al conocimiento de la Humanidad»*. Sigmund Freud se sabe dotado de una personalidad singular que lo conduce por derroteros vírgenes hasta entonces. Pero debe demostrarse a sí mismo y a los demás esa valía en la que confía plenamente.

Las escasas perspectivas de proyección profesional en el laboratorio de Brücke, donde inició su vida laboral, y las necesidades económicas derivadas de un matrimonio precoz le obligaron a sacrificar una vocación científica sustituida por un trabajo como médico clínico. Fue algo que siempre echó en cara a su mujer[75]. Él mismo era preso de una neurosis de carácter sexual expresada en su relación con una de sus primeras pacientes, que dio lugar a *Fragmento del análisis de un caso de histeria* (1905). El exhaustivo estudio realizado por Decker demuestra que el interés por justificar su investigación teórica se anteponía a la eficacia del tratamiento, actitud que puede proceder de la influencia de la corriente de nihilismo terapéutico de la época.

Ante lo irregular de los resultados obtenidos empleando la hipnosis, comenzó a desarrollar la técnica de la asociación libre entre 1895 y 1920, animando a verbalizar cualquier idea que se le ocurriera al paciente. Ello dio lugar a la creación del psicoanálisis que se concreta en la publicación de su primer libro, *La interpretación de los sueños* (1899).

La teoría que Freud propuso causó indignación en Viena. Aunque muchos reaccionaron con furor por el contenido sexual que encerraba, un grupo de psiquiatras y neurólogos se adhirió a sus teorías. Su labor fue reconocida oficialmente en 1902 al recibir el nombramiento de profesor extraordinario por parte del

---

[75] Decker, Hannah: *Freud, Dora y la Viena de 1900*, Biblioteca Nueva, Madrid, 1999.

emperador. Sin embargo, tendrían que pasar diecisiete años para acceder a la cátedra. Este hecho muestra el ambiente de rivalidad existente en la pacata sociedad universitaria de la ciudad, donde la influencia de los «patrones» decidía los nombramientos académicos. No sería del único: Ramón y Cajal sufrió idéntica injusticia cuando se presentó a las oposiciones para una cátedra en Granada. El sistema de nepotismo y las herencias familiares presente en aquel momento, que subsiste en la Universidad española hasta hoy, es capaz de esterilizar a buena parte de la juventud más preparada. Jiménez Quesada, en 1972, denuncia:

> «*Sigue vigente el reclutamiento de cátedras por oposición y, muy recientemente, un periódico gráfico semanal ha publicado una curiosa columna, en la cual, y con el título de "Universidad y familia", expone la lista de ocho cátedras de medicina y cirugía y especialidades de Madrid, en las cuales los profesores adjuntos por oposición son hijos, yernos o sobrinos de los catedráticos titulares*»[76].

El problema no se ha arreglado cuarenta y seis años más tarde, así el diario *El País* de 6 de febrero de 2024 publica un artículo titulado «Sagas familiares en la universidad. 50 carreras científicas construidas con un pariente carnal»[77]. Solo dentro de la especialidad que he ejercido, la otorrinolaringología, yo podría aportar una docena más de familias con supuestas mutaciones genéticas al momento de alcanzar la cátedra, que aseguran la transmisión hereditaria universitaria.

En Viena, el Leopoldstadt era un gueto donde vivían quince mil judíos de todas las clases sociales. Antes de 1848, con excepción de un selecto grupo de ciento noventa y siete familias ricas, los

---

[76] Jiménez Quesada, Mateo: *De Fleming a Marañón*, edición del autor, 1972.

[77] *El País*. https://elpais.com/educación/2024-02-06/ (Consultado el 17 de marzo de 2024).

judíos tenían prohibido residir en la capital; a los que lo hacían les llamaban los «tolerados» y realizaban un enorme pago de impuestos de forma anual al Gobierno por el hecho de ser judíos. Los miembros más sobresalientes de estas familias se forzaban por adquirir un estatus superior estudiando profesiones liberales entre las que destacaban el derecho y la medicina.

Pese al resentimiento que anidaba entre la población cristiana, el antisemitismo no era reconocido públicamente porque las familias judías enriquecidas mantenían abiertos los «salones», donde tenían lugar las más frecuentadas tertulias a las que cualquier persona deseaba ser invitado. De hecho, un miembro de la familia Wertheimstein encargó al joven Freud la traducción de los textos de Stuart Mill gracias a la intermediación de Brentano.

Aunque la monarquía de los Habsburgo iniciada en 1276 aún conservaba un carácter feudal, la entrada de nuevas ideas procedentes del resto de Europa la mantenía en constante ebullición. El proceso de implantación tardía del capitalismo, el desarrollo del ferrocarril, las emigraciones desde el medio rural hasta las ciudades, la convivencia de pueblos y razas distintas dentro del Imperio (nueve-diez millones de alemanes, ocho millones de magiares o húngaros, siete millones de polacos, tres millones de ucranianos, tres millones de rumanos y seis millones de eslavos del sur —croatas, eslovenos y serbios—, más los judíos citados), el intento por implantar una economía industrial en lugar de la agraria existente y la coincidencia de una naciente clase obrera mientras se mantenían los siervos dieron lugar a una serie de conflictos difíciles de resolver. En 1923, Marc Chagall, que prevé la persecución sobre su raza, advierte al crítico de arte Leo Koening: *«El tiempo no es profético; reina el mal»*[78].

---

[78] Catálogo de Exposición de Marc Chagall en Madrid, Fundación MAPFRE (fundacionmapfre.org)

La propia ciudad estaba sufriendo una serie de transformaciones urbanísticas que pretendía dejar atrás su pasado medieval para incorporarla a la modernidad. Era necesario destruir las murallas que fueron construidas para protegerla de los ataques de los turcos y que, en esos momentos, solo contribuían a la formación de guetos donde vivían las clases más desfavorecidas. La destrucción de los añejos baluartes y el relleno de las fosas permitió el diseño de una gran avenida en forma de herradura, denominada Ringstrase, que supuso el eje vertebrador del nuevo urbanismo, basado sobre modelos arquitectónicos y artísticos inspirados en la reforma que Haussmann hiciera en París. El teatro de la Ópera, el Parlamento, el ayuntamiento, la sala de conciertos Musikveirein, el Burgtheater y otras construcciones, que proyectaron una aparente imagen de modernidad, de la que ácidos críticos como Ilse Barea decían que *«Viena se extendió y según términos del decreto imperial, se embelleció, mientras el Imperio se estrechaba»*[79], regido por un ostentoso monarca definido por Hermann Broch[80] *«como un individuo más bien insignificante de pocas miras y pocos vuelos, era capaz sin embargo de alcanzar el epítome de la majestad»*.

La aspiración predominante de la Viena del momento era la seguridad. Lo escribe Stefan Zweig[81], uno de los testigos preclaros y añorantes de los buenos tiempos del «vive y deja vivir», que era máxima en la ciudad: *«El sentimiento de seguridad era la sensación más deseable de millones de personas, el ideal común de vida. Solo con esta seguridad merecía la pena vivir y círculos cada vez más amplios codiciaban su parte de este bien precioso [...]; el siglo de la seguridad se convirtió en la edad de oro de las compañías de seguros»*.

---

[79] Barea, Ilse: *Vienna: Legend & Reality*, Secker and Warburg, United Kingdom, 1966.
[80] Broch, Hermann: *La muerte de Virgilio*, Alianza, Madrid, 2007.
[81] Zweig, Stefan: *El mundo de ayer. Memorias de un europeo*, Acantilado, Barcelona, 2015.

Sin embargo, el optimismo imperante era incapaz de prever lo que ocurriría años más tarde. El mismo escritor añade: *«Tuvimos que dar la razón a Freud cuando afirmaba ver en nuestra cultura y en nuestra civilización tan solo una capa muy fina que en cualquier momento podía ser perforada por las fuerzas destructoras del infierno; hemos tenido que acostumbrarnos poco a poco a vivir sin el suelo bajo nuestros pies, sin derechos, sin libertad, sin seguridad».*

Poco más tarde, otro de los grandes escritores emigrados desde la Europa añorada, Sándor Márai[82], pone el dedo en la llaga de cuanto ocurre en su tierra, doblemente desgraciada por padecer dos de las dictaduras más terribles de la historia moderna: *«Somos culpables porque somos europeos y porque hemos consentido que en la conciencia del hombre europeo se haya aniquilado el humanismo».*

En 1918, cuando Sigmund Freud tenía sesenta y dos años, se le descubrió una lesión premaligna en el paladar. Es conocido que fumaba al día hasta veinte puros. Cinco años más tarde se llegó al diagnóstico de carcinoma de células escamosas, al que se refería como *«mi querida neoplasia»*. En ese momento recibió una serie de tratamientos iniciados por una incipiente radioterapia, seguida de muchas intervenciones quirúrgicas. Ya en Londres, el padecimiento se le hizo insoportable, por lo que acudió a la consulta de su amigo el doctor Schur, quien, como habían concertado previamente, le administró una alta dosis de morfina que le causó la muerte el 23 de septiembre de 1939[83].

Antes de morir, Stefan Zweig había coincidido en Londres con Freud, donde comentaban las novedades de Europa bajo la ocupación de Hitler. Recuerda que *«como persona estaba profundamente conmovido, pero, como pensador, no le sorprendía en absoluto aquel*

[82] Márai, Sándor: *¡Tierra, tierra!*, Salamandra, Barcelona, 2006.
[83] Florencio Monje. http://www.elmundo.es/elmundosalud/2012/06/18/oncologia/1340041172.html (Consultado el 10 de febrero de 2024).

estallido de bestialidad»[84], tal era su consternación por los sucesos que ocurrían en Europa.

Sándor Márai[85] expresa de forma dramática los sentimientos de estos emigrados ilustres pero forzosos —Freud, Zweig, él mismo—, cuando toma el tren para abandonar definitivamente Hungría: *«En aquel momento —por primera vez en mi vida— sentí miedo de verdad. Comprendí que era libre. Empecé a tener miedo»*.

Freud nunca llegó a escribir con un propósito exclusivamente literario; tampoco mostraba un interés crítico por la sociedad de su tiempo como era habitual en los escritores del momento (Schnitzler, Kraus, Musil, Roth…). Sin embargo, la difusión de sus teorías se realizó mediante textos que hoy en día han entrado a formar parte del corpus literario de una generación y de la escuela posterior. Los libros de Freud siguen siendo leídos e interpretados, aunque su metodología se encuentre en declive en la mayor parte de los países. No aporta innovación literaria o lingüística, ni era ese su propósito. Sus escritos más conocidos se resumen a una descripción detallada de las observaciones que toma de los pacientes, de los que extrae reflexiones y usa esos matices para argumentar su teoría.

Entre los discípulos de Freud, tal vez fue **Carl Gustav Jung** (1875-1961) el que desarrolló una proyección literaria puesta en función de la exposición de sus ideas, como en el caso de su maestro, esto es, sin un propósito literario. Jung se mostró contrario a fundar una escuela con una metodología definitoria. Se dice de él: *«Gracias a Dios, soy Jung; no un junguiano»*.

En consecuencia, para que el seguidor del Jung terapeuta pueda captar la estructura y función de lo psíquico debe unir el

---

[84] https://www.elconfidencial.com/cultura/2024-02-05 (Consultado el 10 de febrero de 2024).
[85] Sándor Márai, *op. cit.*

método experimental, similar al empleado por las ciencias naturales, con los hallazgos procedentes de las ciencias humanas, donde se incluyen los mitos, los sueños y las patologías psíquicas, que proporcionan una línea continua que expresa rasgos singulares presentes en el interior de la vida anímica inconsciente que, para él, solo puede ser captado a través de sus manifestaciones, pero no mediante las indagaciones que propusiera Freud.

Durante los años sesenta, el libro *El hombre y sus símbolos* de Jung[86] tuvo un gran predicamento entre aquella juventud que buscábamos nuestro destino en un momento oscuro pero ilusionado en la España del final del franquismo.

En España, las teorías freudianas tuvieron un inmediato seguimiento por parte del psiquiatra infantil **César Juarros** (1879-1942), defensor de la reforma sexual antes de la Guerra Civil, años en que defendió el divorcio. Diputado en Cortes republicanas y miembro de la Real Academia Nacional de Medicina, publicó *El hábito de la morfina. Clínica y terapéutica*[87], en marzo de 1936, en la que concluye que *«es necesario proceder con urgencia a una reforma bien meditada de la legislación vigente, en lo que atañe al consumo y comercio de tóxicos»*, ideas que cobran vigencia en la actualidad. Como psiquiatra, escribió *El amor en España* (Páez, Madrid, 1927), *Los horizontes del psicoanálisis* (Yagües, Madrid, 1929), *La psiquiatría del médico general* (Sociedad Española de Publicaciones Médicas, Madrid, 1919), entre otras muchas dedicadas a la higiene infantil.

---

[86]   Gustav Jung, Carl: *El hombre y sus símbolos*, Paidós Ibérica, 1995.
[87]   Juarros, César: *El hábito de la morfina*, J. M.ª Yagües, Madrid, 1936.

5

El archipiélago portugués

El idioma portugués vive en un archipiélago con un centro histórico en la península ibérica y un centro moderno que es Brasil, que, a su vez, es una isla inmensa, rodeada de hispanidad por todas partes, excepto por el Atlántico, que la une a Portugal. Al igual que el *Quijote* representa la esencial esquizofrenia española, *Os Lusíadas* muestra el espíritu viajero portugués en busca de la realidad que no acaba de confirmar. El idioma portugués actual ha sido labrado en una buena parte por sus médicos. Ellos han configurado a su idioma mucho más que nuestros escritores al español, que, a lo sumo, lo han criticado duramente como escribe nuestro «río de aguas negras», es decir, Quevedo[88]. Los médicos portugueses mantienen un espíritu humanístico y de fraternidad profesional que ha desaparecido casi totalmente en profesionales de otros países. Si la agrupación profesional de Portugal se denomina «Ordem dos Médicos», se comprenderá que conserve un sentido de casta de reminiscencias antiguas y anglosajonas. ¿Durante cuánto tiempo?

A nivel internacional, tal vez el nombre más reconocido sea el de Fernando Pessoa, escritor de una precisión lírica absoluta, perfectamente compatible con la ensoñación del alma portuguesa, ya que una cosa es el contenido, y otra, la forma de expresarlo. Eça de Queirós en Portugal o Machado de Assis en la excolonia reproducen estilos procedentes del realismo y el naturalismo francés.

---

[88]   Neruda, Pablo: *Confieso que he vivido*, Seix Barral, Barcelona, 2001.

Ambos construyen obras muy importantes, menos conocidas en el exterior de lo que se merecen. Más recientemente, Camilo Castelo Branco, que casualmente estudió Medicina sin llegar a graduarse, fue el forjador del moderno idioma. Pero el escritor contemporáneo que más ha entendido el alma portuguesa, en mi opinión, curiosamente no es portugués, sino italiano; me refiero a Antonio Tabucchi, autor del espléndido libro titulado *Sostiene Pereira*, la mejor guía del espíritu de las calles retorcidas de Lisboa. De su mano, he recorrido los vericuetos de la querida ciudad vecina.

También en mi opinión de intruso amante de la literatura en portugués, quien ha sido capaz de aunar la prosa precisa a una ironía propia de una civilización mestiza, localizada en un lugar particular que le proporciona validez universal, es el brasileño Jorge Amado. La suerte me unió en hermandad con un querido amigo y colega, miembro de su familia, George Amado, que me introdujo en su cultura de manos de la *feijoada* y la *caçaza*. Felices épocas de juventud despreocupada.

Tras una primera época en que las novelas de Amado, de corte social, militante y proletario, traían al primer plano las penalidades de los albañiles, costureras o prostitutas en el corazón de su ciudad, Salvador de Bahía, poniendo su literatura a disposición del realismo socialista del Partido Comunista, al que perteneció, es el Amado maduro y desencantado de las veleidades políticas de su juventud, el que expresa la imaginación y socarronería de sus personajes de la tierra nordestina brasileña. Cuando cumple años se asemeja al mejor García Márquez juvenil. Esto es, una imaginación desatada que revive las antiguas religiones africanas aportadas por los esclavos; la vida dura del Sertâo que describe en las comarcas donde centra unos argumentos basados en viejas historias de la época de los coroneles que desbastaron las tierras vírgenes, y la sensualidad tropical de los alrededores del estado de Bahía que lo vio nacer. Obras como *Gabriela, clavo y canela*, *Doña Flor y sus dos maridos*, *Uniforme, frac y camisón de dormir*, junto a libros de narraciones como

Los viejos marineros y tantos otros, hubieran merecido el Premio Nobel con idénticos méritos a los de José Saramago, aunque serían mucho más divertidas para el lector.

En mi opinión, Saramago es un escritor desigual en sus obras largas. Tiene excelentes intuiciones argumentales que valdrían para desarrollar narraciones cortas, pero que son reiterativas cuando las amplía artificialmente para hacer una novela. Tal vez la influencia de su todopoderosa agente literaria[89] tuvo que ver con la concesión del Premio Nobel (quede claro que esto no son más que conjeturas sin la menor base, pero el lector tiene derecho a ponerlas en duda, ¡faltaría más!).

Dividamos la literatura en portugués entre las de la metrópolis histórica (Portugal) y la potencia actual (Brasil). En Portugal existen dos figuras médicas sobresalientes en su producción literaria, el otorrinolaringólogo Miguel Torga y el psiquiatra António Lobo Antunes, aunque están surgiendo figuras relevantes como Gonçalo M. Tavares y otros muchos sin relación con la medicina, que se desprenden de la antigua retórica fadista que ha lastrado la literatura portuguesa. En Brasil, el médico, político y diplomático João Guimarães Rosa sobresale sobre otros. A ellos y otros se dedican las siguientes páginas.

El PORTUGUÉS EUROPEO

La figura de **Fialho de Almeida** (1857-1911), visto desde España, tiene un valor limitado, como muchos españoles de la época vistos allende la frontera. Su obra se inscribe en el estilo naturalista influido por Zola, implantado en Portugal en plena época postromántica. Muestra un cierto paralelismo con Trigo o con López Bago. Mismas características de toda la corriente naturalista: un

---

[89]   Carmen Balcells.

Portugal imbuido por un proceso autodestructivo, con la pérdida de ingresos procedentes de Brasil, que se había independizado en 1822, influido por un clero que conservaba remanentes jesuíticos, una burguesía corrupta y amoral, preocupada por el interés personal, alimentada de las caducas tradiciones imperiales, una clase política de remembranzas monárquicas, profesionalizada e igualmente corrupta, y por la incapacidad de gobierno atribuida a los Bragança.

En 1872, por razones económicas, sus padres tuvieron que retirarlo de sus estudios y emplearlo como mancebo de botica, en la Farmácia do Altinho, situada en el actual Campo dos Mártires da Pátria. Allí observó la realidad que sufría el pueblo, lo que le estimuló su vocación para ser médico, manteniendo desde siempre una consideración por las enfermedades y dolencias que aparecerán reflejadas en sus textos. Al mismo tiempo que seguía los estudios, mantenía una constante actividad como periodista. Según cuentan, nuestro escritor, ya que la medicina nunca la ejerció, pasaba más tiempo en cafés, teatros y tertulias que en las aulas. En ello coincide con varios escritores de su época. La vida nocturna lisboeta quedaría después reflejada con toda su crudeza en los textos que escribía. Al terminar los estudios en 1885, ya había publicado dos volúmenes de cuentos.

Con la madurez, cambia su vida bohemia por un matrimonio «de interés», emparejándose con una rica propietaria rural mayor que él, tras lo que retorna a su Cuba alentejana para cuidar de sus propiedades. Recalaba con frecuencia en Galicia, donde se encontraba especialmente bien, lo que le inspiró una de sus mejores páginas, titulada *Estâncias d'Arte e de Saudade*.

Fialho de Almeida publicó cuatro libros en vida (*Contos*, 1881; *A cidade do vício*, 1882; *Lisboa galante*, 1890; *O país das uvas*, 1893) y uno póstumo (*Aves migradoras*, 1921). Su estilo se basa en impresiones narrativas que expresan mínimas situaciones de conflicto que no resuelve al final. Mantiene siempre una oposición entre el campo, que representaría los valores naturales que preconizaba, y la ciudad, fuente de todos los vicios y corruptelas. Como dice su biógrafa: «*Y, al revés de lo que algunos críticos esperaban, sería inverosímil que de una constitución neuropática y dispersa pudiera nacer una obra más organizada y extensa*»[90]. Al margen, escribió obras panfletarias de intervención política, de crítica social, literaria y artística, que se recogen en volúmenes como *Pasquinadas* (1890), *Vida irónica* (1892), *À Esquina* (1902) y *Babear, Pentear...* (1911).

Que **Miguel Torga** (1907-1995) fuera un escritor secreto para los médicos es una realidad; que fuera un médico secreto para los escritores es menos cierto. De cualquier forma, Torga o Adolfo Correia da Rocha, su verdadero nombre, ha sido un escritor entrañable para mí. Emigró a Brasil y regresó a Portugal en 1925. En dos años acabó el liceo y en 1933 se graduó en la Facultad de Medicina de Coímbra. Como él mismo confesaba: «*Empecé mal y tarde. Cuando otros partían del saber, yo partí del sufrimiento. Ninguna puerta se me abrió, sin que tuviera que echarla abajo. Luché contra mí mismo. Una infancia rodada, como pelota a la merced de los puntapiés del mundo*»[91].

Aunque durante toda su juventud había estado escribiendo libros de poesía (*Ansiedade, Rampa, Tribuno, Abismo*) y uno en prosa (*Pio Azimo*), que aún firmaba con su verdadero nombre, Adolfo Rocha, así como *Diarios*, que suponen una valiosa crónica del país en ese tiempo. Torga fue un solitario que observaba al mundo desde su propio punto de vista. Mantuvo un trabajo profesional sin abandonar el verdadero estímulo de su vida que representaba la literatura. Persona de *«muchas dudas y pocas certidumbres»*, no evadió enfrentamientos literarios, cívicos y políticos, que confirmó:

---

[90] Orge Martins, Maria da Graça: *Introduçao* em O *país das uvas*, Biblioteca Ulissea, Povoa de Varzim, 1987.
[91] Torga, Miguel: *La creación del mundo*, Alfaguara, Madrid, 2006.

«Mi patria cívica acaba en Barca de Alva, pero mi patria telúrica acaba solamente en los Pirineos».

En 1936 adoptó el pseudónimo con el que sería conocido en el mundo literario, Miguel Torga, donde se compendiaban sus dos admiraciones: Miguel, en honor de escritores ilustres que lo usaron (Miguel de Cervantes, Miguel de Unamuno), y Torga, por un arbusto frecuente en su región, el brezo. Especializado en otorrinolaringología, ejerció de médico, a la vez de veterinario en varios lugares del norte del país. No obstante, la literatura fue obligación que se le imponía: *«Hay algo que nadie puede quitarles a los artistas auténticos: la conciencia de que son tan fundamentales para la vida como el pan».*

En 1937 inició la publicación de *La creación del mundo*, larga narración autobiográfica finalizada en 1981. En 1939 vio la luz *El cuarto día de la creación del mundo*, que sería incluida en esta ambiciosa obra, como resultado de un viaje por una España destrozada tras la Guerra Civil. El libro fue censurado por los servicios secretos del dictador Salazar por cercano a los comunistas, aunque él nunca se había vinculado a ningún partido. Sin embargo, nunca dejó de criticar cualquier dictadura, así como la traición europea al gobierno de la Segunda República española.

A lo largo de los años cuarenta, publicó cuatro libros de poesía más. También aparecieron *Bichos*[92] (1940), conjunto de relatos, y *Cuentos de la montaña*[93] (1944), referidos a los campesinos de las zonas rurales que conoce. La Revolución de los Claveles (1974) lo rehabilitó ante la ciudadanía. En 1989 fue galardonado con el Premio Camoês. Su obra comprende más de medio centenar de títulos, y han sido traducidos a dieciséis lenguas.

Se adhirió a la Revolución de Abril, a la que consideraba como necesaria, pronto celebraría la disolución del Consejo de la Revo-

[92] Torga, Miguel: *Bichos*, Alfaguara, Madrid, 1998.
[93] Torga, Miguel: *Cuentos de la montaña*, Alfaguara, Madrid, 1994.

lución, en 1982, a los que calificó, desilusionado, como *«unos pocos patriotas uniformados se obstinaban en mantener el país bajo su tutela»*. Fue un defensor ferviente de la literatura portuguesa, sobre todo de Castelo Branco y de Oliveira Martins, pero ensalzó la memoria de Miguel de Unamuno, a su vez, gran defensor de Portugal. De él llegó a escribir: *«Unamuno, ¿por qué has muerto? ¿Por qué no puedo hablar contigo en este momento dramático del mundo, aquí, en esta Iberia nuestra cargada de sol y de tristeza?»*[94]. Fue un iberista convencido, lo que no le evita enjuiciar negativamente determinados aspectos españoles: *«Soy un portugués hispánico. Nací en una aldea trasmontana, pero respiro todo el aire peninsular... Celoso de mi patria cívica, de su independencia, de su historia, de su singularidad cultural, me gusta, sin embargo, sentirme gallego, castellano, andaluz, catalán, vasco»*.

Fue Torga, en efecto, un continuo visitante de España, y muy crítico con la ignorancia y marginación con que los españoles ven a su patria, tan a menudo *«fanáticos y altivos»* hacia sus compatriotas. Tuvo una visión crítica para todos: *«Nuestro flojo temperamento portugués reaccionaba tan mal a la violencia española como a la serenidad francesa. Y en ambos climas se sentía incómodo. En uno, tenso entre los barrotes de la pasión; en otro, ceñido por las redes de la razón. Y si del primero había huido aterrado en silencio, del segundo se apartaba con igual prisa, soltando groserías»*[95].

El paso del tiempo lo puso en su sitio, pero le limitó su libertad física. El ejercicio continuado y honesto de su especialidad le permitió una tranquilidad económica; su propio temperamento discreto en lo externo, pero revolucionario en unos conceptos que solo comparte con los lectores, le había permitido lograr una gran consideración entre sus pacientes.

Murió en enero de 1995; llevaba ingresado varios meses en el Instituto Portugués de Oncología. Torga tenía ochenta y siete

---

[94] Torga, Miguel: *Diario (1932-1987)*, Alfaguara, Madrid, 2006.
[95] Torga, Miguel: *La creación del mundo*, Editorial Alfaguara, Madrid, 1986.

años, sufría un cáncer avanzado. En su última obra no ocultaba las angustias y sufrimientos de la vejez, de la enfermedad y de la proximidad de la muerte. La noticia causó gran emoción en Portugal, no solo en los medios literarios, sino también entre el pueblo llano. El exministro de Sanidad de Portugal, Antonio Arnaut, amigo personal del escritor, manifestó su reconocimiento como conciencia espiritual y literaria del país extendida durante los últimos cincuenta años de su vida.

Conocí a Miguel Torga hace muchos años. Fue en Póvoa de Varzim; ambos asistíamos a un congreso de otorrinolaringología pediátrica, donde el catedrático de Oporto había invitado al más famoso grupo americano del momento procedente de Pittsburgh.

«Mira, es Torga», me informó mi colega portugués. «¿Quién?», pregunté yo, confuso, porque por aquel entonces aún no había leído nada de él y no sabía quién era. Además, el cartelito que pendía de su solapa decía «Doctor Rocha». Me pareció un huesudo, respetuoso y anciano caballero que iba a lo suyo. Para cualquier joven y presuntuoso nuevo especialista como era yo por entonces, era considerada como anciano cualquier persona mayor de cincuenta años. No lo volví a ver.

Posteriormente, cuando he comprendido la personalidad universal del colega portugués, conseguida a base de profundización en su gente y tierra más cercana, me dirijo a sus libros en busca de las razones que le llevaron a mantener esa permanencia en la mejor literatura de su idioma y su actuación ética, sin descartar el trabajo en su consulta y en el quirófano. Miguel Torga fue un ejemplo del médico que ejerce con dignidad su profesión sin dejar por ello el empeño por vivir la vocación literaria que le ha acompañado durante toda su vida. Para él no son incompatibles y se nutren mutuamente.

A la hora de escribir sobre dos gigantes de la literatura portuguesa (Torga y Lobo Antunes), es difícil la comparación con cualquier otro.

Frente al médico Torga que nunca dejó su labor inicial, Lobo Antunes es un gran escritor que una vez ejerció la medicina. **António Lobo Antunes** (1942-) es licenciado en Medicina y especialista en Psiquiatría por la Universidad de Lisboa. Hizo prácticas en un hospital de Londres, aunque ya estaba decidido a hacerse escritor. Una vez terminada su especialidad como psiquiatra, fue enviado a África, donde participó, durante veintisiete meses, en el último periodo de la guerra por la liberación de Angola, como oficial médico.

A la vuelta a Portugal, Lobo Antunes ejerció la profesión en un hospital lisboeta hasta el año 1985, en que pudo vivir de la literatura, en la que se había iniciado en 1979 con *Memoria de elefante,* publicada a los treinta y siete años y que había sido rechazada por diversas editoriales. Entre sus novelas más importantes se encuentran *Tratado de las pasiones del alma* (1990), *El orden natural de las cosas* (1992), *El esplendor de Portugal* (1997) o *Exhortación a los cocodrilos* (1999) y *No entres tan deprisa en esa noche oscura* (2002), donde se esconden los personajes de un mundo, mitad real, a medias imaginado, referido a los trágicos días en Angola y a los tranvías de Benfica, el pueblo donde vivía y todos se conocían, de donde se extrae sus personajes que proceden de los recuerdos y las ensoñaciones. La producción de Lobo Antunes se renueva periódicamente. Sus últimas traducciones al español son *Para aquella que está sentada en la oscuridad* y *Memoria de elefante* (2022), todos ellos publicados por Random House.

Las experiencias vividas en la guerra, unidas a las propias contrariedades familiares, le llevan a adoptar un estilo dramático y crítico, comparable con el de Céline o Thomas Bernhard. Se ha escrito que algunas de sus obras muestran una claustrofobia gótica que conduce hasta Faulkner.

La escritura de Lobo Antunes no es fácil y exige al lector un continuo esfuerzo para seguir la acción que se produce y se destruye en el momento posterior. Sin abandonar sus impactantes argumentos

—la guerra de Angola, la visión de la mujer, la corrupción política, la vida de un travestido que es el padre de quien relata la acción—, la frase se retuerce en busca de la máxima expresión. *«Si eres un buen escritor debes enseñar a tus lectores a leerte; si dices algo nuevo, en principio hay una resistencia natural por su parte, hay que vencerla, hay que seducir al lector: la literatura es el arte del rigor... No te puedes dedicar a repetir una fórmula de éxito: cada nuevo libro debe ser un nuevo desafío. Es la única forma de ser honesto contigo mismo, y con los lectores»*[96], porque esa apuesta se traslada a quien lo lee.

La sensación que se tiene cuando se entra en contacto con sus textos es el descubrimiento de un mundo ajeno en el que se van extrayendo matices insospechados, donde las historias sórdidas son reconocibles, como si, en un ejercicio psicoanalítico, el autor estuviera revelando todo aquello que guarda dentro, pero se mantiene censurado. Lobo Antunes envuelve al lector en una dicción compleja y continua donde expresa sentimientos encontrados que avergüenzan o conducen a la gloria. Por contradictorio. Por lógico. A fuer de universal por local. Por eso es un autor innovador en la lengua portuguesa no lejano a un surrealismo cotidiano. Un ejemplo:

«O tal vez fuese solo el cambio del tiempo, el comandante, colocando las armas en la furgoneta cuyo interior había aumentado de tamaño sin la presencia de la muerte, respondió

¿Cuál es la ventaja?

con una mueca de intriga viendo a la actriz, al violinista, a mi madre, a mis tías y a mí que caminábamos por la arena al encuentro del pulpo, el chivo se alejaba de la laguna buscando la flor de hierba sus cactus perdidos, el sumidero hacía gárgaras con un borbotón de hojas de abedul y la viga de una vivienda se agitó contra el animal repitiendo palabras decisivas que yo no entendía, un recado, un aviso,

---

[96]   https://elespañol.com> *El Cultural* (Consultado el 1 de mayo de 2024).

un consejo, hizo ademán de hablarme pero no pude escucharla, por
más que me esforzase no lograba escucharla aunque supiera que decía
No
que seguía insistiendo
No
pero debía ser demasiado tarde porque el sonido de las olas me
cubrió por entero y, antes de cerrar definitivamente los ojos, distinguí al
violinista encaramado en el pez, inclinándose hacia mí en una actitud
de bendición que las solapas del abrigo volvían divertidas, una actitud
de bendición o una actitud, más cómica todavía, de perdón»[97].

Como si hablara desde el interior de *Las tentaciones de San Antonio*, el cuadro de El Bosco que guarda el Museu de Arte Antiga de Lisboa.

Cuando alguien le pregunta sobre su ser portugués, como Torga, Lobo Antunes responde[98]: «*Mi país no es esto llamado Portugal. Mi país es el país de Chéjov, de Beethoven... En Angola, en la guerra, sentí en mi propia carne todos esos sustantivos elevadísimos, Patria, Honra, Identidad... Mierda, ese es el verdadero sentido de los nacionalismos. No creo en los nacionalismos. Mis amigos españoles vienen a Portugal y dicen: "Es igual que España". A mí también me lo parece. Torga, a quien respeto mucho, insistió en esa idea: me siento, como él, ibérico*».

Historias oscuras, técnica complicada, puntuación errática que no deben desanimar al lector para vencer las dificultades de aproximarse a las obras de uno de los escritores más potentes de estos tiempos[99].

El autor reconoce que en su escritura hay una dimensión ética y admira a Unamuno. En una entrevista de algún tiempo decía: «*Hace un par de años, en la Feria del Libro de Madrid, se me acercó*

---

[97] Lobo Antunes, António: *Exhortación a los cocodrilos*, Siruela, Madrid, 2000.
[98] Lobo Antunes, António: hppts://elespañol.com> *El Cultural*.
[99] *Why read António Lobo Antunes*. Chad Post issue 25, September 6, 2011.

un hombre para que le firmase un libro. Cuando le pregunté su nombre me dijo: "Miguel de Unamuno". Quedé asombrado, claro. Era su nieto. Unamuno es el mejor ejemplo de dimensión ética de la literatura. No solo en sus libros, también en su vida. Su discurso en Salamanca ante Millán Astray es todo ejemplo. De vez en cuando, Dios hace hombres a su medida».
Casi todos los libros de Lobo Antunes han sido publicados en español: *No es medianoche quien quiere* (2017), *De la naturaleza de los dioses* (2019), *¿Qué caballos son aquellos que hacen sombra en el mar?* (2011), y otros más, conservando su gusto por los títulos largos, el lenguaje críptico e indagador de una personalidad compleja, lo que demuestra la prolijidad de su trabajo literario.

Tras escribir sobre dos gigantes de la literatura portuguesa, es difícil la comparación con ellos. Sin embargo, el sentido crítico sobre la monarquía portuguesa que emplea Dantas en sus textos lo mantiene de actualidad, aunque se encuentre lejana. Por similitudes con Marañón, es necesario reseñarlo aquí. **Júlio Dantas** (1876-1962) fue un médico con escasa actividad profesional, pero con una importante proyección literaria y diplomática. Se dice que su estilo era arcaizante y barroco imbuido por las tendencias modernistas en sus primeros años, yo no lo he leído. Una de sus primeras obras, *Inquáritos médicos às genealogias riais portuguesas.Avis e Bragança* (1909), recopila las dolencias de la Casa Real portuguesa, dentro de la denominada «arqueología médica», que en España desarrollará con mayor fortuna Gregorio Marañón y, en la actualidad, Pedro Gargantilla, entre otros. Dantas expone la teoría de la degeneración de las familias reales en Portugal como consecuencia de la consanguineidad que solo se interrumpe periódicamente al entrar sangre bastarda en los linajes. Entre los siglos XIII y XIX, monarcas y príncipes están afectados por males físicos y morales, lo que indaga realizando un análisis médico retrospectivo con escasas bases científicas sobre Isabel de Aragón, Henrique el Navegante o el condestable Nuno Alvares Pereira.

DE LITERATURA Y MÉDICOS

Según Dantas, los reyes portugueses son de raza aria, rubios y dolicocéfalos; en contra de ellos, la limpieza procede de entrada de sangre celta-eslava, morena y braquiocefálica[100], lo que ha sido interpretado como una inquina particular hacia la realeza, a la que achaca patologías epilépticas, artríticas, neuróticas y sifilíticas, además de tacharlos de soñadores, misóginos, vulgares, tortuosos, crueles o mediocres, opiniones que reparte entre los diversos miembros de la realeza portuguesa. Irónicamente, Júlio Dantas cambiaría de criterio posteriormente, entrando en una fase de escritura que añoraba los viejos tiempos. Desdeña a los castos, como D. Duarte, los infantes don Henrique y don Fernando, don Jaime, hijo del infante don Pedro, cualidad que remonta hasta don Sebastião, pese a que determinadas crónicas lo recuerden visitando casas de placer del barrio de Mocambo, donde contrajo gonorrea. Oliveira Soares señala la contradicción de Dantas al criticar tanto la abstinencia sexual —voluntaria o fisiológica— como la promiscuidad de algunos miembros de las familias reales. Una opinión similar pone en duda la supuesta santidad de algunos personajes históricos a los que contrapone con los santos extranjeros como el español Fernando III el Santo o Luis, rey de los franceses. Para Soares, Dantas es un escritor que zahiere a sus personajes, a los que atribuye patologías sin base científica para demostrarlas. Sin embargo, hizo más de cuarenta ediciones de su obra *Ceia dos Cardeais,* lo que demuestra que el teatro popular era el fuerte de Júlio, *«que não foi um historiador e não se saíu bem na arqueologia nosológica»,* concluye Oliveira Soares.

Similar empeño lo emprende el italiano **Gaetano Pieraccini** (1864-1957), dedicado a la medicina social en Florencia, que publica *La stirpe dei medici di Cafaggiolo*[101] en 1924, donde se estudia

---

[100] De Oliveira Soares, A.: *Júlio Dantas e a arqueologia médica,* Historia da Médicina, Acta Médica Portuguesa, 1994, 7:379-384.
[101] Pieraccini, Gaetano: *La stirpe dei medici di Cafaggiolo,* Nardini, Milano, 1986.

la transmisión hereditaria del carácter biológico, acompañado de una detallada descripción de hechos y costumbres de la época.

Un grado menor a los sobresalientes Torga y Lobo Antunes, **Fernando Namora** (Fernando Gonçalves Namora, 1919-1989) fue médico y escritor natural de Condeixa-a-Nova, con una trayectoria cronológica paralela a la de Torga, aunque su obra no aguanta la comparación con la de este. Estudió Medicina en la Universidad de Coímbra, ejerciendo en su tierra. Debutó en la literatura en 1938 con el libro de poesía *Relevos*, influido por el grupo Presença. Ese mismo año publicó la novela *As Sete Partidas do Mundo*, donde se apunta al realismo, evidente con la poesía de «Terra» en *Novo Cancioneiro*. Mediante la transcripción de observaciones naturalistas y, a veces, picarescas, inmersas en las corrientes neorrealistas, describió el mundo que vivía. Namora utilizó un lenguaje poético al profundizar en el análisis psicológico de los personajes, que hoy resulta trasnochado. Escribió novelas, cuentos, memorias e impresiones de viaje y libros de poesía, reunidos en el libro *As frias madrugadas* (1959). El libro *Retalhos da Vida de um Médico*, escrito en 1949 y revisado en 1963, fue adaptado al cine por Jorge Brum do Canto (1962), dando lugar a una serie de televisión.

EL PORTUGUÉS AMERICANO

El regionalismo tiene una importancia clave en la literatura brasileña de los siglos pasados; de ahí que las distintas regiones del país dieran escritores con diversas características. Brasil es un enorme país al que prestan carácter algunos de sus estados más deprimidos; las clases más afortunadas no son más que un calco de las norteamericanas y europeas. Las costumbres de los esclavos han marcado la música, la comida y el sentir brasileño. No es mala opción comenzar por quienes pusieron las bases para la situación actual.

DE LITERATURA Y MÉDICOS

Dentro de ellos destaca la renovadora figura del médico y diplomático **João Guimarães Rosa** (1908-1967), autor de novelas
y relatos breves, en los que el sertón (*sertão*), es decir, el territorio
semidesértico del interior brasileño es el marco donde centra la
acción y representa la concepción del mundo para sus gentes.
Conocer el *sertão* o el *cariri* es una experiencia alejada del tópico
del Brasil que entienden los turistas europeos. Grandes extensiones
semidesérticas, cruzadas por ríos que vadean grandes rebaños de
vacas, construcciones de una planta con porche donde cuelgan las
hamacas, escasos árboles donde atan el caballo frente a la puerta.
Hombres de piel atenazada con minúsculos sombreros de cuero.
Interior de frescura con habitaciones separadas por muros que
no llegan al techo, largas mesas de madera donde se come la más
deliciosa *galinha de capoeira* con ese sabor inolvidable de la infancia,
una nube de moscas que la cocinera aparta para que dejen en paz
al comensal.

Con *Gran Sertón: Veredas* (1956), Guimarães Rosa introduce
una forma del idioma que lo incluye entre los innovadores de la
literatura contemporánea. Antonio Maura, su traductor al español,
afirma que «*Rosa transforma el idioma portugués incorporando giros
del interior, neologismos y construcciones lingüísticas de su invención, en
un intento de tendencia modernista de configurar la lengua de Brasil*»[102].

Fragmentos como el que se reproduce a continuación son
buena muestra del estilo del médico-escritor:

«*Salimos, sobre, fuimos. Pero bajamos por el tubo de las desgracias,
eih, sépalo usted. Frustración del tiempo, hora de paga y pérdidas, y lo
demás que teníamos que purgar, según se dice. Todo lo mejor hicimos, y
todo al final desandaba. ¿Dios no debía ayudar a quien va por santas
venganzas? Debía. ¿No estábamos nosotros frente al frente, con el*

---

[102] Maura, Antonio: *Prólogo. João Guimarães Rosa. Gran Sertón. Veredas*, Alianza Editorial, Madrid, 1999.

valor espoleado? Estábamos. ¿Pero, entonces? Ah, entonces: pero está el Otro, el figura, el murcielagón, el Túnez, el zarrabombón, el dedo, el brujo, el pie-de-pato, el malencarado, aquél, ¡el-que-no-existe! Que no existe, que no, que no, es lo que mi alma deletrea»[103].

Guimarães Rosa se licenció en la Facultad de Medicina de Minas Gerais en 1925. En 1930 se casó y comenzó a trabajar en el municipio de Itaguara, donde vivió el ambiente que iba a reflejar en las novelas. Conoció a Juscelino Kubitschek, futuro presidente, que entonces era médico jefe del Hospital de Sangre, impulsor de la nueva capital, Brasilia, quien lo impulsó en su labor diplomática.

Guimarães Rosa equipara las actividades a que dedica su vida: *«El bienestar del hombre depende del descubrimiento del suero contra la varicela o la mordedura de la serpiente venenosa, pero también de que devuelva a la palabra su sentido original: meditando sobre la palabra, el hombre se descubre a sí mismo».*

La obra *Gran Sertón: Veredas* supone una síntesis entre ambas, Guimarães Rosa da la palabra a un *janguzo* llamado Riobaldo, mezcla de bandolero y soldado, que se pone al servicio de los coroneles recorriendo unos paisajes y situaciones que hacen que el autor *«indague las raíces y la estructura del portugués de forma semejante a como Joyce o Faulkner hicieron en la lengua inglesa»*[104].

El gran conocimiento del lenguaje —revisado en su traducción al español por el poeta Ángel Crespo— y de la mitología local y clásica que poseía Guimarães Rosa le permitió introducir juegos de palabras que inducen a una interpretación simbólica del libro, según entender de Maura:

---

[103] João Guimarães Rosa, *op. cit.*
[104] Antonio Maura, *op. cit.*

«Puede leerse como un discurso hermético —volvemos a Hermes— semejante a los textos cabalísticos medievales. Así, el largo monólogo de Riobaldo podría dividirse, como una sinfonía, en siete movimientos temáticos de aproximadamente ochenta páginas cada uno, a excepción del cuarto, que actúa como paréntesis narrativo entre los dos bloques [...]. No es necesario recordar la importancia y el significado que tiene el número siete en el judaísmo primitivo y en la cábala medieval. En Gran Sertón: Veredas el número siete viene asociado al tres o número de la Trinidad. En esta misma línea de razonamiento vemos que el vocablo "nonada", con el que comienza la novela, puede expresar tanto una nadería, una bagatela, como ser el término del que el Maestro Eckhart se sirve en sus sermones para expresar el ámbito sagrado en el que el alma humana pierde su raíz de criatura para hacerse uno con la realidad de Dios».

Rosa es un hombre culto que ha asimilado la literatura universal previa; hace continuas referencias a la *Divina Comedia* y, de forma paralela, al igualar al Dante con su protagonista, Riobaldo se convierte en el *alter ego* de sí mismo, de aquí la calificación que le dio de «autobiografía irracional».

No existe en este libro una gramática ajustada a las normas de la lengua portuguesa. Su puntuación refleja más el habla coloquial que la escrita, compuesta para ser escuchada, dentro de la tradición oral y de los pliegos de cordel. Esa riqueza lingüística proporciona una asombrosa cantidad de hallazgos literarios en cada página (en sus relatos, un personaje no muere, sino que «desvive», la humedad «enmela» las ropas, y una lluvia fuerte es la caída de «un mazo de agua mal atada»)[105].

Como otros grandes escritores de la transculturación, Guimarães Rosa logró mezclar los relatos populares de su tierra —las

---

[105]   Paz Soldán, Edmundo: «El corazón de Brasil de João Guimarães Rosa», *El País* 29 de julio de 2013.

cantigas del sertón— con los logros formales de la narrativa europea y norteamericana de la primera mitad del siglo XX; a eso le añadió su léxico maravilloso y su mirada poética (*«En noche de roza todo es canto y recanto. Y siempre hay un perro ladrando lejos, en el fondo del mundo»; «Volvió a llover... Y casi todo el día, un sapo sentado en el barro, se preguntaba cómo se hizo el mundo»*). Después de él, el regionalismo ya no será lo que era.

Otro médico que destaca dentro de la literatura brasileña por la originalidad de su escritura es **Moacyr Scliar** (1937-2011), nacido en el barrio de Bom Fim, lugar donde se congrega la comunidad judía de Porto Alegre (Rio Grande do Sur). A diferencia de Guimarães Rosa, sus textos se refieren a la naciente cultura urbana del país. Estudió Medicina en la Universidad Federal de Rio Grande do Sur, terminando en 1963.

En sus escritos aborda frecuentemente temas sociales, en los que reflejaba la experiencia médica (*História dun Médico em Formação*[106], 1962; *Doutor Miragem*, 1979; *Cenas médicas*, 1988). También centra su atención sobre la emigración judía a las metrópolis brasileñas (*A condição judaica*, 1987; *Um Sonho de Caroço*, 1995), o la resistencia contra la vacunación contra la fiebre amarilla en Río de Janeiro (*Sonhos Tropicais*, 1992) hasta alcanzar las sesenta obras. *A orelha de Van Gogh*[107], un libro de relatos con una simplicidad irónica que lo aproxima a los relatos bíblicos, ganó el Premio Casa de las Américas, el más importante de la literatura hispanoportuguesa de Sudamérica.

La influencia de los relatos orales divulgados a la luz de la lumbre es clave a la hora de marcar a buen número de escritores brasileños. En este inmenso país, el campo aún está cercano a la cultura urbana. Ello es evidente en Ronaldo **Correia de Brito**

---

[106] Scliar, Moacyr: *Histórias de um médico em formação*, Difusão de Cultura, Paraná, 1962.
[107] Scliar, Moacyr: *A orelha de Van Gogh,* Schwarcz, São Paulo, 1989.

(1951-), médico y escritor nacido en Ceará. Según él mismo dice al hablar de su infancia, se inicia escuchando las tradiciones del país a través de los contadores de historias que recorren pueblos y haciendas y a través de la lectura de la Biblia. Con posterioridad, se enfrascó en la lectura de Machado de Assis y José de Alencar, a los que considera sus maestros. Con trece años, comenzó a asistir a la biblioteca de la Facultad de Filosofía, donde descubrió por la *Odisea* a Homero y los autores griegos, seguidos de los escritores rusos y, después, de la literatura europea en general.

Radicado en Recife, donde realizó sus estudios secundarios, se licenció en Medicina en Pernambuco en 1975, seguido de periodos de trabajo exhaustivo de más de sesenta horas a la semana, que apenas le dejan tiempo para desarrollar otras actividades. Durante su periodo universitario asistía al Departamento de Extensión Cultural, donde conoció al escritor Suassuna, que influyó en su vocación literaria. Interesado por el teatro, su primer estreno fue en 1983, según él, después de mucha reflexión.

En 1978 terminó su residencia en clínica médica y en 1981 inició la formación psicoanalítica. Cuando, ya en su madurez literaria, en la revista *O Povo* le preguntan sobre la compatibilidad del trabajo como médico con la actividad literaria, responde que llega un momento en que decidió dejar la consulta privada con una reducción progresiva de actividades no ligadas a la literatura. Considera que antes de escribir una obra, necesita un largo periodo de reflexión, tras lo cual comienza a escribir el texto. Piensa que la narrativa nunca se perderá hasta que los hombres pierdan el habla, el oído y la capacidad de fabular, ya que procede de los tiempos en que los cantos griegos fijaron el idioma y la épica de su tiempo.

Su época universitaria coincidió con la dictadura[108], en que la universidad sufría la represión, incluida Medicina, donde hasta los profesores podían actuar como delatores.

---

[108]   1964-1985.

Correia de Brito se prodiga en diferentes lenguajes literarios. Su obra inicial fue la obra teatral *O Pavão Misterioso*, escrita en 1984 y publicada como libro en 2004. En 1996, escribe la pieza *Malassombro*, que gana el Premio Mercosul de Teatro. En 2009, la novela *Galiléia*[109] gana el Premio São Paulo de Literatura al mejor libro[110]. También la novela *Estive lá Fora* en 2012[111] y *Dora sem véu*[112] en 2018, algunas de las cuales han sido publicadas en castellano, entre otras que incluyen cuentos, novelas y teatro.

[109] Correia de Brito, Ronaldo: *Galilea*, Adriana Hidalgo, Madrid, 2010.
[110] Correia de Brito, Ronaldo: *Galiléia*, Objetiva, Río de Janeiro, 2008.
[111] Correia de Brito, Ronaldo: *Estuve allá fuera*, Adriana Hidalgo, Madrid, 2012.
[112] Correia de Brito, Ronaldo: *Dora sem véu*, Alfaguara, Río de Janeiro, 2018.

6

Neurólogos, psiquiatras
y otros hurgadores del cerebro

Hubo algún tiempo en el que el cerebro era entendido como el asiento del alma, desplazando a otros en que lo fuera el corazón. Tal vez por esa razón, los escasos mortales que en épocas míticas han atendido a esos órganos han recibido una consideración especial entre sus semejantes. En el momento actual, las técnicas funcionales de imagen dan un paso adelante en la comprensión parcial de ciertas funciones, y es cuando se impone el camino que queda hasta tener una visión aproximada de lo que es el cerebro vivo.

No obstante, algunos neurólogos, psiquiatras, neurocirujanos y psicólogos se sienten con derecho para hablar de las emociones, con mayor autoridad que un dentista o un traumatólogo. Tal vez han caído en la trampa al creer que están hurgando en el alma de las personas.

La literatura ha proporcionado una visión sobre las enfermedades neurológicas, y sobre la epilepsia en concreto, ofreciendo el entendimiento entre médico y paciente, y aproximando al lector a una realidad más accesible, estableciendo un punto de encuentro[113]. Pero no interesa aquí tanto la descripción de las enfermedades neurológicas de los protagonistas de las obras literarias, sino la actitud de los neurólogos al crear dichos personajes. Sí hay que destacar el libro de la neuróloga y psiquiatra Alice W. Flaherty[114]

---

[113]   Iniesta, Iván: «Neurología y literatura», *Neurología*, 25(8):507-514, 2010.
[114]   Flaherty, Alice W.: *The Midnight Disease: The Drive to Write, Writer's Block, and the Creative Brain*, Paperback, Boston, 2004.

en el que analiza los circuitos neuronales de la creatividad literaria. La pulsión por escribir, la capacidad de proseguir y el trabajo y la motivación para finalizarlo son aspectos que la autora ejemplifica en personajes conocidos de la literatura. Es llegar al núcleo fisiológico del hecho de contar.

En este capítulo intentaré reflejar la vida y obra de algunas personas que, además de trabajar en las distintas facetas del cerebro, se plantearon la escritura como medio más certero para mostrar la realidad diaria de los individuos. Hay que reconocer la frecuente dedicación a la literatura de los denominados «hurgadores del cerebro».

Al escribir sobre el estudio del cerebro en España, es imprescindible comenzar por **Santiago Ramón y Cajal** (1852-1934), que representa su figura cumbre. Por muchas razones: porque con su trabajo abrió el camino del conocimiento de la neurología actual, porque creó métodos para su estudio, por la humildad que fue estandarte de su vida y porque, además, fue escritor durante toda ella.

Se había licenciado en Medicina en 1873 con veintiún años. Para él, ejercer la medicina conllevaba aparejada la asunción de investigaciones y experiencias acumuladas en la historia del hombre desde el momento que alguien intentó sanar a un semejante. Él pensaba que el médico más humilde debe investigar para intentar aportar algo al momento que le toca vivir, ayudar a sus pacientes para justificar el salario que gana, y enseñar a quienes lo sucederán. Lo demás es rutina.

Cajal no solo se dedicó a la tarea investigadora del sistema nervioso, donde proporcionó las bases para el progreso futuro, sino que también desarrolló otras facetas: daba clases, formó investigadores, se adentró en el camino de la bacteriología, descubrió fórmulas para revelar la fotografía, dibujó temas artísticos y anatómicos derivados de su trabajo, pintaba con discreta calidad, publicó no solo para científicos, sino también con afán divulgador, escribió cuentos y ensayos, y aún le quedaba tiempo para acudir a las tertulias y cultivar el debate y las relaciones amistosas[115].

Es importante conocer las facetas humanas del genio español para entender que sus resultados fueron fruto de un esfuerzo desmesurado. No fue fácil para Santiago Ramón y Cajal lograr la primera cátedra para alcanzar una cierta estabilidad económica en su vida. A este tenor, el lector puede recurrir al caso de Freud, antes citado, que tarda diecisiete años en conseguirla debido a las envidias y rencores de personajes secundarios que lo rodean. Alguien previene a un Cajal inexperto: «*Advierte, criatura, que el tribunal de oposiciones que acaba de nombrarse ha sido forjado expresamente para hacer catedrático a Aramendía, por cuyos talentos el doctor Calleja, el inevitable arreglador de jurados médicos, siente gran admiración*»[116].

¿Quién es hoy el tal Aramendía? ¿O Calleja? Oscuros catedráticos que no dejaron ciencia ni escuela, meros funcionarios sin importancia. Una de las razones del pertinaz retraso de la universidad en España es esa política de patronazgo y amiguismo con que se eligen los puestos decisivos en la docencia de las diferentes asignaturas, con la connivencia de las autoridades políticas y universitarias. Con ello se consigue que, en buen número, los puestos sean ocupados por el profesor más dócil que permanece haciendo el trabajo oscuro para el catedrático, cuando no por el hijo, sobrino, yerno o cuñado de quien manda, lo que da lugar «*a los profesores mismos, encastillados en sus cátedras como lechuzas en campanario, desconociéndose entre sí y ajenos por completo a los nobles anhelos de una colaboración orgánica*»[117].

---

[115]   García, J. A.; González, J. y Prieto, J.: *Santiago Ramón y Cajal, bacteriólogo*, Grupo Ars XXI, Barcelona, 2006.
[116]   Ramón y Cajal, Santiago: *Recuerdos de mi vida*, Crítica, Barcelona, 2006.
[117]   Santiago Ramón y Cajal, *op. cit.*

Volviendo al tiempo actual es necesario recurrir a las reflexiones del neurólogo amigo que sufre la injusticia de un sistema que esteriliza el progreso científico en nuestro país.

Dice García de Yébenes[118]: «*El papel de un catedrático en nuestra universidad es muy importante, porque influye mucho en la capacitación y, yo creo que más aún, en la actitud intelectual y moral de los jóvenes de hoy y líderes del mañana. Pero el acceso a la cátedra no trae consigo la conquista de la felicidad ni el don de la sabiduría. Eso no pasa en ninguna parte del mundo y menos en España, donde tenemos una Universidad que se parece más a un corral de vecinos que a un nido de inteligencia*».

Es conocido que, al inicio del siglo XXI, un 70 % de los profesores universitarios españoles no hacía ningún tipo de investigación, pese a cobrar un complemento específico. Así nos va.

Cajal tuvo la característica de avanzar sobre lo que había en su tiempo, tanto cuando se enfrentaba a un problema científico como cuando se dedicaba a otra actividad. Crear supone elaborar una relación innovadora a partir de elementos que ya estaban ahí.

Analizando las diferencias entre el científico y el literato, se puede deducir de esta reflexión: «*La obra de arte más que un descubrimiento es un invento que se oferta al desconocido y asombrado observador para su disfrute, mientras que la ciencia procura soluciones al hombre sin dejar de provocar en este sorpresa y fascinación durante el camino recorrido para conseguir sus objetivos*», según Alberto Portera[119], que fuera mi profesor y amigo, neurólogo seguidor del sabio de Petilla de Aragón.

La capacidad para derivar las condiciones creativas con la investigación más avanzada en el caso del maestro Ramón y Cajal es puesta en evidencia en el texto que sigue[120]:

---

[118]   García de Yébenes Prous, Justo Julio: *David y Goliat. Ensayos clínicos y sociales*, Eutelequia, Madrid, 2013.
[119]   Portera, Alberto. *Entrevista*, Técnica Industrial, Madrid, 2004.
[120]   García, J. A.; González, J. y Prieto, J.: *Santiago Ramón y Cajal, bacteriólogo*, Grupo Ars XXI, Barcelona, 2006.

«Probablemente la histológica y la microbiológica son dos de los tipos de investigación que mejor encarnan la doble condición —curiosidad y satisfacción— del instinto creativo, pues seguramente pocas personas como el investigador de estos campos en el momento supremo de su trabajo experimenta tan a menudo la inigualable sensación de integrar lo desconocido en lo conocido, ni vive con tanta frecuencia la gratificante sensación estética de las formas, las composiciones artísticas con las que aparecen a su aguda mirada microscópica las distintas formaciones celulares, las neuronas, las bacterias y cuantos microorganismos son objeto de su investigación».

No se puede definir mejor la actitud creativa del ser curioso que comparte su interés entre la ciencia y el arte. Según Carlos Richet[121], en la personalidad genial de Cajal se imbrican el idealismo de don Quijote con el sentido común de Sancho, que le hace poner los pies en la tierra. En consecuencia, caballero y escudero no pasan de ser una fragmentación literaria de un ser equilibrado que Cervantes escinde artificiosamente en su libro. El investigador debe conseguir esa conjunción de atributos, un temperamento idealista y exaltado que le permita ver las posibilidades que nadie detecta, y un sentido crítico capaz de refrenar los arranques temerarios de la fantasía al objeto de materializarlos. Volveremos más adelante, de la mano de Martín Santos, a valorar el sentido crítico de nuestro investigador. No se puede definir mejor la actitud creativa del ser que comparte un interés que imbrica la ciencia y el arte.

¿Cuáles pudieron ser los modelos literarios en los que Cajal se inspiró? *«Su verdadero despertar intelectual se produjo en Zaragoza, a punto de terminar la carrera de Medicina»*, en palabras de Enriqueta

---

[121] http://cvc.cervantes.es/ciencia/cajal/cajal_reglas/default (Consultado el 22 de mayo de 2024).

Lewi, su secretaria años más tarde. Después inició una época de lecturas cuantiosas y desordenadas, característica de su personalidad. Él mismo reconoce su inspiración en los clásicos griegos y latinos, y en los escritores españoles del Siglo de Oro y sus contemporáneos, Galdós, Emilia Pardo Bazán, Clarín y, entre los miembros de la generación del 98, Unamuno, Ramiro de Maeztu y Azorín.

Una mentalidad liberal le iba a aproximar a los intelectuales de su tiempo, como Ramón Pérez de Ayala, al pensamiento reformista de Joaquín Costa y de los krausistas de la Institución Libre de Enseñanza, principalmente Giner de los Ríos y Gumersindo de Azcárate, cuyas ideas compartió.

Pese a que se haya ensalzado la eminente figura del sabio de Petilla de Aragón en el desarrollo de todas sus actividades, existe una limitación evidente al juzgar determinados momentos de la producción literaria que mantuvo durante toda su vida y de los que él mismo se arrepintió. Era un escritor de lenguaje retórico y recargado con un estilo superado anteriormente. Pensemos que es contemporáneo de Joseph Roth y de Robert Musil, cuya obra desconocía. Muestra una redacción propia de una época anterior en su obra literaria (*Cuentos de vacaciones*). Veamos un ejemplo: «*¡Sí!... de la hojarasca de esa selva impenetrable de la ley, cuyas ramas exuberantes se imbrican, entrelazan y oponen de mil modos, roen los jurisperitos como la oruga de la col. ¡Pobres de ellos si la lógica y el sentido común, después de oír la voz de la Naturaleza, se metieran a corregir y simplificar nuestras leyes!*». Como cuando escribe de ciencia: «*La contracción amiboidea o protoplásmica, que permite al leucocito errante abrir brecha en la pared vascular desertando de la sangre a las comarcas conjuntivas a la manera del preso que lima las rejas de su cárcel; los campos traqueales y laríngeos, sembrados de pestañas vibrátiles que, por virtud de secretos impulsos, ondean, cual campo de espigas al soplo de la brisa invernal*»[122].

---

[122] Ramón y Cajal, Santiago: *La Clínica*, Zaragoza, 1883.

Se refleja en este párrafo la escritura petulante y retórica del admirado investigador. El propio Cajal lo reconoce cuando escribe: «*Afortunadamente, no tardé en curarme de estos empalagosos lirismos*». Impresiona la profunda humildad del genio que reconoce sus errores. Ramón y Cajal no es un literato decisivo, pero una persistente ingenuidad y capacidad para enfrentar cualquier tarea lo lleva a hacer literatura durante toda su vida. Esas mismas características personales lo van a llevar a desarrollar el gigantesco edificio científico que corona su labor.

El inicio puede encontrarse en la publicación en 1885 de *Cuentos de vacaciones*, un conjunto de textos pseudocientíficos que pueden ser precursores de la literatura y el cine posterior: «*Nuestro explorador tenía la talla de un microbio; era, por tanto, invisible. Armado de toda suerte de aparatos científicos, el intrépido protagonista inaugura su investigación colándose por una glándula cutánea; invadía después la sangre; navegaba sobre un glóbulo rojo...*»[123].

La autobiografía de Ramón y Cajal es obra imprescindible para conocer la trayectoria de su vida. Bajo el título de *Recuerdos de mi vida* (1901) supone una lección de ética científica. «*Es un libro de confesión, una obra de psicología individual escrita con sumo talento, que vio tres ediciones en vida de Cajal, y en la que posiblemente alcance su cima como escritor*»[124].

El libro que todo médico o biólogo debe leer es el resumen de su ingreso en la Real Academia de Ciencias Exactas, Físicas y Naturales, que tuvo lugar el 5 de diciembre de 1897, bajo el título de *Fundamentos racionales y condiciones técnicas de la investigación biológica*, que luego se publicaría bajo el título de *Reglas y consejos para la investigación científica*[125], una obra clave donde se abordan todas y cada una de las circunstancias con que se encuentra un

---

[123]   Ramón y Cajal, Santiago: *Recuerdos de mi vida*, Crítica, Barcelona, 2006.
[124]   Fernández Santaren, Juan: *Introducción* en *Recuerdos de mi vida*, Crítica, Barcelona, 2006.
[125]   Ramón y Cajal, S.: *Reglas y consejos sobre investigación científica (Los tónicos de la voluntad)*, 7.ª edición, F. Beltrán, Madrid, 1935.

joven investigador. Este libro lo regalaba yo a los jóvenes investigadores a los que dirigía en mi laboratorio en sus estudios experimentales, hasta el momento en que comprobé que ninguno de ellos lo había leído; hasta ahí llegó mi labor difusora.

En 1920 publicó *Chácharas de café*, cuyo título cambió en 1921 por *Charlas de café*[126], donde se permitió opinar sobre cuanto le rodeaba.

Su cuarta obra literaria es *El mundo visto a los ochenta años* (1934), a cuyo título añadió el apóstrofe de *Memorias de un arteriosclerótico*, donde contrapone una lúcida revisión de su vida y tiempo con las limitaciones de la vejez, ya que ese año fallecería.

Cajal no fue un escritor de importancia, pese a su insistencia en publicar obras literarias a lo largo de su vida. Frente al ambiente pragmático que encontraba en su padre, un cirujano que posteriormente se haría médico, del que diría *«Mi padre, trabajador y estudioso, adolecía de una laguna mental: carecía casi totalmente de sentido artístico y repudiaba o menospreciaba toda cultura literaria y de pura ornamentación y recreo»*, pero que sabe de las necesidades materiales, Cajal es un posibilista que realiza las ideas.

El joven Santiago Ramón y Cajal fue un espíritu libre, un tanto huraño y retraído, dotado de esa ingenuidad que le permitía proponerse metas imposibles hasta conseguir resolverlas. Hombre de ciencia, padre de familia, testigo de su tiempo, ¿quién no escucharía al maestro de maestros que fue Cajal?

Una figura paralela a la de Cajal en Portugal fue **Egas Moniz**, aunque su aportación esencial, la lobotomía frontal aplicada al tratamiento de determinadas patologías psiquiátricas, quedaría relegada por la introducción de los medicamentos psicotrópicos y, sobre todo, por las consideraciones éticas sobre el estado posterior a su tratamiento sobre los pacientes. Por su descripción de la

---

[126] Ramón y Cajal, S.: *Charlas de café*, Renacimiento, Sevilla, 2016.

angiografía para el diagnóstico de los tumores cerebrales, recibió el Premio Nobel en 1949. Egas Moniz fue el nombre que tomó António Caetano de Abreu Freire, eminente neurocientífico portugués nacido en 1874, catedrático en la Universidad de Lisboa, diputado en varias legislaturas y embajador en Madrid en 1917; fallecido en 1995.

En 1949 publicó *Confidências de um investigador científico*[127], donde, al margen de la exposición de su actividad profesional, añade experiencias de la vida familiar, social y de su interés docente, así como la necesidad de la persistencia del esfuerzo para obtener cualquier objetivo científico. De aquí su interés pedagógico. Un año más tarde apareció publicado *A nossa casa* (1950)[128], donde se relata el periodo que permaneció en la casa familiar, aquejada de dificultades económicas pese a pertenecer a una rancia aristocracia rural. Su interés humanístico se muestra en el aserto: «*Los médicos carecen de una vasta cultura general y esta no se comprende sin una sólida base artística. Aquellos que se acantonan con sus preocupaciones científicas, si de vez en cuando no levantaran los ojos hacia lo alto, no tendrían una educación completa*».

Dentro de los ilustres científicos de una época gloriosa para la ciencia española, en la estela de Ramón y Cajal, es preciso citar al médico, psiquiatra y humanista **Luis Simarro Lacabra** (1851-1921), primer catedrático de Psicología Experimental en la Universidad española. Inició estudios de Medicina en Valencia. Activista universitario, se sumó al movimiento republicano de 1869. En 1872 presentó sus ideas a favor del positivismo y la ciencia, y en contra del conservadurismo religioso, en una conferencia en el Ateneo de Valencia; en ella criticaba el oscurantismo de la modernidad española y la ausencia de una filosofía propia, aunque apreciaba la

[127] Egas Moniz, A.: *Confidências de um investigador científico*, Ática, Lisboa, 1949.
[128] Egas Moniz, A.: *A nossa casa*, Paulino Ferreira Filhos, Lisboa, 1950.

difusión reciente del positivismo y el creciente peso de la ciencia. Sus ideas lo enfrentaron con un catedrático de Medicina de ideas conservadoras, por lo que terminó su carrera en Madrid (1874). En 1875 obtuvo el grado de doctor con una tesis sobre bases evolucionistas y monistas. Por su mentalidad progresista intervino en grupos de la izquierda. También se aproximó al grupo liderado por Francisco Giner de los Ríos, y sería un miembro fundador de la Institución Libre de Enseñanza (1876), donde enseñó física y ciencias. Además, tuvo una cátedra en el Ateneo de Madrid, y empezó a ejercer como médico de la Beneficencia, y más tarde, en el Hospital de la Princesa, en antigua localización de la glorieta de San Bernardo. Ocupó como psiquiatra la dirección del Manicomio de Leganés (1877-1880).

Tras chocar con las autoridades religiosas del manicomio, Simarro abandonó el puesto y se trasladó a París (1880-1985), donde consolidó su interés por las ideas evolucionistas, la psiquiatría y la neurohistología. Al regreso a España, contactó con Santiago Ramón y Cajal, al que informó sobre el método de Golgi, recientemente descubierto, para la tinción del tejido nervioso que, rápidamente, Cajal puso en marcha y mejoró.

En 1892, Simarro opositó a la cátedra de Histología y Anatomía Patológica de la Universidad de Madrid, que obtuvo Ramón y Cajal. Poco después, obtuvo la cátedra de Psicología Experimental recién creada, en la Facultad de Ciencias de la Universidad de Madrid —entonces Universidad Central—, para estudios de doctorado. Prosiguió los estudios sobre neurohistología, diseñando nuevos métodos de tinción y logrando excelentes resultados con las neurofibrillas en colaboración con el brillante neurocientífico Nicolás Achúcarro y Lung, precozmente desaparecido.

Santiago Ramón y Cajal le nombró director de una sección de Histopatología del Laboratorio de Investigaciones Biológicas, donde acudieron a trabajar brillantes jóvenes que se convirtieron con el tiempo en neurocientíficos de relevancia mundial, como Pío del Río-Hortega (entre ambos revolucionaron el conocimiento de las células de glía, tarea ultimada por el segundo cuando distinguió entre oligodendrocitos y microglía —también conocidas como células de Hortega—, en lo que Cajal había denominado como «el tercer elemento del sistema nervioso»), Fernando de Castro, descubridor del corpúsculo carotídeo, quien había comenzado a investigar con Achúcarro antes de pasar a hacerlo directamente con Cajal, y Rafael Lorente de No, gran investigador sobre vías y corteza auditiva, etc.

Simarro describió el proceso de la constitución de centros cerebrales de segundo y tercer orden, integradores de funciones como la escritura o los hábitos motores complejos, de cuyas desintegraciones resultan numerosas patologías.

Al constituirse en 1907 la Junta para Ampliación de Estudios e Investigaciones Científicas, fue uno de los miembros de su Consejo desde el primer momento, y realizó evaluaciones de proyectos relativos al campo de sus especialidades. También fundó la Asociación Española para el Progreso de las Ciencias, y llegaría a ser miembro de la Liga Monista en 1906.

En 1909, defendió al maestro anarquista Francisco Ferrer Guardia, a quien se consideró inductor de la Semana Trágica de Barcelona y que fue fusilado en consecuencia, publicando *El proceso Ferrer y la opinión europea* (1910), lo que le distanció de la Institución Libre de Enseñanza.

Mantuvo también una notable actividad en el marco de la Liga Española para los Derechos del Hombre y del Ciudadano, apoyando personas o grupos que se sentían marginados y oprimidos socialmente; defendió públicamente al grupo de diputados socialistas condenados con ocasión de la crisis de 1917; alcanzó el máximo grado en la masonería siendo nombrado Gran Maestre.

«La ciencia en conjunto aparece como una meditación de la vida, según frase exacta de Espinosa, y no la meditación de la muerte, o lo que hay o puede haber después de la vida […] la ciencia es una preparación para la

vida presente», dice Simarro en su publicación de 1903 *Misión de la ciencia en la civilización.*

Simarro fue una persona muy ligada a la literatura y el arte. Tuvo una relación muy estrecha con Juan Ramón Jiménez, cuyas alteraciones de ánimo cuidaba y a quien albergó durante un tiempo en su propia casa madrileña. Mantuvo amistad estrecha con pintores como Joaquín Sorolla, que le pintó tres retratos, Emilio Sala o Aureliano de Beruete. Obras de estos pintores formaron parte de lo que sería luego el Legado Simarro, importantísima donación incorporada al patrimonio de la Universidad Complutense de Madrid.

Simarro apenas ha dejado obra literaria escrita, tan solo algunos artículos, principalmente en el *Boletín de la Institución Libre de Enseñanza,* y el libro ya mencionado sobre *El proceso Ferrer y la opinión europea*[129].

Algunos médicos han prestado una atención especial hacia su actividad científica. Pese a su limitada producción literaria, debido a su importancia mundial es preciso referirse aquí a **Gonzalo Rodríguez Lafora** (1886-1971), que fue un neurólogo y psiquiatra español, discípulo de Santiago Ramón y Cajal y de Luis Simarro. Nacido en Madrid, estudió Medicina en la Universidad Central, periodo en el que asistió durante dos años (1906 y 1907) al Instituto Cajal de Neurobiología; finalizó los estudios al año siguiente y se doctoró en 1914. Obtuvo una beca de la Junta para Ampliación de Estudios para viajar a Alemania. En 1910 sustituyó a Nicolás Achúcarro en el Hospital Mental de Washington. En 1911 describió la llamada «enfermedad de Lafora», por la que es conocido en la ciencia mundial. En 1912 regresó a España y empezó a trabajar en el Laboratorio de Fisiología Experimental del Sistema Nervioso con Santiago Ramón y Cajal. Aunque fue

---

[129]   Bandrés, Javier: *Luis Simarro y sus contemporáneos,* Sanz y Torres, Madrid, 2022.

defensor del psicoanálisis de Freud, también criticó su referencia continua al sexo.

Emigró a México durante la Guerra Civil por su pasado republicano. Participó en la fundación del Instituto de Estudios Médicos y Biológicos de la UNAM. A su llegada ingresó en la Casa de España en México, institución en la que colaboró hasta 1939. Regresó a España en diciembre de 1947 y fue director del Laboratorio de Fisiología de Cajal y del Hospital Provincial. Tuvo una amplia labor científica, origen de cientos de publicaciones, y menos libros de divulgación, entre los que están *Don Juan, Los milagros y otros ensayos*[130], *Los niños mentalmente anormales* (revisión ampliada de su obra de 1917), Madrid, Calpe (1933). *A la muerte de Marañón*, Archivos de Neurobiología, XXIII, 185-189, 1960.

Uno de los médicos escritores que fueron testigos de los momentos más dramáticos sufridos en el siglo XX, y con una posibilidad de contarlos, como los ocurridos en los campos de concentración nazis de Auschwitz y Dachau, donde estuvo internado desde 1942 a 1945, fue **Viktor Frankl** (1905-1997), neurólogo y psiquiatra austriaco.

Frankl había nacido en una familia de origen judío. Desde joven, siendo un estudiante universitario, estuvo envuelto en organizaciones socialistas. Estudió Medicina en la Universidad de Viena. Desde 1940 hasta 1942 dirigió el departamento de Neurología del Hospital Rothschild, que era el único hospital de Viena donde se admitía a los judíos.

Internado en el campo de Auschwitz, comenzó a colaborar con la rabina Regina Jonas en la prevención de los frecuentes suicidios entre los presos. Posteriormente fue trasladado a otros

---

[130]   Rodríguez Lafora, Gonzalo: *Don Juan, los milagros y otros ensayos*, Biblioteca Nueva, Madrid, 1927.

campos dependientes de Dachau hasta su liberación en 1945 por el ejército americano.

Regresó en 1945 a Viena. Escribió *El hombre en busca de sentido*[131], donde describe la vida del prisionero desde la perspectiva de un psiquiatra, un libro que aún hoy se sigue publicando. Frankl propugna un sentido humanista del sufrimiento, ya que incluso en las condiciones más extremas de deshumanización el hombre puede apoyarse en su sentido espiritual para intentar sobrevivir: lo que denomina como resiliencia.

Sus numerosos libros traducidos a varios idiomas no surgen con un propósito literario, sino moral, antropológico y de análisis de las corrientes existencialistas a cuya desesperanza opone un concepto teológico. Su influencia es tal que se siguen haciendo reediciones.

Figura frustrada que dejó la incógnita de un futuro profesional y una confirmación de la calidad de su literatura es la de Martín Santos. Uno de los renovadores de la literatura en español tras el fin de la Guerra Civil fue **Luis Martín-Santos** (1929-1964), cuya obra quedó truncada por su fallecimiento en un accidente de tráfico cuando solo tenía treinta y cinco años.

Luis Martín Santos nació en Larache, en el protectorado español de Marruecos, estudió Medicina en Salamanca y cursó un doctorado en Madrid dirigido por Laín Entralgo. Completó su formación en Alemania. Fue nombrado director del sanatorio psiquiátrico de San Sebastián. Publicó dos libros muy difundidos: *Dilthey, Jasper y la comprensión del enfermo mental* (1955) y *Libertad, temporalidad y transferencia en el psicoanálisis existencial* (1964).

Pero, al margen de su carrera profesional, la popularidad de Martín Santos proviene de su obra literaria y de su militancia socialista. Tras una época oscura donde las heridas de la guerra

---

[131] Frankl, Viktor: *El hombre en busca de sentido*, Helder, Barcelona, 2021.

aún estaban activas, la novela de este médico supone una valiente exposición de una realidad. Es conocido por una obra básica, *Tiempo de silencio*[132], publicada en 1962, aunque a su muerte tenía terminado *Tiempo de destrucción*[133]. Esta se publicó en 1975 junto a *Apólogos y otras prosas inéditas*. En la actualidad se ha vuelto a re-editar, incrementando el interés que muchos sentimos por la obra de Martín-Santos. Muestra la formación del carácter de un joven juez en una ciudad de provincias, contrastando su trayectoria vital con los cambios sociales que descubre a su alrededor, dotada del deje pesimista que caracteriza a este autor.

Creo coincidir con todos los descubridores, a un escritor innovador, real, crítico con el tiempo vivido, con un estilo literario sorprendente. Cuando alguien quiera aproximarse al conocimiento de aquellos años de locura alrededor de la Guerra Civil española, está obligado a leer la novela *Tiempo de silencio* de Martín-Santos, junto a *La forja de un rebelde* de Arturo Barea[134] y *La noche de los tiempos* de Antonio Muñoz Molina[135]. Es mi criterio. Pero ni Barea ni Muñoz Molina han sido médicos, lo que sí ocurrió en el caso de Luis Martín-Santos. En la contraportada de la edición que guardo en mi biblioteca, se dice: «*Nada volvió a ser igual después de* Tiempo de silencio, *publicada en 1962. Esta, como* La familia de Pascual Duarte, El Jarama, Cien años de soledad *o* Rayuela, *es una de esas novelas que marcan un antes y un después de su aparición*»[136].

¿Dónde está el médico en la novela? Desde el principio, cuando Pedro, su protagonista, reflexiona sobre la ciencia raquítica que observa Cajal (sin mentarlo) desde un cuadro colgado en la pared:

[132] Martín Santos, Luis: *Tiempo de silencio*, Seix Barral, Barcelona, 2024.
[133] Martín Santos, Luis: *Tiempo de destrucción*, Galaxia Gutenberg, 2022.
[134] Barea, Arturo: *La forja de un rebelde*, Cátedra, Madrid, 2019.
[135] Muñoz Molina, Antonio: *La noche de los tiempos*, Booket, Barcelona, 2017.
[136] Pardo, Jesús: *Contraportada*, en *Tiempo de silencio*, El Mundo, Madrid, 1980.

«El retrato del hombre de la barba, frente a mí, que lo vio todo y libró al pueblo ibero de su inferioridad nativa frente a la ciencia, escrutador e inmóvil, presidiendo la falta de cobayas. Su sonrisa comprensiva y liberadora de la inferioridad explica —comprende— la falta de créditos. Pueblo pobre, pueblo pobre. ¿Quién podrá nunca aspirar otra vez al galardón nórdico, a la sonrisa del rey alto, a la dignificación, al buen pasar del sabio que en la península seca espera que fructifiquen los cerebros y los ríos? Las mitosis anormales, coaguladas en su cristalito, inmóviles —ellas que son el sumo movimiento—»[137].

Es el investigador el que escribe. Protesta de *«una situación opresiva, de injusticia sistematizada, miseria extrema, brutalidad en diversos niveles, degradación, destrucción, que es lo que suele esconderse tras el silencio forzado por una situación dictatorial»*, dice Jesús Pardo[138]. Es lo que ve a su alrededor, pero el detonante ha tenido una clara motivación científica que contrasta con la leve esperanza que supuso la universidad de antes de la guerra, la Institución Libre de Enseñanza, la Junta para la Ampliación de Estudios, etc. (recomiendo de nuevo al interesado en el tema que recurra a *La noche de los tiempos*) y que, desde ahí, novele que un tal Amador roba cepas de bacterias importadas desde Illinois para venderlas al propio laboratorio, porque sabe que los dineros se acaban y las necesitarán, aunque termina contagiando a sus propias hijas, con lo que la acción entra en un mundo de escasez y miseria.

En el ambiente madrileño que describe sin utilizar el nombre propio de la ciudad ni de los barrios que recorre (Antón Martín, La Latina, Tetuán de las Victorias, Atocha, Embajadores, Los Carabancheles) se desenvuelve una novela picaresca centrada en la miseria de una posguerra, donde vivir en una casa de huéspedes es un

137 Martín-Santos, Luis: Tiempo de silencio, Bibliotex SL, Madrid, 2001.
138 Pardo, Jesús: Prólogo, en *Tiempo de silencio* de Luis Martín-Santos, Bibliotex SL, Madrid, 2001.

lujo en comparación con el ambiente sórdido del arrabal. ¿Dónde aparece el médico que fue Martín-Santos? En esas dificultades para soslayar las condiciones locales que le impiden aproximarse a la gran ciencia que conoce. Para ello utiliza la picaresca:
«—*Pero él, ¿qué hacía en el laboratorio?*
—*Lo dicho. Traer las bestias. Los sujetos de experimentación como decía don Manolo. Ir a la perrera y comprar perros no reclamaos, antes de que los reclamen. O conchabarse con el de la perrera para no devolverlos a los que no tienen con qué y luego sacarse así unos duros»*[139].

Casi nada. Ahora que lo releo para buscar la cita que ofrezco al lector, no puedo por menos que recordar las experiencias de estos años que van para más de sesenta, desde que Martín-Santos escribiera estas líneas. Póngase el lector actual en la situación real de la investigación en España que tan apuradamente describe Martín-Santos en su momento: la prensa y la televisión dicen que España sale de la crisis que comenzó en 2007 y que el Gobierno resolvió bajando el gasto total en un 7 % y suprimiendo nueve de cada diez coberturas de vacantes en los laboratorios. No voy a hablar de empresas cerradas para siempre, del incremento del paro y de la obligada emigración de los mejores que no volverán. Laboratorios de más de treinta años de producción científica, como el mío, tuvieron que suspender la actividad y rescindir contratos a becarios excelentes porque no había dinero para pagarles sueldos simbólicos por lo escasos. Personalmente, pedí una mínima cantidad limitada a un año, a fundaciones de bancos y empresas conocidas por todos (Santander, El Corte Inglés, La Caixa, Tatiana Pérez de Guzmán el Bueno, entre otros), que cuando contestaron lo hicieron diciéndome que concurriera a los concursos que patrocinaban. Todo ello por menos de mil euros al mes que permitieran a un becario finalizar una tesis doctoral revolucionaria por innovadora, como demostró por su proyección postdoctoral.

---

[139]   Martín-Santos, Luis: Tiempo de silencio, Bibliotex SL, Madrid, 2001.

La ciencia española retrocedió del puesto siete al veinte a principios del siglo XX. Enhorabuena a nuestros brillantes políticos, España vuelve a ser tierra de albañiles que construyen apartamentos turísticos en las saturadas playas y camareros que atiendan a los turistas. ¿Y la ciencia? ¡Qué inventen ellos! Que se repite una vez más: una mentalidad conservadora de lo que ya existe, común tanto en los gobiernos de izquierdas como de derechas, alejada de un progresismo real que mire hacia el futuro mediante el apoyo a una ciencia que haga desarrollarse al país.

Perdóneme el lector esta licencia, pero es que las palabras escritas hace tiempo por un científico, en lo que se supone es una obra de ficción, me han devuelto a la triste realidad de mi laboratorio hasta 2017, en que se cerró gracias a mi jubilación, ya que debía ser el único motor de ella. Envidia por médico hacia Martín-Santos, con el que he compartido horas de laboratorio, y envidia de escritor que no se aproxima ni remotamente a la maestría de sus textos. ¿Está hablando de mis desvelos, de mis inseguridades, de mi cansancio? Una obra literaria golpea a su lector cuando este se reconoce en lo que se está exponiendo en las páginas ante sí; verdad, íntimo dolor y descontento: todo eso se lo debo a Martín-Santos. Es el investigador el que escribe.

«Igual que Quevedo se lamentaba de la degeneración en que había caído España —"Miré los muros de la patria mía / si un tiempo fueron fuertes ya desmoronados"—, Martín Santos observa que el supuesto renacer de la España de los años cuarenta es justo lo contrario: el último escalón de su hundimiento moral e intelectual»[140], dice Ovejero.

Es lo que ve a su alrededor, pero el detonante ha tenido una clara motivación científica que contrasta con la leve esperanza que supuso la Universidad española de antes de la guerra, la Institución Libre de Enseñanza, la Junta para la Ampliación de Estudios, etc. (recomiendo de nuevo al interesado en el tema que recurra a *La*

---

[140] Ovejero, José: *La ética de la crueldad*, Anagrama, Barcelona, 2012.

noche de los tiempos) y que, desde ahí, novele que un tal Amador roba cepas de bacterias importadas desde Illinois para venderlas al propio laboratorio, porque sabe que los dineros se acaban y las necesitarán, aunque termina contagiando a sus propias hijas, con lo que la acción entra en un mundo de escasez y miseria.

Al fin y al cabo, España sigue siendo un país de pícaros que ahora cambia de formas y maneras para llevarse comisiones desde bancos y ayuntamientos. Para más abundamiento, Martín-Santos, que conoce el tema del que habla, no libra a los doctorandos de tales prácticas fraudulentas: «*Que en cuanto han hecho la cosa en dos o tres dicen treinta o cuarenta en la referata y ponen lo que tenga que salir, aunque ellos no lo hayan visto y se olvidan de que tienen un gato con los alambres dentro o un perro con su goma colorada dentro de la tripa y hala, hala a ganar dinero*»[141].

Se equivoca nuestro escritor: en España no se gana dinero con la investigación, salvo por algunos desaprensivos.

Lo que el lector inadvertido no espera de *Tiempo de silencio* es que guarde uno de los análisis más profundos que existen relativos a Cervantes y el *Quijote*: «*Por allí había vivido Cervantes —¿o fue Lope?— o más bien los dos. Sí; por allí, por aquellas calles que habían conservado tan limpiamente su aspecto provinciano, como un quiste dentro de la gran ciudad. Cervantes, Cervantes. ¿Puede realmente haber existido en semejante pueblo, en tal ciudad como esta, en tales calles insignificantes y vulgares, un hombre que tuviera esa visión de lo humano, esa creencia de la libertad, esa melancolía desengañada tan lejana de todo heroísmo como de toda exageración, de todo fanatismo como de toda certeza?*».

La figura de **Juan José López Ibor** (1908-1991) es la de un típico médico triunfador social: famoso psiquiatra con una excelente clientela privada, personalidad socialmente privilegiada,

---

[141]   Luis Martín-Santos, op. cit.

catedrático en la Universidad de Santiago a los veinticuatro años y después en la Complutense, e influyente miembro de la comunidad donde consigue que sus hijos sean catedráticos y jefes de servicio. ¿Se puede pedir más?

Gracias a la beca Alfonso XII pudo continuar su formación en el extranjero entre 1934 y 1938. Concretamente realizó diversos periodos de investigación en diferentes universidades europeas. Se dice que, a lo largo de ese periodo de formación, López Ibor realizó investigaciones neurológicas y psiquiátricas que sentaron las bases de la psiquiatría en España. Tras la Guerra Civil y una vez afiliado a la Falange, ocupó diversas jefaturas en el Hospital General de Madrid, encargado de la cátedra de Psicopatología de la Complutense y fundador de la Sociedad de Medicina Psi-cosomática y Psicoterapia, y más tarde la Sociedad Española de Psiquiatría, junto a Vallejo Nágera padre.

Enfrentados a las teorías de Freud, López Ibor y Vallejo-Náge-ra, fueron exponentes destacados de la psiquiatría biologicista del franquismo al servicio de la ideología del momento, controlando el acceso de los jóvenes investigadores a las cátedras universitarias de nueva creación. Miembro del Consejo Privado de Don Juan, pese a sus simpatías falangistas durante la Guerra Civil, fue monár-quico de pro desterrado a Barbastro durante tres meses por haber colaborado con otros intelectuales en la redacción de una carta en la que se pedía la renuncia de Franco a la Jefatura del Estado y la restauración de la monarquía en la figura de don Juan con el nombre de Juan III. El Gobierno le privó del pasaporte durante años, impidiéndole dirigir tesis doctorales y revistas científicas.

El matrimonio tuvo doce hijos, de los que la mitad se dedicó a la medicina y el resto a otras actividades intelectuales. En los años sesenta había practicado numerosas lobotomías frontales y electrochoque para tratar la homosexualidad de los pacientes, si-guiendo los dictados de Egas Monis. Publicó monografías como *Neurosis de guerra* (1942), *El descubrimiento de la intimidad* (1952) y libros como *De la noche oscura a la angustia* (1973) o *Las persona-lidades psicopáticas* (1990). Fue miembro de la Real Academia de Medicina. *La revolución sexual*[142] supuso un gran éxito comercial en su momento, motivado por el libidinoso interés popular por temas que fueran tabús durante los años de la dictadura.

Las controversias sobre la situación profesional del conocido psiquiatra pueden aclararse: una publicación reciente escribe que en el Congreso Nacional de Neurología y Psiquiatría, celebra-do en Barcelona en 1942, Juan José López Ibor aparece como catedrático de Psiquiatría de la Universidad de Madrid, aunque en aquel momento no existía tal cátedra, convocada por primera vez en 1944. Fue Antonio Vallejo-Nágera, padre de José Antonio, de quien hablaré a continuación, quien ocupó el puesto en 1947, tras unas conflictivas oposiciones a las que también se presentó López Ibor, que era catedrático de Medicina Legal, primero en Santiago, en 1932, y dos años más tarde en Valencia. Tras la Guerra Civil, apoyado por Fernando Enríquez de Salamanca, catedrático de Patología Médica, decano de la Facultad y responsable de la depuración política que sufrieron muchos de sus docentes, López Ibor se ocupó de la enseñanza de la psiquiatría en Madrid, como «profesor encargado de la asignatura» y no de catedrático. De he-cho, tras su fracaso en las oposiciones de Madrid frente a Antonio Vallejo-Nágera Sr., obtuvo la cátedra de Salamanca, solicitando la excedencia para volver en 1951 a Madrid, donde enseñó Psi-cología Médica. Finalmente, en 1960 acabó siendo catedrático de Psiquiatría de la Universidad de Madrid, tal como dieciocho años antes había figurado en el programa del congreso[143]. Esto es, cuando yo cursaba la asignatura, López Ibor sí era catedrático en efectivo, mientras que el hijo de su rival heredaba el título de

---

[142]   José López Ibor, Juan: *La revolución sexual*, Cupsa, Madrid, 1977.
[143]   Huertas, Rafael: «En los inicios de la psiquiatría franquista. El Congreso Nacional de Neurología y Psiquiatría (Barcelona, 1942)», *Dynamis*, vol. 37, n.º 1, Granada, 2017.

encargado de la asignatura. De todas formas, sus clases eran muy aburridas e inconexas, como veremos más adelante.

Mucho más cercana es la figura de **Juan Antonio Vallejo-Nágera Botas** (1926-1990), hijo de Antonio Vallejo-Nágera, psiquiatra y militar franquista de ideas cercanas a los conceptos eugenésicos de Goëbels, sobre los que llegó a publicar un libro.

Dice en sus memorias que el padre intentó disuadirle de estudiar Medicina. La floreciente consulta que aquel había tenido en los últimos años de la República se había extinguido como consecuencia de las estrecheces de la posguerra. Sin embargo, al final prevaleció seguir con la profesión, e incluso la especialidad paterna, aunque opina que solo fue feliz cuando pudo dedicarse a cultivar sus aficiones (*La puerta de la esperanza*).

Es conocido que una de sus primeras publicaciones fue una adaptación del libro que había escrito su padre. Dicho con sus propias palabras:

> «*Allá por el año 75 se me ocurrió hacer una edición actualizada de un libro que había escrito mi padre, Locos egregios, que estaba agotado y ni tan siquiera existían ejemplares en la Biblioteca Nacional porque algún desaprensivo se los había llevado. Pero me encontré con que el libro no era reeditable; mi padre era tan estricto que pensaba que cualquiera que tuviera una querida era un psicópata. Los parámetros de la psiquiatría habían cambiado en este medio siglo y, poco a poco, me decidí a escribir un nuevo libro, con el mismo tema. Personajes históricos con trastornos mentales que influyen en su vida y, a través de ella, en todos nosotros*»[144].

---

[144] Vallejo-Nágera, Juan Antonio y Olaizola, José Luis: *La puerta de la esperanza*, Rialp, Planeta, Barcelona, 1990.

¿Hubo en su vida una necesidad de seguir el modelo paterno y luchar contra él al mismo tiempo? Médico pese a los consejos en contra, psiquiatra, elección de la escritura psicobiográfica... Matar al padre: viejo tema para la psiquiatría. Demasiadas casualidades. Fue mi profesor; frente a la figura un tanto engreída y francamente aburrida de López Ibor, Vallejo-Nágera era un gran orador que hacía atractivas las clases. Estudiábamos la *Introducción a la psiquiatría*[145], que había publicado unos años antes. Ocupó múltiples cargos públicos, siempre directivos, en la sociedad del momento, hechos que podían estar relacionados con las influencias familiares entre las autoridades del Régimen franquista, aunque él lo niega: «*Mi padre no se daba ninguna maña para tener relaciones, ni para buscarme trabajo. O no sabía, o no le parecía bien*».

Dado que tenía tantos frentes abiertos, en el año 1974 abandonó la docencia, concentrándose en sus aficiones, donde la escritura fue una de las más duraderas: «*Noté que habían mermado mis facultades para atender la consulta. En pocas palabras: me faltaba paciencia para escuchar a los enfermos. Y me vino a la mente una frase del deán rojo de Canterbury cuando dimitió: "Dimito no porque la edad haya disminuido mi discernimiento, sino porque ha menguado mi paciencia". Pues lo mismo me pasó a mí*»[146].

A menudo, las personas que han alcanzado demasiado pronto las metas de la vida pierden interés por ellas y se retiran jóvenes y con poca ilusión. Cultivó el ensayo, la divulgación, la biografía y la ficción inspirada en sus experiencias como psiquiatra. Daba la impresión de saber de todo: fue pintor de mediano valor, pero gran éxito social con sustanciosas ventas en galerías tradicionales, encuadernador sobresaliente, deportista, charlista sobre temas variados.

---

[145] Vallejo-Nágera, Juan Antonio: *Introducción a la psiquiatría*, Científico-Médica, Madrid, 1968.
[146] Vallejo-Nágera, Juan Antonio y Olaizola, José Luis: *La puerta de la esperanza*, Rialp, Planeta, Barcelona, 1990.

Hay biografías que dicen que en 1957 ganó por oposición la plaza de catedrático de Psiquiatría y Psicopatología de la Facultad de Medicina de la Universidad Complutense de Madrid. Los estudiantes de aquella época desconocíamos este dato y siempre creímos que era el profesor agregado de la cátedra (algo así como el actual profesor titular, pero más dependiente del catedrático), que por entonces ostentaba López Ibor, un conocido psiquiatra del momento, con una excelente consulta privada y relaciones sociales, de quien ya hemos hablado, cuyas clases se nos hacían aburridas frente a las chispeantes de Vallejo-Nágera, que siempre tuvo una personalidad brillante y fue un gran orador. Él mismo desmiente en *La puerta de la esperanza* que fuera catedrático; tras una fase de tormentosas relaciones con López-Ibor, fue nombrado «profesor encargado de las cátedras de Psiquiatría y Psicopatología, figura que no tiene correspondencia con las actuales». En el apartado relativo a J. J. López Ibor parece hacerse luz sobre las confusiones que padecíamos los estudiantes de entonces.

La *Introducción a la psiquiatría*[147] tuvo numerosas ediciones. En 1985 ganó un devaluado Premio Planeta con la novela histórica *Yo, el rey*, en la que realizaba una aproximación psicológica y psiquiátrica sobre la figura de José Bonaparte, conocido por los españoles como Pepe Botella por una dudosa afición etílica, que le consagró como literato ante su grupo de incondicionales admiradores. El Premio Planeta, por entonces, comenzaba a premiar preferentemente a autores con posibilidades comerciales, antes que literarias. Tal vez, esta tendencia se ha incrementado en la actualidad. En este libro, Vallejo-Nágera, que era un personaje muy popular, expone una versión subjetiva de los contradictorios sentimientos que mueven el corazón del impuesto rey de las Españas. Bonaparte quiere hacer las cosas bien, pero nadie lo entiende; su hermano Napoleón lo ha llevado al trono movido por ecuaciones políticas:

---

[147] Vallejo-Nágera, Juan Antonio: *Introducción a la psiquiatría, op. cit.*

«*Tuve la ingrata sensación de estar ocupando "su silla". De nuevo con el ánimo entenebrecido, viendo solo la parte negra de las cosas. Son los místicos españoles quienes han creado una precisa designación para este estado de ánimo: desolación espiritual. Otra vez "desolado", volví a ver el aspecto negro de las cosas. De la mesa solo percibía las moscas. Apiñadas, insistentes, innumerables. ¿Serán ciento cincuenta mil, como los curas españoles? ¿Estarán estos también apiñados e insistentes, conjurándose contra mí? ¿Cuántos lo están haciendo en este mismo instante?*»[148].

Vallejo-Nágera fue conferenciante y divulgador de temas médicos. Escribió libros que aunaban el entretenimiento con la intención docente, como *Locos egregios* (1977), *Guía práctica de psicología, Psiquiatría clínica, Introducción a la psiquiatría científica, Mishima o el placer de morir* (1978), *Concierto para instrumentos desafinados* (1979), la secuela de *Yo, el rey,* titulada *Yo, el intruso* (1987), *Perfiles Humanos* (1988), *Aprender a hablar en público hoy* (1990), y más artículos en las ediciones semanales de las revistas más tradicionales.

Juan Antonio Vallejo-Nágera siguió la estela de Marañón, pero sin la profundidad con que este abordaba a sus personajes, cercano a la línea de arqueología nosológica con que Oliveira Soares califica la obra de Júlio Dantas en Portugal. José Antonio Vallejo-Nágera era alto, elegantemente vestido, con una sonrisa perenne —al menos en público—, dominando idiomas, el foco de atención allá por donde pasara; sin embargo, el análisis de su variada y, a veces, contrapuesta producción literaria, por la que hoy es recordado, mantiene unos ciertos visos de frivolidad y un cierto exhibicionismo personal que él mismo reconoce antes de morir a su biógrafo:

---

[148]   Vallejo-Nágera, Juan Antonio: *Yo, el rey*, Planeta, Barcelona, 1985.

«*—Sí, sí. Era un talento. Además, evidentemente, tiene un afán exhibicionista como tenemos todos los que hacemos cosas, cara al público; por ejemplo, escribir.*

—¿Ah, sí? —me asombro—. ¿Tú crees que todos los escritores somos unos exhibicionistas?

—No lo dudes —afirma rotundo». [149]

«*Algunas personas están destinadas a brillar en la vida; Vallejo-Nágera tuvo el brillo social que deseaba*». José Luis Olaizola, su amigo y biógrafo, en el libro *La puerta de la esperanza*, escribió: «*Juan Antonio Vallejo-Nágera nació con la clara vocación de ser famoso y en vida lo consiguió de manera notable [...]. Su singularidad consistía en acometer cualquier aspecto de la vida con gran entusiasmo. Como si le fuera la vida en ello*».

Carlos Castilla del Pino (1922-2009) representa una figura opuesta a la del anterior. Procedente de una familia andaluza acomodada, pasó los años anteriores a la Guerra Civil en los Salesianos de Ronda. Cursó la carrera de Medicina en la Universidad Central de Madrid, luego Universidad Complutense.

Fue un lector precoz, influido por la admiración hacia Ramón y Cajal. Asistió a la guerra presenciando la toma de su pueblo, primero por «los rojos», y luego por «los nacionales», según cuenta en el libro de memorias *Pretérito imperfecto. Autobiografía*[150]. Con posterioridad, ya dedicado plenamente a la psiquiatría, se ocupó de la identificación de esquizofrenias encubiertas por otras patologías.

Perteneció al Partido Comunista, por lo que se le negó la cátedra y tuvo que esperar hasta 1983, con el primer gobierno de Felipe González, para que le concedieran una cátedra extraordi-

---

[149] Vallejo –Nágera. Juan Antonio, José Luis Olaizola. *La puerta de la esperanza. Ediciones.* Rialp, Planeta, Barcelona 1990

[150] Castilla de Pino, Carlos: *Pretérito imperfecto. Autobiografía,* Tusquet, Barcelona, 2003.

naria de Psiquiatría y Dinámica Social en la Facultad de Medicina de Córdoba. En 1980, se afilió al PSOE. Sus últimos años fueron muy duros, porque varios de sus hijos se suicidaron, episodios que recoge en sus memorias.

Aunque Castilla del Pino fue un prolífico autor de obras relacionadas con su especialidad, como *Un estudio sobre la depresión*[151], *Cuatro ensayos sobre la mujer*[152], *Sensualidad y represión*[153], *El delirio, un error necesario*[154] y *Teoría de los sentimientos*[155], entre otras muchas, la razón de traerlo aquí es el maravilloso uso del lenguaje que emplea, tanto en estas obras como en la reveladora autobiografía, publicada en dos libros titulados *Pretérito imperfecto. Autobiografía* y *Casa del Olivo. Autobiografía (1949-2003)*[156], donde expone las contradicciones de una vida marcada por una progresiva sensibilización hacia cuestiones sociales. Castilla del Pino fue consecuente con sus ideas y esto lo transmite en sus escritos. Su estilo recuerda a los mejores clásicos castellanos y ello se deriva de las múltiples lecturas que lo acompañaron a lo largo de su vida. Tales méritos le reportaron importante crédito y en 2003 ocupó el sillón Q de la Real Academia Española de la Lengua.

Muchos entre los lectores lo son de un médico que ha alcanzado una popularidad equiparable a cualquier escritor de *best seller*. **Oliver Sacks** (1933-2015) fue un triunfador social, testigo —reconocido por sí mismo— de su fracaso como curador —esto es, médico— profesional. Nacido en Willesden, desarrolló su carrera en la escuela de medicina Albert Einstein de la Universidad Yeshiva,

[151] Castilla del Pino, Carlos: *Un estudio sobre la depresión*, Península, Madrid, 1972.
[152] Castilla del Pino, Carlos: *Cuatro ensayos sobre la mujer*, Alianza, Madrid, 1980
[153] Castilla del Pino, Carlos: *Sensualidad y represión*, Ayuso, Madrid, 1971.
[154] Castilla del Pino, Carlos: *El delirio. Un error necesario*, Nobel, Madrid, 2011.
[155] Castilla del Pino, Carlos: *Teoría de los sentimientos*, Tusquet, Barcelona, 2000.
[156] Castilla del Pino, Carlos: *Casa del Olivo. Autobiografía (1949-2003)*, Tusquet, Barcelona, 2004.

especializándose en Neurología en la Universidad de Nueva York y en Psiquiatría en la Universidad de Columbia.

El lector apasionado que ha seguido los escritos de Sacks sabe que se encuentra con textos de un especialista que aborda una determinada patología donde revisa una experiencia personal con pacientes asistidos y la enriquece con las opiniones de los que antes se ocuparon de ella.

Oliver Sacks siguió los modelos de Luria, de moda en ese momento. Sacks reconoció que el ruso influyó en la primera redacción de *Despertares*, que fue rechazada por la editorial Faber & Faber. Toda su visa respetó a Luria como el fundador de la neuropsicología y de la *«ciencia romántica»* (el entrecomillado es del autor), y *«su misiva me proporcionó un gran placer y una especie de seguridad intelectual que nunca había experimentado»*. Sin embargo, el propio Luria le replicó que su propio abordaje de las cuestiones científicas tampoco era del agrado de la figura científica del momento, es decir, el anciano Paulov.

¿Narra Sacks lo sucedido a su admirado neurólogo ruso para justificar la falta de aprecio que causan los propios escritos en los colegas «ortodoxos»?

La anécdota referida a su maestro y modelo viene a cuento de la escasa aceptación que la ciencia establecida tiene aún hoy por sus publicaciones. Reconocido por el público no especializado, es sistemáticamente rechazado por los ambientes científicos. De hecho, cuando se realiza una búsqueda de las publicaciones de O. Sacks mediante PubMed, la mayor parte de estas son cartas al director en revistas de prestigio (*Lancet…*), alejadas de la metodología que las valida en la ciencia actual, con escasas publicaciones científicamente valorables.

Algunos especialistas en el estudio del cerebro han desarrollado un tipo de literatura, conocida bajo el nombre de «historias clínicas neurológicas», que tuvo gran predicamento en el siglo XIX. Se denomina así al relato de los sucesos ocurridos en la vida del paciente que tienen importancia para su salud mental y física basándose en hechos, proporcionados por el paciente y otros informantes, ofrecido de manera espontánea o en investigaciones organizadas y protocolizadas. Este fue el caso de Sacks, que se manifestaba como un autor que buscó prioritariamente el éxito comercial entre los lectores. Él mismo reconoció en la obra publicada tras su muerte[157] el aprecio que siente por la literatura médica de tiempos atrás: «*Desconcertado, decidí consultar libros del siglo XIX, que son mucho más completos, mucho más realistas con descripciones mucho más gráficas, que los modernos*».

En *Despertares*[158] expone la experiencia desarrollada durante su estancia en el hospital Bet Abraham del Bronx, donde se encontraban ingresados un cierto número de antiguos pacientes afectos por una encefalitis letárgica y su respuesta al tratamiento con la levodopa.

Muy populares fueron *El hombre que confundió a su mujer con un sombrero* (1985), referido a un caso de agnosia visual, tema que aborda en *La isla de los ciegos al color* (1997), sobre una comunidad afecta de ceguera congénita, y *Veo una voz*[159], sobre la sordera y sus consecuencias sociales, entre otros. En esta publicación, que debido a mi dedicación profesional me interesaba su lectura, he podido detectar una atención exclusiva hacia la cultura del sordo gestual, sin ninguna atención al mundo oralista, mucho más generalizado desde un punto de vista numérico que el anterior. Aunque son interesantes los presupuestos que Sacks utiliza, se echa en falta, como en otras obras, un criterio científico que los compare con la posibilidad dominante en el mundo occidental.

Preocupado por la falsa percepción musical por parte del cerebro[160], describe cuadros clínicos relativos a las alucinaciones

[157] Sacks, Oliver: *El río de la conciencia*, Anagrama, Barcelona, 2018.
[158] Sacks, Oliver: *Despertares*, Anagrama, Barcelona, 2010.
[159] Sacks, Oliver: *Veo una voz*, Anagrama, Barcelona, 2004.
[160] Sacks, Oliver: «Hallucinations of music notation», *Brain*, 2013, 136:2318-2322.

sonoras recogidas en el libro *Alucinaciones*[161], en el que explica por qué la gente común puede experimentar a veces alucinaciones y elimina el estigma detrás de la palabra. Explicaba: «*Las alucinaciones no pertenecen en su totalidad a la locura. Mucho más comúnmente, están vinculadas con la privación sensorial, la intoxicación, la enfermedad o el prejuicio*». De hecho, en el campo de la otología es frecuente la consulta relativa a los ruidos percibidos en los oídos o en la cabeza, conocidos con el nombre de acúfenos o *tinnitus*. El acúfeno es en realidad una alucinación auditiva, pues el paciente percibe un ruido que realmente no existe.

Sacks no pretende introducirse en una verdadera ciencia, sino que se sirve de ella para expresar una personalidad histriónica y exhibicionista. Esta actitud hace que encaje mal en los ambientes en que se desenvuelve. Escribe: «*Yo a veces irritaba al grupo, creo, al afirmar que también debíamos discutir los textos de nuestros antecesores del siglo XIX...*». Lo que es evidente es que su criterio casaba mal con una ciencia en progreso y dotada de doctrina que permite excepcionalmente las revisiones históricas[162].

No quita que Oliver Sacks supiera aprovechar su habilidad para estar en el lugar adecuado en el momento adecuado. El Hospital Monte Sion, UCLA, la Universidad de Columbia, el Centro Médico Montefiore, del hospital universitario de la escuela de medicina Albert Einstein en el Bronx, entre otros, le permitieron observar a pacientes que le iban a sugerir los argumentos de libros que iba a publicar. En una carta de 1960 a sus padres, reconoce: «*Probablemente soy demasiado temperamental, demasiado indolente, demasiado torpe e incluso demasiado deshonesto para ser un buen investigador. Lo único que me gusta de verdad es hablar..., leer y escribir*»[163],

---

[161] Sacks, Oliver: *Alucinaciones*, Anagrama, Barcelona, 2013.
[162] Tal vez Ramón y Cajal, por su carácter precursor aún no superado, sea uno de los escasos hitos que mantienen total actualidad, al mismo nivel del Einstein de las ondas gravitacionales.
[163] Sacks, Oliver: *En movimiento. Una vida*, Anagrama, Barcelona, 2015.

coincidiendo con su amigo Jonathan Millar: «*Nuestro amor por la ciencia es totalmente literario*».

Oliver Sacks es el prototipo de personas formadas en la medicina, pero que la postergan por la literatura. La lista de traducciones, ediciones y premios lo atestiguan. En la historia veraz de su vida que expone en su libro póstumo, muestra un poso de resentimiento ante el escaso reconocimiento de su labor científica por parte de sus iguales. En el último libro que publica Sacks antes de su muerte[164], el escritor de formación médica repasa su vida sobre la base de la recuperación final de las tradiciones judías, su condición homosexual, la adicción a las drogas y el éxito popular cuando reconoce que «*me convertí en un narrador en una época en que la narrativa había desaparecido*».

A partir de 2014, cuando acaba de entregar al editor el manuscrito de *On the Move*, descubre que el tumor ocular que se le diagnosticara nueve años atrás ha producido metástasis. Su formación neurológica le impide conformarse en la mentira; la suerte está echada. Sabe que la muerte lo espera en breve.

Aquel que recordara la semanal celebración del *sabbat* (*sabbot* para los judíos de origen lituano) como aquel periodo en que estuviera fundido con la familia y la religión tradicional y de la que se había alejado en búsqueda de una realidad personal ahora regresa a ella en busca de la tranquilidad anímica que puede aportarle, siguiendo los consejos de su primo Robert John Aumann, premio nobel de Economía en 2005. Posiblemente, Sacks nunca regresa a la fe de sus mayores, pero sí recibe el apoyo de la tradición de una religión a la que abandonó en la juventud. Él mismo reconoce:

«*La paz del sabbat, de un mundo que se ha detenido, de un mundo fuera del tiempo, era palpable, lo llenaba todo, y me vi inundado de añoranza, algo parecido a la nostalgia, mientras me preguntaba*

---

[164] Sacks, Oliver: *En movimiento. Una vida*, op. cit.

qué había pasado: ¿y si esto y aquello y lo otro hubiera sido de otra forma? ¿Qué clase de persona podría haber sido yo? ¿Qué clase de vida podría haber llevado?»[165].

Una sincera declaración como solo puede hacerse cuando se conoce la fecha cierta del momento final de uno mismo. Por médico, conoce su destino, es absurdo engañarse. No reniega de una visión crítica de los convencionalismos religiosos de los mayores que le ha llevado a alejarse del judaísmo, pero recurre al *sabbat*, «*el día del descanso, el séptimo de la semana y quizás, también el séptimo de la propia vida, cuando uno siente que ha terminado su trabajo y puede descansar, sin cargo de conciencia*».

Es lo que escribe un gran escritor apenas treinta días antes de la muerte. Es conocido que Sacks falleció en agosto de 2015, tras haber entregado a los editores el testimonio imprescindible y sincero que constituye su obra póstuma *On the move. A life*[166], rápidamente traducida al castellano[167].

Sorprende la fecundidad de **José Luis Mediavilla** (1937-2025), capaz de compaginar una actividad profesional importante con una prolífica actividad literaria. Nacido en Quintanar, Burgos, estudió Medicina en Granada, especializándose en Psiquiatría y Neurología. Se doctoró en la Universidad de Oviedo, miembro numerario de la Real Academia de Medicina y del Colegio de Psiquiatras. Ejerció su profesión en numerosas provincias en el antiguo INSALUD hasta que se estableció definitivamente en Oviedo, donde fundó la revista *Arcano*.

Al margen de sus publicaciones profesionales centradas en la aparición de los mitos, los delirios político-ideológicos, el

---

[165] Sacks, Oliver: «Sabbat», *ABC Cultural*, 5 de septiembre de 2015.
[166] Sacks, Oliver: *On the move. A life*, Picator, Londres, 2015.
[167] Oliver Sacks. *Ibidem.*

pensamiento junguiano y místico, las neurosis y todo tipo de afecciones mentales graves, incluyendo parafrenias y trastornos de personalidad por conversiones, es autor de libros de poemas (*Poemas de vida*, 1957), relatos y novelas, como *Estampas* (1952) y *Tristeza* (1958), *La mesa de cuatro esquinas* (1964), *La oveja negra* (1966), *Relatos desde el manicomio* (1966), *Poemas de ayer* (1974), *El galope del centauro* (1972), *Jonás* (1978), que recibiera el Premio Tigre Juan de novela, *Migraña* (1995), *Babel* (1998), premio de novela Casino de Mieres, *Conxo, siempre el primer día* (2004), *Locas advertencias a un rey* (2004), *El fuego que nos habita* (2006), *Babel* (2019) y *Fondos reservados* (2011), entre otros.

Mediavilla expone sus contradicciones en *Jonás*[168], por el que recibe el Premio Tigre Juan en 1978. «*Escribir es algo jubiloso y trágico, desdoblándose en la personalidad del autor y el espectador, conocer los mecanismos que nos mueven. Yo creo que en la literatura siempre hay un intento de resolución de conflictos con el entorno. Somos lenguaje y cada conocimiento tiene los suyos*».

A diferencia del desarrollo profesional de Sacks, quien aceptaría un fracaso profesional en post de la fama literaria, **Henry Marsh** (Oxford, 1950-) es un profesional de prestigio que, como tantos otros, tras la jubilación, decide ponerse a escribir.

Ejerció la neurocirugía en el St. George's Hospital de Londres hasta su jubilación, cuando publicó *Ante todo no hagas daño*[169], que ha permanecido en las listas de los libros más vendidos en diversos países donde se ha traducido.

Como cualquier profesión, la práctica de la medicina permite un amplio abanico de posibilidades que van desde la realización personal hasta el fracaso, y sus variables intermedias. La tecnificación progresiva, los sistemas sanitarios gestionados con criterios

---

[168] Mediavilla, José Luis: *Jonás*, KRK, Oviedo, 1991.
[169] Marsh, Henry: *Ante todo, no hagas daño*, Salamandra, Barcelona, 2016.

empresariales, la saturación de los puestos apetecibles ocurrida a partir de los años setenta del siglo XX, el trabajo en equipo en el que intervienen determinados técnicos, la necesidad de incorporar conocimientos de un forma acelerada, la dificultad para desarrollar la relación médico-paciente según criterios profesionales, la presión de consultas repletas de pacientes que exigen derechos publicitados por el político de turno, la disminución de sueldos[170], la inoperancia de colegios y sociedades profesionales, etc. son causa de decepción de muchos profesionales que se refugian en otras actividades.

Como cualquier persona, Marsh tiene pleno derecho a expresar sus ideas y experiencias por escrito; recuerda a Selzer. El problema surge cuando pretende que el prestigio profesional avale su escritura. Existe un público lego deseoso de una información superficial sobre un mundo que se supone más fascinante de lo que en realidad es. Posiblemente, historia y medicina congregan un mayor número de seguidores que otros temas literarios. Al fin y al cabo, todos presagiamos que algún día pasaremos por las manos del médico[171].

Henry Marsh escribe muy bien, lo reconozco. Es capaz de transmitir las sensaciones que los médicos actuales sentimos en el desarrollo de la profesión, y más aún si uno es cirujano y ocupa un puesto directivo como él ocupó antes de su jubilación. Los montones de papeles, informes, estadísticas, solicitudes, etc. que se amontonan sobre la mesa del despacho en un teórico «hospital sin papeles»; la función que no empleas nunca en el ordenador y debes solicitar ayuda al joven; el TAC «colgado» en la intranet del hospital que, el día que se necesita con urgencia, no se abre; el terror que se pasa cuando permite al aprendiz que haga su primera operación

---

[170] Enrique Sánchez de León, ministro de Sanidad español de la época de UCD entre 1977 y 1979, dijo públicamente «quiero ver a los médicos en zapatillas». En contra de lo que se pudiera pensar, UCD no era un partido de extrema izquierda, ni tan siquiera de izquierdas.

[171] «Todos morimos de médico», escribe Quevedo.

mientras se contiene para no ceder a la tentación de retirarlo del microscopio por su evidente inexperiencia; el episodio en que relata cómo no se abren las pinzas con las que acaba de capturar el cuello del aneurisma cerebral que puede suponer un desenlace fatal; la desilusión cuando uno se vuelve en una operación especialmente difícil y observa que los ayudantes, en lugar de seguirla en el monitor, leen su correspondencia en el teléfono móvil... Son experiencias tan reales y frecuentes que llevan a admirar a quien es capaz de transmitirlas de una forma tan verosímil.

La relación con el paciente es complicada y más si se trata de un cirujano. Ese carácter soberbio del viejo y experimentado cirujano que supone *«que ningún otro cirujano podía llevar a cabo la operación mejor que yo»* encierra la realidad que da la experiencia, y bastante petulancia. Introduce un tema que todo profesional debe tener presente: *«Si los pacientes pensaran racionalmente, preguntarían al cirujano cuántas operaciones de esa clase ha llevado a cabo, ya que está pidiéndoles el consentimiento, pero sé por experiencia que eso no ocurre casi nunca»*[172].

El problema de la adquisición de experiencia para el médico representa uno de los problemas más arduos de la cirugía, sobre todo si es unipersonal. Es que la experiencia solo se consigue operando, pero los pacientes no tienen culpa de la escasa profesionalidad del ilusionado joven que les ha tocado en suerte. Ni los cursos de disección, ni la asistencia a congresos, ni los atlas quirúrgicos, ni tan siquiera la realidad virtual, pueden suplir la repetición del acto que tiene lugar en la mesa de operaciones. Una preparación exhaustiva de la intervención, una atención constante por parte del monitor que corrige los errores a riesgo de su coronaria y una prudencia innata son condiciones para pasar esa época de la profesión sin experiencia.

---

[172]   Henry Mash. *op. cit.*

Marsh magnifica la actividad propia: *«Las operaciones en este campo se hacen con microscopio. Es muy delicado y es muy excitante porque resulta muy peligroso».* Lo que es una exageración o una libertad literaria destinada a impresionar a sus lectores. Previo a la neurocirugía, la otología empleaba el microscopio de forma rutinaria veinte años antes. Holmgren lo había introducido en la cirugía del oído en 1923. Hoy en día todos los neurocirujanos lo emplean sin que ello suponga un mérito o un desdoro. Decir que el uso del microscopio quirúrgico supone un mérito es como cuando las clínicas de cirugía estética hacen propaganda por el empleo del láser, lo que no deja de ser una publicidad engañosa.

Repito que *Ante todo no hagas daño* es un libro muy bien escrito que hace vivir a los médicos cirujanos sensaciones vividas. Pero me pregunto: ¿cómo es posible que un libro cuyos capítulos se titulan «hemangioblastoma», «meningioma», «papiloma de plexos coroideos», «ependimoma», «glioblastoma», «neurotmesis», entre otros, pueda hacer que sus morbosos lectores lo mantengan durante meses entre los libros más vendidos? Entre ellos, ¿cuántos neurocirujanos lo han leído?

Cuando has abierto la cavidad craneal y compruebas que la neurocirugía se resume a una cuidadosa disección de adherencias, a evitar o taponar posibles hemorragias y a extirpar total o parcialmente tumores de lento crecimiento mediante un aspirador sofisticado que absorbe tejidos, la aureola que la acompaña disminuye. ¿Qué más tienen las técnicas neuroquirúrgicas que dar vista a un ciego, audición al sordo, extirpar el tumor abdominal, o restituir la vida tras el trasplante al cuerpo que estuvo muerto? Máxime cuando las innovaciones de la medicina de un futuro inmediato hacen que los aneurismas se embolizan sin operar, muchos tumores serán radiados, y los accidentes isquémicos prevenidos por los internistas o tratados mediante *stents* por parte de los radiólogos intervencionistas. ¿O es que el señor Marsh opera el alma?

En vista del éxito de su primer libro, el neurocirujano, ahora jubilado, lo vuelve a intentar con *Confesiones*[173], donde narra los viajes alrededor del mundo con antiguos colegas que ahora son prebostes de la especialidad en países subdesarrollados. Una mezcla de turismo y filantropía es narrada con la cuidada prosa del médico escritor que no puede evitar una cierta compasión por las condiciones sanitarias de países como Nepal o Sudán, donde sigue mostrando su superioridad profesional, aunque a veces reconozca *«que quizás se había tratado de pura vanidad por mi parte»*.

Más controvertible es la afirmación de que *«la empatía no es algo que tengamos que aprender, sino algo que debemos desaprender»*, reconociendo que se siente incómodo porque una *«pequeña paciente sigue llorando»*. Marsh mira al mundo con esa irritante superioridad británica que parece exigir que los nepalíes hablen correctamente inglés para que él pueda decidir si los cura o les permite morir. Es evidente que ha conseguido *«encontrar el equilibrio correcto entre la compasión y el desapego»*, o tal vez no, en vista del rastro de cadáveres que guarda en *«su cementerio»* interior.

Una vez jubilado, cuando es diagnosticado de un cáncer de próstata avanzado, publica *Al final, asuntos de vida o muerte*[174], en el que el mismo que se considera un dios que cura y cree que nunca le ocurrirá tiene que aceptar la inevitable sentencia que marca el final de cualquier vida.

Para aproximarse a la medicina vista desde los ojos de la literatura de calidad, es necesario hacerlo desde *La montaña mágica* de Thomas Mann, *Morfina* de Alfred Schnitzler, o *La hermana* de Sándor Marai. Lo anterior es autocomplacencia.

De forma paralela a Viktor Frankl, **Boris Cyrulnik** (Burdeos, 1937-) es uno de los supervivientes de los campos de concentra-

---

[173]   Marsh, Henry: *Confesiones*, Salamandra, Barcelona, 2018.
[174]   Marsh, Henry: *Al final, asuntos de vida o muerte*, Salamandra, Barcelona, 2023.

ción, que sacan consecuencias morales de su destino y lo refleja por escrito. Es la imprescindible necesidad de comunicar a los semejantes una actitud moral adquirida tras la desgracia. Nacido en una familia judía, vivió una serie de peripecias, escapando a los seis años de seguir el destino de sus padres, muertos durante la Segunda Guerra Mundial.

Estudió Medicina en París y después se especializó en Psiquiatría, Neurología y Etología. Dedicó su carrera al tratamiento de niños traumatizados. Desarrolló el concepto de *resiliencia* entendida como el renacer tras el sufrimiento. Pese a una infancia conflictiva por las consecuencias del tiempo que le tocó vivir, habla de las propias heridas en tercera persona, ya que, al escribir sobre los niños, procura transformar sus debilidades en fortalezas. En psicología, la resiliencia es una palabra que indica la capacidad de afrontar de forma positiva los acontecimientos traumáticos, reorganizando la propia vida de forma optimista frente a la dificultad, sin alienar la identidad propia. Él mismo dice: «*Por definición, la resiliencia consiste en la habilidad para tener un momento de felicidad incluso cuando tienes una herida en el alma*».

Buena parte de sus libros han sido traducidos al castellano: *Morirse de vergüenza: El miedo a la mirada del otro* (2021), *Los patitos feos* (2013), *Del gesto a la palabra* (2012), *El amor que nos cura* (2010), *Autobiografía de un espantapájaros* (2009), que ha recibido el Premio Renaudot al mejor libro de ensayo publicado en Francia en 2008, etc., textos de excelente acogida por un buen número de lectores.

Si en la actualidad hay un médico escritor prolífico, ese es **Enrique Rojas Montes** (1949-), granadino, psiquiatra de gran popularidad por la frecuente aparición en los medios de comunicación y por unas teorías amables que difunde en publicaciones que atañen a problemas muy actuales sin una profundidad excesiva y apto para todo tipo de personas.

No está de acuerdo con las enseñanzas de Freud; así, al dar su opinión sobre la sobresaturación psicoanalítica en Argentina, dice que hay un exceso en el uso del psicoanálisis y prefiere algo que llama *«psicoterapia operativa»*, que corrige errores propios para reconciliarse con el pasado.

Miembro numerario del Opus Dei, en sus escritos difunde soluciones acordes con sus creencias, para tratar problemas candentes del tiempo actual, tales como la depresión, la crisis de pareja, la frustración, el amor y el desamor, la empatía, la adicción a la pornografía, el enamoramiento…, en un programado sistema de comunicación más próximo a los libros de autoayuda que de la verdadera literatura. Pero Rojas, catedrático emérito de la Universidad de Extremadura, parece haber encontrado un excelente y productivo sistema de rentabilidad profesional y de derechos de autor. Sus libros siempre ocupan un lugar privilegiado en los escaparates de las librerías y se renuevan cada poco tiempo.

Algunas de sus últimas obras son: *Cómo superar la ansiedad* (1998), *Todo lo que tienes que saber sobre la vida* (2021), *Adiós, depresión* (2023), *No te rindas* (2023), *Vive tu vida* (2023), y muchas más, hasta el punto de que parece escribir un libro para cada paciente que asiste en una productiva consulta. Ediciones de bolsillo y *e-book*s que facilitan su venta. Demasiada producción para pedir profundidad.

Esta popularidad parece hereditaria, ya que su hija **Marian Rojas Estapé** también suele ocupar los primeros lugares en la lista de los libros más vendidos, como *Cómo hacer que te pasen cosas buenas* (2018) o *Encuentra tu persona vitamina* (2021), superando incluso a las ventas del padre.

Pese a la común exuberancia en número de publicaciones hechas a medida de sus pacientes, no se debe confundir al anterior con su colega **Luis Rojas Marcos** (1943-), natural de Sevilla, donde termina la licenciatura en Medicina. Al finalizarla, se marcha a

Nueva York, donde reside y se especializa en Psiquiatría. Comienza a investigar los efectos que supone la comprensión del lenguaje de Estados Unidos en inmigrantes con trastornos mentales por la dificultad en expresarse en inglés, demostrando que tal barrera distorsiona su comunicación, hasta el punto de que los exámenes realizados por psiquiatras en inglés sin ayuda de intérpretes dan lugar a diagnósticos poco exactos.

En 1981, fue nombrado por el alcalde de Nueva York director de los servicios psiquiátricos de los hospitales generales, servicios de urgencias y ambulatorios de la ciudad. En 1992, otro regidor municipal designó a Rojas Marcos *Commissioner of Mental Health* de los servicios municipales de salud mental, alcoholismo y drogas. En sucesivas legislaturas, Rojas Marcos ocupa diferentes cargos directivos en el estado de Nueva York. Ha recibido numerosos premios y distinciones en España y EE. UU.

Sus más de ciento veinte artículos de opinión y ensayos, en su mayoría publicados en España en *El País*, han sido recopilados en tres volúmenes: *La ciudad y sus desafíos*[175], *Latidos de fin de siglo*[176] y *Antídotos de la nostalgia*[177].

Entre sus libros en castellano destacan: *La pareja rota* (Espasa, 2003), *Las semillas de la violencia* (Premio Espasa Ensayo, 1995), *Nuestra felicidad* (Espasa, 2002), *La fuerza del optimismo* (Aguilar, 2005), *La autoestima* (Espasa, 2007), *Corazón y mente* (Espasa, 2008), en colaboración con el cardiólogo Valentín Fuster, *Superar la adversidad* (Espasa, 2010), *Eres tu memoria* (Espasa, 2014), *Somos lo que hablamos* (Grijalbo, 2019), *Optimismo y salud* (Grijalbo, 2020) y *Estar bien aquí y ahora* (Harper Collins, 2022).

---

[175] Rojas Marcos, Luis: *La ciudad y sus desafíos*, Espasa, Barcelona, 2021.
[176] Rojas Marcos, Luis: *Latidos de fin de siglo*, Espasa Calpe, Barcelona, 1997.
[177] Rojas Marcos, Luis: *Antídotos de la nostalgia*, Espasa, Barcelona, 2003.

José Carlos Somoza (1959-) es muy buen escritor, tal vez demasiado. Ello se refleja en una serie continuada de novelas que han alcanzado reconocimiento en forma de premios, ediciones y traducciones. Desde los cuatro años reside en España, donde llegó con las primeras oleadas de emigrantes tras la entrada de Castro a Cuba. No es de extrañar que, pese a haber cursado la carrera de Medicina y estar especializado en Psiquiatría, desde 1994 se dedique totalmente a la literatura visto su éxito, fruto de una conexión con lectores que le permite alcanzar unas cifras de ventas inimaginables para otros: *«Estudié psiquiatría, pero la ejercí muy poco, porque enseguida quise dedicarme a escribir a tiempo completo. Aun así, uno no puede dejar atrás con facilidad lo que ha estudiado tanto tiempo. Siempre he tenido un gran interés por la mente, por la conducta».* En resumen, la psiquiatría ha sido preterida en función del éxito económico.

Somoza es muy buen escritor porque domina la técnica de la escritura actual. Emplea una construcción sencilla que se adapta a las necesidades expresivas del momento acentuando los momentos dramáticos de cada narración. Inicia la novela con un párrafo misterioso que induce a pasar páginas, prendido de una acción que va descubriendo a lo largo de la obra. Finaliza cada capítulo dejando en suspenso al lector para el siguiente. Cuando aparece el núcleo de la narración, lo va desentrañando poco a poco al objeto de mantener la atención. En la novela *Dafne desvanecida*[178], una de las mejores, realiza un homenaje a la narración introduciendo la novela dentro de la novela en un juego de espejos que reflejan al narrador y a sus personajes, cortando el texto con metáforas literarias de hermoso lirismo.

Esta técnica llega a su cumbre con la novela *La caverna de las ideas*[179], libro escrito con un estilo voluntariamente arcaizante en imitación de los clásicos homéricos, en la que se plantea una

---

[178] Somoza, José Carlos: *Dafne desvanecida*, Destino, Barcelona, 2000.
[179] Somoza, José Carlos: *La caverna de las ideas*, Alfaguara, Madrid, 2001.

investigación de asesinatos de efebos siguiendo *Los trabajos de Hér-cules* como hilo argumental, en una alternancia continua de relato principal y las consideraciones del supuesto traductor que distraen la atención de la lectura. Somoza pretende reproducir el mito de la caverna de Platón mediante un paralelismo de situaciones en las que se introduce en el argumento mediante una apelación continua y repetida al concepto de percepción eidética[180], con incorrecciones impropias de un escritor experimentado (*«el perro ladró feísimamente al escuchar su nombre»*, pág. 118), así como un uso inmoderado de adjetivos al objeto de lograr la ambientación en los textos griegos.

Clara y la penumbra[181] narra otro de los argumentos oscuros que Somoza gusta indagar: la posibilidad de que el personaje sea un modelo humano para la obra artística que realizan determinados artistas que llevan el hiperrealismo a su extremo, estableciendo un debate sobre el valor del arte y el de la propia vida humana.

Existe en Somoza un exagerado deseo de agradar a lectores propensos al misterio: *«Musa es aquello que al escritor le gusta escribir y al lector le gusta leer»*, afirma en una concesión al carácter popular de su creación[182]. Concepto discutible. Va aquí un ejemplo:

> *«Cuando se retira tras el zarpazo, la mano de Aguirre arrastra los nervios ópticos del ministro mientras su acompañante (a quien por fin puede ver Laredo ahora, un hombre joven y apuesto) tuerce el cuello y aferra al ministro del pelo para besarlo en la boca, y, en un único y súbito tirón, emerge la lengua viva del ministro, fresca y culebreante, salpicando chorros, atrapada entre el cepo de los dientes».*

---

[180]   *Wikipedia*: La memoria eidética es la habilidad de recordar imágenes con un nivel de detalle muy preciso sin necesidad de usar mnemotecnia. Se presenta en algunos niños y generalmente desaparece en los adultos.
[181]   Somoza, José Carlos: *Clara y la penumbra*, Planeta, Barcelona, 2002.
[182]   Somoza, José Carlos: *Dafne desvanecida*, Destino, Barcelona, 2000.

Goce máximo para los aficionados a este tipo de literatura que pueden seguir leyendo este relato sangriento que alterna dos acciones para comunicar mayor interés.

Obras posteriores de Somoza son: *La llave del abismo* (2007), *Estudio en negro* (2019), *El signo de los diez* (2022) y otras tantas, traducidas a otros idiomas.

Al poner fin a este capítulo, no se debe olvidar al eminente escritor y psiquiatra Llorenç Villalonga, incluido al final de este libro en el capítulo «Escritores de su tierra y su momento».

7

El cerebro del escritor
y notas sobre la creatividad

Podría realizarse un subapartado referido a los médicos que se preocupan de la función cerebral que los singulariza como escritores, dentro del conjunto de los doctores asistenciales, docentes o investigadores. ¿Qué hay en esas mentes capaces de escribir con mayor o menor habilidad, intensidad, dedicación u originalidad? ¿Cuáles son los pasos intrínsecos de la fisiología de la creación literaria? Algunas personalidades se han interesado por esa pregunta. En la medida de mi conocimiento, Damásio, Klawans y Flaherty son las personalidades que lo han mostrado con mayor profundidad en sus escritos.

António C. Rosa Damásio (Lisboa, 1944-) es un neurólogo y neurofisiólogo que estudió en Lisboa, donde realizó su residencia en Neurología y el doctorado. Se vio obligado a trasladarse a los Estados Unidos, donde se hacía medicina de la mayor calidad, o al menos eso creíamos los que por entonces buscábamos un porvenir. Trabajó en el Centro para la Investigación de la Afasia de Boston. Como muchos otros, se quedó en el país donde se facilitó su tarea, siendo en la actualidad profesor en la Universidad del Sur de California, donde dirige el Institute for the Neurological Study of Emotion and Creativity.

Al margen de una importante labor asistencial e investigadora entre 1976 y 2005, Damásio ha seguido una línea divulgativa que lo ha hecho conocido en el mundo entero. Como divulgador,

Damásio se ha ocupado de la relación entre emociones y sentimientos. *Descartes' error: emotion, reason, and the human brain*[183], *The feeling of what happens: body and emotion in the making of consciousness*[184], o *Looking for Spinoza: joy, sorrow, and the feeling brain*[185], que son libros reconocidos en todo el mundo.

Damásio ha recibido varios premios, entre los que se incluye el Príncipe de Asturias de 2005, otorgado junto a su esposa, en cuyo acto de entrega explicó la solidaridad como movimiento específico del género humano.

«Si hemos evolucionado como lo hemos hecho, y nuestro sistema moral ha evolucionado como lo ha hecho, es por todos esos sistemas emotivos que acabaron conduciendo a diferentes sentimientos tales como la compasión hacia otros o el deseo de cooperar. Dado que tenemos la capacidad de sufrir, de sentir dolor, obtuvimos la habilidad de sentir lo que el otro siente»[186].

Su publicación traducida al español *Y el cerebro creó al hombre*[187] muestra las bases neurológicas de la construcción de la conciencia, sobre la base del análisis de los sentimientos y los mecanismos biológicos que sustentan la opinión que tenemos sobre nosotros mismos. *«Primero somos; luego, pensamos, y el ser que somos, lo que nos hace hombres a pesar de la peculiaridad de sí mismo y su capacidad para las abstracciones, no puede dejar de apoyarse en el cuerpo y en su industrial cerebral»*, precisa Juan Malpartida[188] al comentar el libro.

---

[183] Damásio, António: *El error de Descartes: emoción, razón y cerebro humano*, Crítica, Barcelona, 2003.
[184] Damásio, António: *El sentimiento de lo que ocurre: cuerpo y emoción en la construcción de la conciencia*, Debate, Madrid, 2001.
[185] Damásio, António: *En busca de Spinoza*, Crítica, Barcelona, 2005.
[186] http://www.elespanol.com/ciencia/20160606/130487447_0.html (Consultado el 2 de noviembre de 2022).
[187] Damásio, António: *Y el cerebro creó al hombre*, Destino, Barcelona, 2010.
[188] Malpartida, Juan: «Lo oculto nos completa», *ABC Cultural*, 15 de enero de 2011.

Uno de los médicos en pleno ejercicio profesional y docente que más han contribuido a una actividad literaria y a un interesante análisis sobre las motivaciones literarias de los médicos es **Harold L. Klawans** (1937-1998). Graduado por la Universidad de Illinois, se especializó en Neurología, desarrollando un puesto de profesor de neurología y farmacología en el Rush Medical College.

Publicó novelas como *Sins of Commission* (1982), *The Third Temple* (1983), *Informed Consent* (1986), *The Jerusalem Code* (1988) y *And Mother Makes Thirteen* (1999), así como libros de narraciones, como *Toscanini's Fumble and Other Tales of Clinical Neurology* (1988), *Newton's Madness: Further Tales of Clinical Neurology* (1990), y otros.

Chekhov's Lie[189], una obra singular dentro de su producción, escrita apenas tres años antes de su muerte en 1998, trata de la posibilidad de combinar la escritura con la vida médica, tal vez la obra de más imprescindible traducción que aún no se ha realizado en castellano.

Klawans es un brillante ejemplo de cómo un profesional absolutamente imbricado en su tarea médica —lo que demuestran las numerosas publicaciones en revistas científicas— puede dedicarse con similar intensidad a la literatura, lo que excluye que las aficiones vengan a justificar la frustración de la tarea que proporciona en necesario sustento.

¿Se traiciona a una actividad tan absorbente como es la medicina —sobre todo, la moderna medicina— por el hecho de ocuparse en otra actividad humanística alejada aparentemente de ella? Gran parte del presente ensayo está destinado a responder a la pregunta. Hablo de la capacidad humana para mantener diferentes focos de atención con la profundidad necesaria para evitar que se traten de forma veleidosa y superficial. Esta es la diversidad que muestra Klawans y otros muchos, a lo largo de la historia.

---

[189]   Klawans, Harold: *Chekhov's Lie*, Demos Medical Publishing, New York, 1997.

La norteamericana **Alice W. Flaherty** (1963-), nacida en Nueva Jersey, es un explícito ejemplo de cómo una profesional dedicada a una intensa actividad asistencial y docente encuentra tiempo para escribir libros que son imprescindibles. Queda demostrado que escribir no es una evasión, sino la necesidad de compartir lo que se lleva dentro y pugna por ser entregado a otros.

Ocupó el puesto de profesora asociada de Neurología y Psiquiatría de Harvard Medical School, neuróloga en el Massachusetts General Hospital, donde dirigió la Unidad de Movimientos Anormales. Pero el hecho de traerla aquí es que se manifiesta como una interesante escritora que indaga en las bases funcionales del cerebro de los escritores. Ha escrito sobre diversos géneros, incluyendo publicaciones científicas (se dice que *The Massachusetts General Hospital Handbook of Neurology*, traducido al español, es el texto de neurología más utilizado en el mundo), ensayos y libros de pintura.

Especialmente interesante para la tesis analizada en este libro es la obra de Flaherty titulada *The midnigth Disease: The Drive to write, Writer's Block, and the Creative Brain*[190], donde explora los mecanismos cerebrales de la creación literaria. El análisis de los fenómenos de la creatividad literaria analizado bajo un prisma neurofisiológico la ha llevado a escribir:

> *«El aumento del impulso creativo se asocia con trastorno bipolar, depresión, psicosis, epilepsia del lóbulo temporal, demencia fronto-temporal, tratamientos de la enfermedad de Parkinson y autismo. La creatividad depende de la motivación del enfoque dirigido por objetivos de los sistemas dopaminérgicos del cerebro medio. La motivación evasiva motivada por el temor es menos útil a la creatividad. Cuando la serotonina y la norepinefrina disminuyen la motivación y el comportamiento flexible, pueden inhibir la creatividad. La lateralización hemisférica y*

---

[190] Flaherty, Alice W.: *The Midnight Disease: The Drive to Write, Writer's Block, and the Creative Brain*, Boston, Mass: Houghton Mifflin, 2004.

las conexiones fronto-temporales deben interactuar para crear nuevas ideas y esquemas conceptuales. El cerebro derecho y el lóbulo temporal contribuyen a la habilidad en la detección de novedad, mientras que el cerebro izquierdo y el lóbulo frontal fomentan la motivación del enfoque y generan más fácilmente nuevos patrones de acción a partir de las nuevas percepciones».

Así como el efecto de determinados tratamientos y sustancias empleadas en el tratamiento de enfermedades:

«Los antidepresivos (AD) que inhiben la motivación motivada por el miedo, como los inhibidores selectivos de la recaptación de serotonina, a veces inhiben también la motivación orientada a objetivos. Los AD que aumentan la motivación dirigida a objetivos, como el bupropión, pueden remediar este efecto. Las benzodiazepinas y el alcohol pueden ser contraproducentes. Aunque los agonistas dopaminérgicos a veces estimulan la creatividad, su actuación puede desinhibir el comportamiento de manera inapropiada. Los antagonistas de la dopamina pueden suprimir la motivación creativa; el litio y los estabilizadores del estado de ánimo anticonvulsivo pueden hacerlo menos. El ejercicio físico y el sueño REM pueden ayudar a la creatividad. Arteterapia y psicoterapia no están bien estudiados. Preservar la motivación creativa puede ayudar a la creatividad y otros aspectos del bienestar en todos los pacientes, no solo los artistas o los investigadores»[191].

Su mérito radica en la aplicación de los conocimientos de su profesión en función del entendimiento de la creación humanística.

Los mecanismos fisiológicos del cerebro creador son difíciles de precisar de una manera objetiva. Ha existido una gran bibliografía referida a suposiciones basadas en actividades de áreas

---

[191]   Flaherty A. W.: «Brain illness and creativity: mechanisms and treatment risks», *The Canadian Journal of Psychiatry*, 2011, 56(3):132-143.

corticales, generalmente deducidos de los presentados por lesiones cerebrales en pacientes capaces de expresarlos o en datos extraídos de bancos de cerebros. Es de esperar que las actuales técnicas de resonancia magnética funcional y otros métodos exploratorios por venir permitan establecer, al menos, las vías por donde circula el momento creativo, y diferencien sus diversas modalidades. La esencia cerebral de la creatividad aún parece una alternativa lejana.

Es reciente la publicación en castellano del importante libro *El maestro y su emisario*[192], obra del neuropsiquiatra y neurorradiólogo británico **Iain McGilchrist** (1953-), en que analiza las funciones de ambos hemisferios cerebrales y su interrelación a la hora de establecer la comunicación humana. En contra de lo aceptado hasta el momento, considera que la base de la expresión humana depende del lado derecho, donde se localizan la adquisición de novedades, el concepto de la propia persona y la síntesis de sus funciones vivas, en contraposición al hemisferio izquierdo, destinado a aprender de nuevas experiencias, sirviendo al opuesto, aunque se impone a la hora de involucrarse en la sociedad, por lo que, en la actualidad, es responsable las controversias presentes en nuestro tiempo. Todo apoyado por numerosas referencias bibliográficas.

---

[192] Iain McGilchrist. *El maestro y su emisario*. Capitán Swing, Madrid, 2025.

8

Escritores surrealistas... y médicos

El surrealismo o superrealismo no es una escuela literaria, ni pictórica; es un modo de vida y pensamiento, más que una concepción mental derivada de las ideas propuestas por el dadaísmo enfrentada a todo sistema racional. En el surrealismo se busca trascender lo real a partir del impulso psíquico de lo imaginario y lo irracional sobre la base de una reelaboración de la realidad, a la que sobrepasa, a partir de los sueños, por influencia del psicoanálisis. No es una escuela artística, sino una actitud ante la vida. Intenta representar el estado crepuscular que existe entre la vigilia y el sueño, y llevar eso a la vida real.

El surrealismo nació en la poesía y luego se extendió a la pintura, a la escultura y al cine, encontrando en las artes plásticas su implantación gracias a su difusión por figuras que iban a alcanzar gran popularidad, como Miró, Dalí, Max Ernst, Man Ray, Meret Oppenheim, Masson, Matta o el primer Buñuel.

Uno de sus métodos es la «escritura automática», asociado a los «cadáveres exquisitos», en literatura y pintura, respectivamente. La metáfora estaba presente en gran parte de sus producciones. La escritura automática se basa en dejar fluir la conciencia en el proceso que no proviene de la voluntad del autor, sino de la liberación del inconsciente. Se escribe sin un propósito determinado, dejando fluir las ideas sin ningún tipo de coerción moral, social, religiosa o política, que lleva a alejarse totalmente de la razón. En ocasiones se ha invocado al estado de trance, por lo que el escritor actúa como un médium, aunque no es imprescindible que sea así.

La teoría de los cadáveres exquisitos es una técnica propuesta por André Breton, por medio de la cual se crean formas originales a partir de una imagen inicial. El resultado es conocido como un «cadáver exquisito». Es una técnica usada por los escritores surrealistas a partir de 1925, y se basa en escribir por turno en una hoja de papel que se dobla para ocultar parte de la escritura y, después, se pasa a otro jugador. Se juega entre un grupo de personas que escriben en secuencia. Cada persona solo descubre al final de lo que escribió el escritor anterior. También pueden hacerse partes de dibujos que confluyen en resultados inesperados.

Un ejemplo de las técnicas compositivas propias del surrealismo, a la vez que explicativo, sería:

«Invención de la "escultura histérica". -Éxtasis erótico continuo. -Contracciones y actitudes sin precedentes en la historia de la estatuaria (se trata de mujeres descubiertas y conocidas gracias a Charcot y a la escuela de la Salpêtrière). -Confusión y exacerbación ornamental en relación con las comunicaciones patológicas; demencia precoz. -Relaciones estrechas con el sueño; ensoñaciones, fantasías diurnas»[193].

El citado párrafo muestra de forma prístina la religión consagrada por el surrealismo inicial que Dalí teoriza en sus numerosos e interesantes escritos.

En *¿Qué es el surrealismo?*, Breton resume los procedimientos que debe utilizar el artista surrealista: cultivar la escritura automática —que él empleó en *Los campos magnéticos* (1919)—, explorar el mundo de los sueños, indagar el azar, investigar polisemia y polivalencia de los objetos, liberar el pensamiento consciente, ejercer el humor negro, boicoteando la lógica y racionalidad para

---

[193] Dalí, Salvador: *Los cornudos del viejo arte moderno*, Tusquet, Barcelona, 2000.

explorar la infrarrealidad existente en el estado crepuscular que marca la vida de cualquier persona[194].

Aunque no es excesivo el número de médicos influidos por la escuela surrealista, el interés por el concepto del inconsciente puede ser la causa de que algunos entre sus iniciadores hubieran comenzado estudios de Medicina. La Primera Guerra Mundial frustró las vocaciones en los siguientes autores. Me refiero a **André Breton** y a **Louis Aragon**. El primero se había empeñado en estudiar esta carrera en contra de las opiniones de sus padres, que preferían que se hiciera ingeniero. La guerra interrumpió los estudios, ya que fue movilizado en Nantes. Durante la contienda fue destinado a hospitales psiquiátricos donde conoció la obra de Freud y la escritura automática, que influyeron en la gestación de la teoría surrealista.

Por su parte, Louis Aragon ingresó en la Universidad de París, donde estudió Medicina, hasta su movilización entre 1917 y 1919. Después reanudó sus estudios e ingresó como practicante en un hospital de París. En España se ha publicado una recopilación de sus textos titulada *Los colages*[195], que reúne escritos realizados entre 1923 y 1965, en los que expresa con una voz de primera mano aspectos relacionados con el arte que le tocó vivir: «*Lo particular en el objeto de estas observaciones puede evidentemente explicarse por lo que este paso de los pintores del siglo XX, si se reflexiona sobre ello, presenta, si uno lo piensa, de insólito y diferente, al compararlo con lo que preocupó en todo momento a sus predecesores*».

Más recientemente ha aparecido el libro *El aldeano de París*[196], en el que el autor huye del argumento literario para exaltar el materialismo y el carácter sagrado de los objetos que el pro-

---

[194] Hidalgo, Manuel: «André Breton. El subversivo incansable», *El Mundo*, 18 de octubre de 2013.
[195] Aragon, Louis: *Los colages*, Síntesis, Madrid, 2001.
[196] Aragon, Louis: *El aldeano de París*, Errata Naturae, Madrid, 2016.

tagonista, paseante por las calles de la ciudad, va descubriendo progresivamente.

Entre los médicos que propiamente hicieron una obra relacionada con el surrealismo, aun sin participar voluntariamente en el movimiento, hay que referirse a Mijaíl Bulgákov, Schnitzler y Jensen. El trío de médicos escritores, que cito bajo un criterio personal, no utilizan los recursos propuestos por los teóricos del surrealismo, sino que plantean argumentos de una cierta lógica pero que bien pueden expresar las situaciones oníricas que estos pretendían.

Wilhelm Jensen (1837-1911) podría no ser considerado como escritor surrealista, aunque una lectura posterior incluyera una de sus obras. Ni sabía qué era el surrealismo ni le importaba; eso sería años más tarde cuando críticos conocedores de los textos de esta escuela juzgaran que su novela podía incluirse. Nacido en Holstein, Alemania, estudió Medicina en las universidades de Kiel, Breslau y Wurzburgo. Pronto abandonó la profesión médica por las letras.

Jensen fue el más prolífico de los escritores alemanes de su época, habiendo editado más de ciento cincuenta obras. Escribió teatro y poesía, hoy olvidadas. Si Jensen es recordado en la actualidad es porque su novelita *Gradiva*[197] atrajo la atención de Freud, cuyo análisis es la más larga interpretación de una pieza literaria. Está disponible en español como *El delirio y los sueños en la Gradiva de W. Jensen y otras obras*[198].

Continuador del Grand Tour, el escritor llegó a Pompeya, lugar inductor de fantasías; ante estas ruinas, cualquiera sueña. Al decidir traer a la vida a la muchacha del relieve que le ha impresionado,

---

[197]   Jensen, Wilhelm: *Gradiva. Una fantasía pompeyana*, La Tempestad, Barcelona, 2005.
[198]   Freud, Sigmund: «El delirio y los sueños en la *Gradiva* de W. Jensen», *Obras completas*, Biblioteca Nueva, Madrid, 1923.

decide inventarle una historia. La interpretación posterior que se haga del retorno es problema de lectores en busca de explicaciones más o menos fantasiosas.

La historia presenta a un arqueólogo alemán que se obsesiona por la figura de un bajorrelieve que ha adquirido en Roma a la que ha llamado Gradiva, «la que avanza». A través de ella revive la época de la destrucción de Pompey,a donde encuentra a la muchacha (Gradiva/Zoe, esto es, Vida) en carne y hueso, que se le revela como compañera de juegos, sin un erotismo claramente definido, aunque se intuye.

Tal vez, este libro de escasa trascendencia se hubiera abandonado en cualquier anaquel de una perdida biblioteca si el fundador del psicoanálisis no se hubiera interesado por su historia. Freud propone que tanto los sueños inventados por los escritores como los reales, así como los procesos elaborados por el inconsciente y la actividad creadora, son análogos, por lo que el argumento de Gradiva puede equipararse a una terapia psicoanalítica en la que la erupción del Vesubio que sepulta a Pompeya equivale a la represión psíquica.

El escritor expresa de forma concreta la situación a la que invocan los surrealistas en su método: «*Acababa de ser trasportado por efecto de este sentido a una disposición de espíritu extrañamente soñadora, a medio camino entre la lucidez y la inconsciencia*»[199].

La preponderancia del arte sobre la ciencia surge, al sentir de Jensen, por la desilusión ante una profesión repetitiva por la que ha perdido interés. Frente a la postura de un Ramón y Cajal que es capaz de entablar un diálogo fluido con la naturaleza que le descubre la ciencia, el médico alemán afirma haber olvidado «*el lenguaje que debía emplear con ella*», claro ejemplo de una desmotivación hacia la ciencia. Uno más en la larga lista de médicos que sacrificaron su formación por la literatura.

---

[199]   Wilhelm Jensen, *op. cit.*

Sin embargo, un intento de explicación fisiológica, como en el caso de Bulgákov en *El maestro y Margarita*, que se analiza al final de este capítulo, resta el sentido incomprensible para la razón que impusiera el Manifiesto surrealista: «*Sus conocimientos médicos no eran muy amplios, pero le permitían diagnosticar que su extraño estado se debía a una excesiva afluencia de sangre a la cabeza, lo cual podía estar relacionado con una aceleración de su actividad cardíaca*», intentos de interpretación fisiológica tan propios de la escritura médica de la época.

Me he referido anteriormente (ver capítulo «La revolución vienesa») a la figura de uno de los escritores más decisivos que asisten al paso entre los siglos XIX y XX, al hablar de **Arthur Schnitzler**, que además ejerció la medicina durante parte de su vida.

Schnitzler no puede ser considerado como un escritor surrealista, ya que la mayor parte de sus novelas y obras de teatro hablan de la vida de la sociedad que lo rodea en plena eclosión del naturalismo. En realidad, Schnitzler fue un crítico social y político, dotado de una aguda percepción de una sociedad decadente a la que observaba derrumbarse. De aquí su valor.

Sin embargo, en sus primeros años, cuando aún vivía la vida frívola del mal estudiante y candidato a escritor consagrado, Schnitzler muestra una obsesión por la contraposición entre Eros y Tanatos, tan querida al movimiento surrealista como se evidencia en los inquietantes lienzos de Paul Delvaux. Sin embargo, la sola escritura de uno de sus libros, *Relato soñado* (1926)[200], justifica su inclusión en este apartado, ya que representa uno de los textos donde la asociación libre es más evidente. Este hecho no ha pasado desapercibido para el cine, siendo la última película que dirigió Stanley Kubrick titulada *Eyes wide shut*[201].

---

[200] Schnitzler, Arthur: *Relato soñado*, Acantilado, Barcelona, 1999.
[201] Kubrik, Stanley: *Eyes wide shut*, Warner Bros, UK, USA, 1999.

El argumento narra la historia de un joven y exitoso médico que durante un carnaval se siente atraído por lo desconocido, a mitad entre el sueño y la vigilia (de nuevo la constante surrealista común a los intereses freudianos), donde vive experiencias insospechadas: «*Sin embargo, se sintiera como se sintiera en aquellos momentos..., cualesquiera que fueran las decisiones que tomara en las próximas horas, el imperativo acuciante del momento era para él refugiarse un rato en el sueño y el olvido*».

La novela está escrita en tercera persona, aunque en ocasiones se emplea el recurso del monólogo interior, del que Schnitzler fue el introductor en la literatura alemana mediante la novela *El teniente Gustl*[202], publicada en 1900 y que le valió ser expulsado del ejército por su carácter antimilitarista.

Freud estaba más interesado por Schnitzler que este por el maestro del psicoanálisis, ya que no deseaba una interpretación psicoanalítica de sus escritos. No obstante, Sigmund Freud le dice, refiriéndose al *Relato soñado*[203]:

> «*La trama de lo que se podría definir como una obra de teatro de desengaños y de deseos insatisfechos —ninguna de las aventuras erótico-surreales de Fridolin llega a cumplirse, la traición de Albertine ocurre solo en el sueño— se desenreda a lo largo del hilo del mutuo extrañamiento de los protagonistas, de su alejarse y de su progresivo reunirse. La condición psicológica de Fridolin y Albertine trae a la memoria las agudas observaciones de Schnitzler sobre el psicoanálisis y particularmente su original alusión a esa "especie de territorio intermedio que fluctúa entre el consciente y el inconsciente" que él definía como "medioconsciente" o "semiconsciente", y con base en el cual es posible leer las contradicciones de Fridolin y Albertine*».

---

[202] Schnitzler, Arthur: *El teniente Gusth*, Editorial Acantilado, Barcelona, 2006.
[203] «*Relato soñado*, de Arthur Schnitzler», en El lamento de Portnoy: http://ellamentodeportnoy.blogspot.com/2014/02/relato-sonado-de-arthur-schnitzler.html (Consultado el 5 de mayo de 2024).

Como Jensen y Bulgákov, a quienes ahora me referiré, Schnitzler no pretende hacer una obra surrealista; tampoco el término ni la filosofía que lo definen han sido explicitados: eso será años más tarde. Es la indagación que el autor realiza dentro de sí la que produce situaciones incomprensibles para el común de los mortales del momento, si bien las generaciones posteriores van a descubrir que ese arte sin sentido lo adquiere al interpretarlo según las nuevas corrientes artísticas derivadas de la corriente dadá de principios del siglo XX.

El ucraniano **Mijaíl Bulgákov** (1881-1940), junto a Céline y Guimarães Rosa, es el médico que más ha influido en la literatura de su tiempo y del siguiente, gracias a su aportación literaria. Tal es su trascendencia como renovadores de la técnica de la novela. Médicos escritores a fuer de importantes literatos de la historia mundial de las letras. Los tres encabezan cambios importantes en la concepción de la escritura posterior, en la que dejan huella por renovadores del lenguaje. Es mi opinión.

En 1916, Bulgákov se licenció del Departamento de Medicina de la Universidad de Kiev, ciudad donde había nacido, para luego alistarse en el Ejército Blanco opuesto al de los *sóviets*. Tras la derrota, gran parte de su familia se exilió en París. Bulgákov comenzó a trabajar como periodista en Rusia. Stalin, que lo admiraba, sin embargo le denegó el permiso para responder a la invitación para visitar Francia y Alemania. La relación del dictador sobre el novelista fue de amor-odio. No volvió a ver a su familia en el extranjero.

Para paliar el dolor consecutivo a las heridas sufridas durante la guerra, comenzó a administrarse morfina, de la que llegó a hacerse adicto hasta 1918. El libro titulado *Morfina*[204], publicado en 1926, proporciona un espeluznante testimonio de los efectos

---

[204]   Bulgákov, Mijaíl: *Morfina*, Traspiés, Granada, 2014.

de la droga en un texto escrito a modo de diario, donde muestra claves de la creatividad: «*El morfinómano tiene un privilegio que nadie le puede quitar: su capacidad de vivir en plena soledad. Y la soledad otorga pensamientos valiosos, sustanciosos, es contemplación, serenidad, sabiduría*». Aquí llama la atención sobre la necesidad de la soledad y el aislamiento para la creación en general, que comparte con la mayor parte de los artistas.

Aunque ya había publicado obras de ficción en Kiev (*Perspectivas futuras*, 1919), solo entonces se animó a abandonar la medicina, sacrificada por la literatura. En 1921 se trasladó con su familia a Moscú. Divorciado de su primera esposa, volvió a contraer matrimonio en 1925. Comenzó en 1929 a escribir la que sería su obra maestra, *El maestro y Margarita*[205].

Desde 1927, su carrera había comenzado a sufrir una persecución al haber perdido el favor de Stalin, que lo tachó de antisoviético. En 1930, le pidió permiso para exiliarse de la Unión Soviética, donde se sentía menospreciado. Como respuesta recibió una llamada del propio Stalin, quien lo admiraba como escritor: «*El tirano respetó la vida de Bulgákov, aunque permitía que sus burócratas se la hicieran imposible*»[206].

Volviendo a *El maestro y Margarita*, se trata de un texto lleno de fantasía, cercana a los relatos góticos, corrosivo y divertido. No es de extrañar que, hasta 1966, no viera la luz en una versión mutilada por la censura.

La fama de este libro solo ha crecido desde entonces, trascendiendo a su época y siendo una referencia para la literatura universal. La trama de *El maestro y Margarita* es simple: el diablo y una pequeña comitiva llegan a Moscú, donde ocurren acontecimientos inexplicables: incendios, billetes de banco transmutados

---

[205] Bulgákov, Mijáil: *El maestro y Margarita*, Alianza, Madrid, 2002.
[206] Christopher Domínguez Michael. http://www.letraslibres.com/mexico/el-maestro-y-margarita-mijail-bulgakov.

en etiquetas de botellas de vino, cambios geográficos, o las damas convertidas en brujas. Como en el *Quijote*, introduce narraciones intercaladas: Margarita se enamora de un escritor mayor que ella cuyo manuscrito sobre la vida de Poncio Pilatos ha sido rechazado, en una parodia del propio Bulgákov, que, en realidad, había quemado el primitivo manuscrito.

La tercera trama intercalada está formada por pasajes de la novela que escribe el maestro siguiendo algún episodio de los Evangelios. Se trata de la historia de Poncio Pilatos, de su encuentro con Ga-Nozri (un trasunto de Jesús), al que no libra de la condena a muerte que le propone Caifás pese a creerle inocente. Algunos han identificado al tribuno romano con el propio Stalin, pero no existen datos fundados que soporten esta sospecha.

Sobre este tema, la crítica ha dicho: «*Bulgákov niega el suicidio de Judas de Kerioth. El traidor fue mandado asesinar por Poncio Pilatos, pretextando el robo de sus treinta tetradracmas. Tras permitir la condena de Cristo, el procurador castiga al criminal, adelantándose a los deseos justicieros de Leví Mateo, el discípulo bienamado del Ungido en* El maestro y Margarita»[207].

El epílogo esconde una chanza sobre el momento y la sociedad en que fue escrita. Según las investigaciones policiales abiertas para esclarecer los motivos del caos ocurrido en Moscú, al final de la obra, a modo de estrambote, se arregla una versión asumible en los informes oficiales. Desaparece el argumento surrealista al intentar explicar un sentido lógico: las masas caminando por las calles no eran más que casos de hipnosis compartida. Las transportaciones de personas a otros lugares distantes eran bromas de personas embriagadas. Todo tiene explicación y tal vez este desilusionante final sea el que más aleje a este libro del ideario surrealista: los propios afectados asumen su parte de culpa, firman

---

[207] Christopher Domínguez Michael. http://www.letraslibres.com/mexico/el-maestro-y-margarita-mijail-bulgakov

confesiones y creen la versión que se les presenta. No es más que una burla de los métodos empleados en las purgas de Stalin, en las que muchos de los ejecutados confesaban cualquier tipo de culpa. Así, la escritura de *El maestro y Margarita* supone un brutal desafío al realismo socialista, mediante un alegato de la imaginación más desbordante[208]. El libro se aleja del ideario surrealista en cuanto relata una enloquecida situación fuera de los conceptos de la escritura automática, aunque sí encierra el estado previo a la ensoñación cuyo misterio se disuelve en las aclaraciones finales.

---

[208] Gonzalo Muro. http://confiesoqueheleido.blogspot.com.es/2010/06/el-maestro-y-margarita-mijail-bulgakov.html

DE LITERATURA Y MÉDICOS

9

Del realismo al naturalismo

La escritura realista ha existido siempre. Cualquier novela, relato o poema es expresión de una realidad objetiva o subjetiva de su momento. Solo cuando una mayoría de escritores coinciden en mostrar los aspectos más sórdidos de su época es cuando las clasificaciones de referencia abren un apartado con tal epígrafe.

Los escritores incluidos dentro del realismo y el naturalismo recuerdan a antepasados conocidos cuya vida se comenta en reuniones familiares frente a viejas fotografías de color sepia. Tal vez sea la admiración por Pérez Galdós, tal vez sea por la afición a pasear las calles madrileñas por donde ellos circularon, los escritos de estos autores sugieren documentos históricos más que inventos. *Luces de bohemia* es el texto más definitorio de la ciudad de Madrid.

En mi familia paterna había una serie de profesionales que vivieron el paso entre los siglos XIX y XX en la Universidad Central de la época. Liberales y republicanos. Habían asistido a las obras de construcción de la Gran Vía que renovaban un barrio de casuchas innobles, la gente paseaba por El Salón del Prado, organizaban excursiones en tranvía para merendar en la lejana Guindalera, y la calle Sevilla estaba adoquinada con bloques de madera que resonaban bajo los cascos de los caballos de los «elegantes» del momento.

Lo contaba mi circunspecto abuelo cuando ya era anciano; sin embargo, mucho tiempo antes había sido un joven agitador, libertino y divertido, aunque de eso no hablaba para evitar el mal ejemplo. Prueba de ello es el hecho de que una de las más relucientes ventanas de esa biblioteca literaria de que hablaba al principio sea una primera edición de *Misericordia* de 1897. En la segunda página, tras la portada, una tinta deslucida reza sobre el título impreso: *«A Valle Inclán, su buen amigo B. Pérez Galdós»*. *«Toma esto porque sé que te gusta leer»*, dijo mi abuelo pocos años antes de morir. *«¿Pero cómo tienes este tesoro?»*, le pregunté. *«Los jóvenes íbamos a las tertulias de los escritores famosos. Una tarde, don Benito llegó con el libro que acababa de imprimir y lo obsequió a Valle-Inclán; se lo dedicó delante de mí y de los otros. Lo que ocurre es que Valle-Inclán inició una discusión fogosa que terminó bruscamente, tras lo que abandonó la reunión. El libro se quedó sobre la banqueta y yo, que estaba a su lado, lo cogí»*.

Pero volvamos a nuestro tema. En contraposición a la corriente romántica, el realismo se extendió como una mancha de aceite por Europa impulsado por los escritores franceses de finales del siglo XIX. Frente a la subjetividad de la escuela anterior, el realismo reproducía la realidad externa obtenida mediante una observación despersonalizada y documentada. La corriente se extendió por el continente. Dickens es el gran representante en Inglaterra, como Stendhal, Balzac o Flaubert en Francia, Dostoievski y Tolstói en Rusia, o Eça de Queiroz y Filhao de Almeida en Portugal, aunque también alcanza América, con Machado de Assis en Brasil. Pérez Galdós es la figura singular española, junto a Pardo Bazán.

El realismo de fin de siglo se manifiesta como una consecuencia de cambios sociales que estaban ocurriendo: la aparición de una burguesía culta e ilustrada que solicita temas conocidos, la difusión de las ciencias experimentales debido a la divulgación del evolucionismo de Darwin, de los métodos de la medicina experimental de Claude Bernard y las leyes de la herencia de Mendel. Estos, entre otros, eran los factores que influían en un tipo de literatura que incluye la descripción de costumbres bajo una base «científica» de observación de la naturaleza humana. Es cierto que el supuesto carácter científico con que se identifican las obras encuadradas en tal corriente se resume en eliminar connotaciones positivas del ser humano para poner de manifiesto una sexualidad y una brutalidad que podían pasar implícitas en textos de tiempos anteriores. Se resaltan los defectos y lo prohibido sobre las cualidades positivas. Posiblemente sería más adecuado dar el calificativo de objetivas, más que científicas, a dichas actitudes descritas por el realismo y el naturalismo. Veremos a continuación lo que diferencia ambas escuelas.

El estilo mediante el que el escritor realista se acercaba al público era directo, sencillo y coloquial, exento de la afectación grandilocuente que había predominado en el periodo romántico. 1868 fue el año en que se inició el poder de la burguesía en España, dando lugar a la posterior implantación del realismo. Benito Pérez Galdós, Fernán Caballero, Leopoldo Alas (Clarín), Emilia Pardo Bazán y Juan Valera son los autores más destacados de esta última tendencia.

Una derivación del realismo fue el naturalismo, que se centró en las denuncias de las clases proletarias, mientras que el realismo ponía la atención en las costumbres de la burguesía. El máximo representante y teórico fue el escritor Émile Zola, quien expuso sus fundamentos teóricos en el prólogo a la novela *Thérèse Raquin* (1867) y en el ensayo *Le roman expérimental* (1880).

El naturalismo pretendía describir la realidad de forma imparcial y rigurosa, sobre bases documentadas y científicas. A diferencia del realismo, el naturalismo prescinde de los valores morales burgueses para ser más objetivo, destacando la dependencia de las condiciones del medio en que vive. No hay una diferencia entre lo bello y lo feo, ya que ambos conceptos tienen el mismo valor por ser reales.

Algunos lectores confundieron el naturalismo con pornografía, como ocurrió en los casos de Felipe Trigo o López Bago, lo que fue económicamente muy rentable ante unos lectores ávidos en la búsqueda de una supuesta pornografía que, desde el punto de vista de hoy, están lejos de mostrar. La supuesta excitación sexual de obras de este escritor que escandalizaba a parte de la sociedad hoy ha perdido cualquier sentido lujurioso con una carga erótica menor que la presente en muchas series de televisión[209].

Entre los escritores españoles, Emilia Pardo Bazán defendió un naturalismo a la española. Pero si se pretendía dar una visión objetiva de una realidad de la sociedad española, la persona dedicada al ejercicio de la medicina ocupaba una posición privilegiada. Figuras médicas como López Bago y Trigo fueron representativas de un momento convulso.

Al margen de modas, la figura de **Felipe Trigo** (1864-1916) ha sido injustamente olvidada en la actualidad. Nacido en Villanueva de la Serena (Badajoz) en una familia de clase media, estudió el bachillerato en Badajoz y se trasladó a Madrid para hacer la carrera de Medicina, aunque frecuentaría —poco, según propias confesiones— la vieja facultad y el Hospital de San Carlos en Atocha, lo que reflejaría en la novela *En la carrera* (1909)[210], libro comparable a *El árbol de la ciencia* de Baroja. Tras licenciarse ejerció como médico titular en los pueblos de Trujillanos y Valverde de Mérida, lo que noveló en *El médico rural* (1912)[211], donde describe los inicios del ejercicio de la profesión.

Al cabo de un tiempo, Trigo opositó a Sanidad Militar, destinado a Sevilla y, luego, a Trubia. Se presentó voluntario para acudir a Filipinas, donde se había desencadenado una revolución encabezada por el también médico y escritor José Rizal, autor de *Noli me tangere*[212], novela anticolonialista, prohibida por las autoridades españolas, fusilado años más tarde. Trigo fue herido en un

---

[209] Trigo, Felipe: *En la carrera (Un buen chico estudiante en Madrid)*, Imprenta de Antonio Marzo, Madrid, 1909.
[210] Felipe Trigo, *op. cit.*
[211] Trigo, Felipe: *El médico rural*, Turner, Madrid, 1978.
[212] Rizal, José: *Noli me tangere*, El Viento, 2008.

combate con los rebeldes, aunque consiguió escapar. Fue repatriado a la península como mutilado de guerra, donde fue considerado un héroe nacional y elevado al grado de teniente coronel. Para entonces, Trigo ya era famoso.

Abandonó el ejército en 1900 y se instaló en Mérida para dedicarse íntegramente a la literatura. Sus experiencias en Filipinas fueron narradas en la novela *Las ingenuas*[213], que tuvo un gran éxito de ventas en España y América, lo que le permitió llevar una vida desahogada, residiendo tanto en Extremadura como en su lujoso chalé de la Ciudad Lineal. El éxito editorial fue enorme, pudiendo incluirse entre los *best sellers* de su época. En 1905 se trasladó definitivamente a Madrid.

La bruta (1908) es una novela reivindicativa de libertad efectiva y social para la mujer, una constante en Trigo, al menos teórica. Fue su primera novela traducida al francés, con una tirada de sesenta mil ejemplares.

En poco tiempo publicó diecisiete novelas, varias novelas cortas (en las populares colecciones *El Cuento Semanal*, primero, y luego en *La Novela Corta*) y varios relatos, con gran éxito de ventas.

La defensa de la liberación de la sexualidad que mostró Trigo, así como la crítica a la hipocresía burguesa sobre la moral sexual, le hizo objeto de críticas por un supuesto carácter pornográfico de sus escritos. Clarín lo califica de *«corruptor de menores y del idioma»* manejando un lenguaje *«groseramente tosco, incorrecto y confuso»*. Para el lector actual de Trigo, su lenguaje aparece como innecesariamente enrevesado[214]. Pío Baroja, solterón y moralista a su manera, se refirió a él como *«judío lúbrico y explotador de la libido»*. En mi criterio, Trigo es un escritor moralizante más que escandaloso. Sea como fuere, el caso es que Felipe Trigo es un escritor original y decisivo de la llamada edad de plata de la literatura española; de

213 Trigo, Felipe: *Las ingenuas*, Otero, Santa Cruz de la Sierra, Bolivia, 1996.
214 Trigo, Felipe: *En la carrera*, Ediciones Turner, Madrid, 1988.

gran influencia sobre los novelistas españoles más leídos de principios del siglo XX.

Desde una concepción académica del uso de la lengua, existe en los textos de Trigo gran cantidad de construcciones incorrectas, algunas de ellas difícilmente justificables desde la propia lengua hablada que el autor pretende elevar a la categoría de literaria: «¿*Cómo quedrán que se valga así dengún cristiano? Pague osté la casa, leña, luz, zapatos y ropa y pan pa cuatro o cinco; pague usté médico y botica…*»[215]. Léase *El miajón de los castúos*[216], de Luis Chamizo, para comprender el localismo buscado por el autor.

Felipe Trigo ofreció una visión panorámica de la burguesía de su tiempo y ámbito en la novela *Jarrapellejos*, una de las más representativas de su obra, donde analiza el papel de la mujer perteneciente a diferentes estratos económicos en una sociedad rural, marcada por el caciquismo en la figura de Jarrapellejos, el rico de pueblo que obstaculiza cualquier tipo de progreso imponiendo su voluntad.

Los personajes femeninos en esta novela se dividen en dos tipos: las de la clase superior, que mantienen una doble vida para satisfacer las necesidades sexuales que sienten sin descubrirlas a los vecinos, y las siervas, que solo sirven para explotación sexual de los pudientes. Trigo tiene una visión pesimista del matrimonio, que solo es un medio para consolidar el prestigio social.

Para el autor, la muchacha soltera está sometida a unas estrictas reglas morales para evitar la marginación social. Una vez casada adquiere una mayor libertad con tal de que mantenga las apariencias, que mima a su hombre creyendo cumplir con su obligación. Les han enseñado que sus deberes de casadas les imponen satisfacer los caprichos del esposo, como prostitutas familiares.

---

[215] Trigo, Felipe: *Jarrapellejos*, Turner, Madrid, 1988.
[216] Chamizo, Luis: *El miajón de los castúos*, Espasa, Madrid, 1998.

Con respecto a la clase social más baja, el campesinado, presenta una mujer analfabeta, con un arraigado sentimiento religioso que acepta y no critica, apegada a la tradición, asumiendo las relaciones patriarcales, como es el caso de Petra, joven violada por su propio padre. En periodos de sequía o de plagas, el hambre obliga a la mujer a prostituirse para poder alimentar a sus hijos. *«La miseria sirve para prostituir a las mujeres y para volver a maridos borrachos y gandules»*.

La novela *Jarrapellejos* es considerada una obra fundamental de la literatura castellana del siglo XX, es, sobre todo, uno de esos pocos libros en los que un cúmulo de elementos, manejados por una inspiración genial, son capaces de trazar el carácter esencial de un tiempo y una sociedad. Una perfecta relación entre texto y argumento que transmite una sensación de realidad absoluta. La imagen se queda grabada: sensación de asistir a una tragedia rural que acompaña durante toda la novela.

Trigo es pesimista, como el resto de su generación que había asistido a las últimas guerras coloniales; las ha vivido en persona, por lo que destaca la impotencia en la que se sume España ante cualquier intento de regeneración. Denuncia una sociedad degenerada, anclada en un pasado obsoleto, degradada en esencia, sin principios ni respeto hacia los valores humanos. Frente al resto de sus coetáneos de la Generación del 98, Trigo no es capaz de encontrar una solución a la grave pregunta de cómo realizarse y ser felices los seres humanos en tales condiciones. Como Schnitzler en su medio, el escritor español se erige en moralista que sigue atento y denuncia los vicios de la sociedad que lo rodea, distante del papel de corruptor de la juventud y pornógrafo con que lo calificó la hipócrita burguesía del momento. Frente a una sociedad pacata y mojigata, Felipe Trigo aparece como el escritor moralista que denuncia la corrupción, sin arredrarse por las consecuencias que pudiera tener. Bien es cierto que la interpretación torticera de su obra como erótica y pornográfica le proporcionó los beneficios económicos de que disfrutó durante el último periodo de su vida.

Felipe Trigo padecía crisis depresivas —neurasténicas, diría él—; padecía un miedo a la locura o tal vez se había diagnosticado a sí mismo una enfermedad incurable sin el conocimiento de su familia. El 2 de septiembre de 1916, y en un momento en el que disfrutaba aún de un éxito extraordinario, se suicidó de un tiro en la cabeza en su quinta madrileña Villaluisiana, de la Ciudad Lineal, tras dejar una misiva[217]:

> *«Perdonadme todos. Yo estoy seguro de que nada os serviría más que para prolongar algunos meses vuestra angustia viéndome morir. Pensad que, de esta catástrofe, fue el motivo, el ansia loca de crearos alguna posición más firme. Perdonadme, perdonadme. ¡Consuelo, mártir mía, hijos de mi alma!, si mi vida fue una equivocación, fue generosa. Con la única preocupación vuestra por encima de todos mis errores. Que sirva esta de mi voluntad de testador para declararos herederos míos de todos mis derechos. Perdón».*

El cálculo del número real de ventas de cada uno de los títulos de Felipe Trigo es imposible, al haberse perdido los archivos de la Editorial Renacimiento, donde publicó su obra. Entre 1908 y 1916, Trigo llegó a publicar treinta y dos ediciones de diecinueve obras diferentes, sin contar las novelas cortas aparecidas en colecciones. Solo en los seis meses siguientes a su muerte llegaron a venderse treinta mil ejemplares; para 1920, algunas de sus novelas más populares alcanzaban su novena edición, lo que lo convertiría en lo que hoy se considera un escritor de *best seller*. En contraste, el prolífico Pérez Galdós solo publicó treinta y dos ediciones de treinta y dos obras diferentes, y Pío Baroja, dieciocho ediciones

---

[217] «Felipe Trigo», en *El Blog de Juan Francisco Caro* (Consultado el 4 de mayo de 2024).

de otros tantos títulos, por hacer una comparativa con dos de los escritores más consagrados.

Como seguidor tardío de las escuelas naturalistas, el escritor y médico esloveno **Loiz Kroigher** (1877-1959) intenta realizar un análisis social de base científica en el drama *El caparazón* (1911), en que revindica el derecho de la mujer a dirigir su vida, en sintonía con la corriente literaria antes citada.

En la actualidad, las editoriales buscan personajes para publicar libros que se vendan, al margen de su mérito o contenido. Esto es, el autor hace el libro para la venta porque la editorial ha seleccionado previamente al autor que necesita. Por suerte para la literatura, pocas veces se lee ese libro y su presencia es fugaz.

En otros momentos, en ausencia de televisión o de redes sociales, la literatura y, sobre todo, el periodismo prestaban la suficiente popularidad para proyectar a un autor. El caso de **José Francos Rodríguez** (1862-1931) fue característico del ascenso social hasta los puestos más elevados. Sucesivamente fue periodista, escritor, médico y político español, alcalde de Madrid y ministro durante el reinado de Alfonso XIII. Procedente de una familia modesta, su padre era cochero, pero advirtió la inteligencia, capacidad de trabajo y ambición del hijo, al que animó a estudiar una carrera universitaria. Comenzó los estudios de Medicina con grandes esfuerzos económicos, protegido por el doctor Cortezo.

Masón conocido, defensor de la igualdad de la mujer y de su actividad en las logias masónicas, amigo y colaborador del periodista y escritor asesinado Antonio Rodríguez García-Vao, Francos Rodríguez estuvo afiliado al partido demócrata. Fue director del *Heraldo de Madrid* bajo el seudónimo de Juan Palomo. Miembro de la Real Academia Española, elegido en 1924.

Dado que el teatro era el lugar donde era posible transmitir la dialéctica del pensamiento de la época, realizó con Félix González

Llana y después con Antonio Rodríguez García-Vao diferentes adaptaciones teatrales donde expresaba su interés por las cuestiones sociales: *El pan del pobre*[218], adaptación libre de *Los tejedores* de Gerhart Hauptmann, *Blancos y negros, El lujo, Los pobres de Madrid,* entre otras. Mostró un especial interés hacia el análisis de los temas históricos. Publicó libros de viajes (*Huellas españolas: impresiones de un viaje por América*[219]) y algunas obras de narrativa como *El espía* (1914), *El primer actor* (1909) y *La novela de Urbesierva (narraciones)* (1887), apenas unos relatos largos para los criterios actuales, publicados en Los Contemporáneos, editorial dirigida por Eduardo Zamacois, hoy difíciles de encontrar.

En un intento por indagar la vocación médica de Francos Rodríguez, se encuentra un párrafo que aclara: *«En España —argüía— todo el mundo es abogado, mientras no se demuestre lo contrario. Necesita este país hombres de Laboratorio, que escudriñen bien el libro hermoso de la Naturaleza, que sepan aprovechar las grandes energías en las que se encierra el porvenir de los pueblos modernos».* ¿Encierra este texto las claves para la inclinación hacia la carrera?

Comenzó a ejercer como médico de familia en la población de Hellín, Albacete, en 1891, donde se casó con Lucía Sánchez Más, hija de un terrateniente del que heredó varias fincas, que le permitieron una situación desahogada hasta su fallecimiento. No debía ser muy profunda su vocación, porque en 1892 regresó a Madrid abandonando la medicina al objeto de dedicarse a sus grandes pasiones, la política y el periodismo.

Uno de los personajes más controvertidos entre los médicos escritores de principios de siglo XX fue Leopold Hermann **Oskar**

---

[218] González Herranz, José Manuel: «La "cuestión social" en la literatura del realismo-naturalismo: dos dramas de mineros (*Germinal*, de Émile Zola; *Teresa*, de Leopoldo Alas», *Historia Contemporánea*, 29, 2005, 785-801.
[219] Francos Rodríguez, José: *Huellas españolas: impresiones de un viaje por América*, América, Madrid, 1950.

Panizza (1853-1921), nacido en Bad-Kissingen, Alemania, que fue conocido en literatura como Oskar Panizza. Cursó estudios de medicina en Múnich entre 1876 y 1880. A principios de 1887 contrajo una sífilis que, en su localización neurológica, bien podría haber influido en su enloquecida conducta manifestada a edades avanzadas. Desde su infancia había mostrado un temperamento inestable y una genialidad desbordada. Por la familia paterna tenía antecedentes excéntricos, irascibles e impulsivos, y por la rama materna, varios casos de locura diagnosticada. Ejerció como médico asistente en el principal hospital mental bávaro. Desde 1880 comenzó a publicar cuentos y textos breves en los que se intuyen las ideas radicales que después desarrollaría.

Panizza abandonó precozmente la psiquiatría, en medio de un episodio depresivo con síntomas psicóticos. Sus escritos abordaron pronto temas discutidos dentro de la sociedad del momento, como la prostitución, la que defendía como necesaria en la línea de las corrientes naturalistas del momento —sus únicos contactos sexuales fueron con prostitutas— y la masturbación. Publicó el volumen de poesía *Düstere Lieder* (1885). Durante un año de estancia en Inglaterra escribe y publica *Londoner Lieder* (1887) y otro volumen de poesía titulado *Legendäres und Fabelhaftes* (1889). En 1893 ataca el dogma de la inmaculada concepción defendido por los católicos, en su obra *Die unbefleckte Empfängnis der Päpste* (*La inmaculada concepción de los papas*[220]), así como *Das Liebeskonzil* (*El concilio del amor*, 1894), en que ridiculiza a través de sus personales a las figuras de Dios, Jesucristo y María. Su argumento: un Dios padre senil y cansado, al que adulan las voces de los ángeles; un Jesús indolente, derrotado y en decadencia, y una María obsesionada por el sexo y cansada de ser virgen acuerdan solicitar los servicios del diablo, encargado por Dios de crear la sífilis para desatar la plaga que castigue a los hombres por sus excesos.

---

[220] Panizza, Oskar: *La inmaculada concepción de los papas*, Alfa Argentina, Buenos Aires, 1972.

La inmaculada concepción de los papas no se refiere específicamente a la de la Virgen María, dogma para los católicos desde que la proclamó Pío IX en 1854, sino a un batiburrillo de referencias inencontrables, medievales y renacentistas, sobre las que establece absurdas relaciones que lo llevan a escribir que Dios padre, la Santísima Trinidad, san Joaquín, santa Ana, la Virgen María y, por supuesto, Jesús no fueron creados ni concebidos, por lo que comparten divinidad desde el momento en que el papa proclamó la virginidad de María.

Otro párrafo dice *«que el Papa elegido en nuestra época [cuando se escribe el libro] es la 260.ª encarnación del Espíritu Santo. Sin embargo, no hay 260 papas. Pues el Papa es uno. Hay en realidad doscientas sesenta encarnaciones. Y esas doscientas sesenta encarnaciones son iguales».*

Para cualquier estudioso de las religiones, sea cristiano, ateo o agnóstico, la obra de Panizza no es blasfema, a mi juicio, sino una mezcolanza de ideas, sin base ni elaboración. No se crea que es un texto expresivo de la locura que padeció, sino un batiburrillo de ideas sin el menor soporte.

La obra fue denunciada ante un tribunal y fue condenado a un año de cárcel. Se exilió en París, donde publicó una nueva colección de poemas (*Parisjana*, 1899), aunque regresó a Alemania por falta de dinero, donde fue nuevamente detenido. Tras un fallido intento de suicidio, fue arrestado de nuevo por ir desnudo por la calle, desarreglos mentales que motivaron internamientos en hospitales psiquiátricos desde 1906 hasta su muerte, que sirvió de inspiración al impresionante cuadro de George Grosz, titulado *A Oskar Panizza* o *El entierro de Oskar Panizza* (1917-1918), que guarda la Galería Estatal de Stuttgart.

Su enfrentamiento con los principios sociales y religiosos del medio —no se olvide que Baviera era predominantemente católica— hizo que su obra fuera postergada hasta que André Breton la reeditara en 1960. Es un libro de muy baja calidad.

Presche dijo: «*Panizza es la figura más odiosa, la más disonante de toda nuestra literatura actual. Nadie ha atacado con tanta brutalidad como él, en los tiempos del Reich alemán, a la Iglesia Católica y al Papa, a los alemanes y a su emperador*». Me parece una afirmación excesiva. En español se dice que «*no ofende quien quiere, sino quien puede*», y Panizza no puede por su propia incongruencia.

Muy cercano al ambiente descrito por Valle-Inclán, un personaje singular en la literatura española de entre los siglos XIX y XX es **Eduardo López Bago** (1853-1931), la figura española más representativa del denominado «naturalismo de barricada», junto al citado Sawa, Martínez Arrúe, Nacís Oller, García Alemán y el también médico José Zahonero, entre otros.

Durante toda su vida, López Bago fue un personaje controvertido: tan escandaloso para sus enemigos como modélico para los que lo admiraban. Tal vez representó la punta de lanza de aquel naturalismo radical que Zola había iniciado en Francia. Su primera novela conocida, *Amores*, publicada en Sevilla cuando López Bago tenía veintidós años, no es representativa de lo que sería su obra posterior. Esta sería la última vez que se ocupara de situaciones galantes de la alta sociedad; a partir de entonces, se colocaría en contra de la que denominaba como «novela bonita» de Pedro Antonio de Alarcón o Juan Valera, a los que califica como escritores aficionados, ya que simultaneaban la literatura con profesiones que les proporcionaban medios de vida, en contraposición con su propia obra, plenamente inmersa en el naturalismo, del que afirma que es una verdad «*considerando que es una literatura "científica" porque pretende analizar el determinismo de los fenómenos sociales y humanos mediante la observación y el experimento*»[221].

---

[221] Lozano Marco, Miguel Ángel: «El naturalismo radical: Eduardo López Bago. Un texto desconocido de Alejandro Sawa», *Anales de Literatura Española*, Alicante, 1983.

Una serie de obras tituladas *La prostituta, La pálida* o *El cura,* publicadas entre 1884 y 1885, le acarrearon conflictos ante la justicia, aunque fue absuelto por sentencia de junio de 1885: *«que la novela titulada* La prostituta, *al desarrollar el argumento que su autor se propuso, no revela tendencia alguna inmoral, ni en dicha novela se hace apología de acciones calificadas por la ley de delito, ni se ofenden las buenas costumbres ni a la decencia pública al describir determinadas escenas».*

Su obra producía escándalo entre los lectores, aunque, pese a ello o tal vez por ello, tuvo gran éxito de ventas entre las clases más bajas y revolucionarias. Es curioso el temple moralista conseguido mediante obras escandalosas que producían pingües beneficios económicos. *El cura* es posiblemente la novela más tendenciosa de su serie anticlerical, donde describe un caso de incesto en el que está involucrado un sacerdote. En el apéndice de este texto anuncia que se seguirá de *El confesionario* y *La monja,* publicados en Madrid por Juan Muñoz y Compañía Editores, que parecieron alcanzar buen éxito de ventas, según expone el propio autor: *«porque, para mayor dolor de mis detractores, mientras que la novela bonita alcanza un mediocre éxito de librería de que ya hice mención, con toda la fealdad de* La prostituta, *agota sus ediciones rápidamente»*[222].

Aunque el propio autor hace referencias a su situación y en defensa de la literatura que realiza, apenas se ocupa de la profesión médica que había estudiado en Madrid. De hecho, en la época en que escribe sus textos más difundidos, se considera un literato profesional que vive de esta actividad, por lo que desconocemos si alguna vez llegó a ejercer la medicina. *«Nosotros vivimos de la literatura; es nuestra profesión, y no queremos otra»,* dirá al enfrentarse a los que denomina escritores «aficionados» que viven de los sueldos que les proporcionan otras actividades y escriben en los momentos libres. Sin embargo, los conocimientos médicos y el manejo de la bibliografía técnica al uso en su momento son evidentes y

---

[222] López Bago, Eduardo: «Apéndice: Vosotros y yo», *El cura,* Vose, Madrid, 1996.

extensos, sobre todo al referirse a las enfermedades secundarias al hacinamiento de las cárceles[223], así como a los religiosos y litúrgicos que muestra en *La pálida* o *El cura*[224], aun cuando los ponga al servicio de las tesis que defiende:

> «*De aquí la falta de oxígeno para la sangre y la acumulación de ácido carbónico. La tisis pulmonar es debida a la respiración del aire preespirado, dice MacCornac. Y añade Hammak: La presencia y la gravedad de las enfermedades pulmonares están en razón inversa del aire destinado a cada individuo: a menor espacio, más grave es la enfermedad del pulmón*».

Se está refiriendo al hacinamiento existente en las cárceles de su tiempo, para las que propone una visión compatible con la que existe hoy cuando defiende la necesidad de una acción preventiva sobre la puramente punitiva, o del sistema carcelario, al hablar de la Cárcel Modelo de Madrid.

La vida de Eduardo López Bago guarda muchas lagunas. De hecho, existe un paréntesis anterior a 1822, cuando publica en Sevilla *Amores,* y tras 1890, en que parece que emigra a América, donde edita una de sus novelas más revolucionarias, titulada *El separatista* (1895). No he encontrado referencias a su regreso a España y del tiempo transcurrido hasta su muerte en Alicante.

López Bago se reconoce un personaje atrabiliario dentro del ambiente de los escritores de su momento: «*Yo, que no soy amigo complaciente de nadie y me tengo por enemigo de todo el mundo*»[225]. Es denunciado frecuentemente con motivo de los escándalos que producen sus obras, lo que le inscribe en la tradición de Gustave

---

[223] López Bago, Eduardo: *El preso. La Inquisición moderna*, Madrid, sin fecha de publicación.
[224] López Bago, Eduardo: *El cura*, Vose, Madrid, 1996.
[225] López Bago, Eduardo: «Prólogo» a José Conde de Salazar, *Tortilla al ron*, La Biblioteca Naturalista, Madrid, 1885.

Flaubert, Charles Baudelaire y Émile Zola, hecho que le proporciona popularidad y una extraordinaria cantidad de ventas. Pío Baroja escribe en sus memorias: «*Era un hombre sin escrúpulos. Puso a una novela suya un prólogo falso de Alfonso Daudet, dándose unos bombos terribles a sí mismo. En no sé qué libro francés he leído la protesta de Daudet sobre la atribución de la paternidad de ese prólogo*», de lo que López Bago se defiende en el apéndice de *La buscona*.

López Bago fue un escritor controvertido en su tiempo, como lo fuera Trigo con respecto al realismo, escándalos que a ambos les proporcionaron importantes ingresos. Tan popular en su momento como olvidado en la actualidad. Frente a la denuncia concreta de Trigo de situaciones sociales que observa a su alrededor, López Bago se erige defensor de tesis extremas que dulcifica solo al final de *La buscona* mediante la conmiseración del padre del protagonista hacia la prostituta de quien está enamorado su hijo.

Pese a aparecer como defensor de la mujer, su criterio es completamente machista según los estándares de hoy. En su obra, la mujer busca una sexualidad más explícita de la de Felipe Trigo, que solo la menciona, pero indefectiblemente estará destinada a cumplir con los deseos del hombre que la domina y utiliza para su satisfacción.

Una de las evoluciones más sorprendentes dentro de los escritores médicos incluidos en el naturalismo es la presentada por **José de Calasanz Zahonero** de Robles Díaz Gallego (1853-1931). Nacido en Ávila, estudió Medicina y Derecho en Granada y Valladolid. Emigrado a Francia tras la restauración de Alfonso XII, a su regreso colaboró con periódicos madrileños defendiendo el nuevo estilo naturalista.

En 1881 publicó su primera obra, *Zig Zag*[226], recopilación de cuentos y artículos en que se adelantaba a los restantes seguidores del naturalismo radical, que recibió una carta de felicitación de

---

[226] Zahonero, José: *Zig Zag*, Imprenta F. Cao y D. del Val, Madrid, 1881.

Zola, según *El Imparcial* del 12 de mayo de 1882. En ella defiende la tarea del crítico literario libre e independiente de las imposiciones morales, sociales y políticas, así como la profesionalización del escritor. Como otros naturalistas, aplica tesis escasamente contrastadas en las que denuncia al clericalismo procedente del fanatismo religioso, la trata de mujeres, las desigualdades de la pareja en las que no ahorra escenas truculentas.

En 1884 publicó *La carnaza*, dando lugar a una prolífica carrera como novelista durante los años siguientes. Participó en actos literarios de El Ateneo, donde entabló amistad con Eduardo López Bago, Pérez Galdós y otros. En el libro *Gente nueva* (¿1888?) apareció José Zahonero junto a Sawa, López Bago, Mariano de Cavia y Silverio Lanza como autores intermedios entre Galdós y la Generación del 98.

En Madrid, asistió a la influyente tertulia que tenía lugar en el Nuevo Café de Levante, situado en la calle Arenal, donde acudía su amigo Ángel Ganivet, quien, antes de suicidarse, le comunicó sus intenciones.

No se han encontrado datos sobre su ejercicio de la medicina en algún momento. Es una constante común a otros médicos escritores adscritos al naturalismo, en los que la formación profesional parece servir para tener un conocimiento de la situación real del ser humano, más que por un especial interés por ayudar al prójimo doliente.

En 1890 ocurre un hecho relevante en la vida de Zahonero: se convirtió al catolicismo. Este hecho causó escándalo entre sus seguidores, que se sentían traicionados por esta decisión, abandonando la línea erótico-social propia de la escuela para iniciar una literatura ejemplarizante. P. Fernández explica tal situación: «*Aunque Zahonero condena el fanatismo religioso y se muestra anticlerical, conserva un sedimento de creencias católicas [...] que acortan el alcance de sus teorías naturalistas*»[227].

---

[227] Fernández, Pura: *Eduardo López Bago y el naturalismo radical*, Rodopi, Ámsterdam, 1996.

Pudo influir la muerte de su hijo ocurrida ese año y la de su hija, cinco años más tarde, cuando tenía tres años. A partir de entonces se convirtió en un apasionado practicante y público defensor de su fe, hasta su muerte[228].

---

[228] González Blanco, Andrés: «Orígenes y difusión del naturalismo: la especificidad de la práctica hispana», *Revista de Literatura Española*, Madrid, 1995.

10

El pesimismo de fin de siglo

Conocidas circunstancias históricas dan lugar a una situación generalizada de pesimismo en España en los alrededores de 1898. La motivación social se basa en que si el hombre vive en el peor de los mundos posibles, su destino consiste en buscar lo que nunca tendrá. En consecuencia, no es aceptable creer en la civilización ni el progreso. Individualmente, el pesimismo se expresa mediante la depresión. Las corrientes literarias de esta doctrina son el resultado de momentos históricos en los que predomina una pérdida de perspectivas. En España, la sensación de desastre surgida a partir del 1600, tras la muerte de Felipe II, en que se inicia la decadencia de la casa de los Austria, genera uno de los episodios de pesimismo generalizado que, sin embargo, se va a manifestar en una de las más brillantes manifestaciones artísticas como es el Barroco. Si a ello se une la pérdida de los últimos territorios de ultramar, se comprende el sentimiento de desastre compartido que se extiende por la población.

Precisamente, va a ser el fin del desgastado y menguante Imperio español el que da lugar a una nueva época en que determinados escritores se ven imbuidos por un *«pesimismo generado por la hipersensibilidad de un sujeto que se aferra a la voluntad de vivir (soporte del ser, esencia del hombre y del universo) como única alternativa al "nihil negativum", la nada absoluta, inconcebible por la razón, de que hablaba Schopenhauer»*[229].

---

[229] Alonso, Cecilio: «Notas sobre el pesimismo activo en la literatura española hacia 1900. (Un fin de siglo entre la voluntad y el dolor de vivir)», *Anales de Literatura Es-*

Tal vez, la figura más representativa de la nueva literatura sea **Pío Baroja** y Nessi (1872-1956). Nacido en San Sebastián, fue el tercero de tres hermanos, de los que Ricardo sería un excelente grabador y sobresaliente escritor[230]. A causa del bombardeo de la ciudad contra los carlistas y la profesión del padre (ingeniero de minas), la familia inició un frecuente cambio de residencias que pasó por el traslado a Madrid en 1879, a la calle Fuencarral, cerca de la era del Mico, entre la glorieta de Bilbao y Quevedo, cuyo ambiente marcó su infancia madrileña. En un par de años volvieron a trasladarse a la vecina calle del Espíritu Santo. En estos barrios que, por entonces, eran periféricos, Baroja pudo contemplar a los personajes que utilizaría para *La busca*.

El padre de Pío Baroja frecuentaba las tertulias de los cafés de los alrededores de la Puerta del Sol: algunos de los escritores y poetas de la época acudían a tertulias en la casa familiar. Un nuevo desplazamiento a Pamplona le dejó una importante huella. El traslado del padre a Bilbao hizo que la familia regresara de nuevo a Madrid en 1886 por insistencias de la madre, donde los hijos pudieran cursar los estudios universitarios. En este segundo periodo madrileño, la familia residía en un caserón propiedad de la abuela, doña Juana Nessi, situado en la calle Misericordia, junto al Monasterio de las Descalzas Reales. La vivienda madrileña de los Baroja se encontraba en el centro de la sociedad burguesa y artística de finales del siglo XIX, rodeada de cafés y teatros. Baroja regresaría aquí en su etapa madura.

Mal estudiante durante el bachillerato, Baroja consiguió aprobar la asignatura que le faltaba para ingresar en la Facultad de Medicina. La familia se trasladó a la calle de Atocha, cerca del Colegio de Cirugía de San Carlos. Sin embargo, el joven estaba más interesado por la vida nocturna y callejera que por

---

pañola, 1996.
[230] Baroja, Ricardo: *Gentes del 98. Arte, cine y ametralladora*, Cátedra, Madrid, 1989.

los conocimientos médicos, tal como describe en *El árbol de la
ciencia*[231]. No destacó en los estudios debido a la apatía que él
mismo reconocía. Durante las prácticas en el Hospital de San
Juan de Dios, el de San Carlos y en el General, se evidenció su
desinterés por la profesión sanitaria. Mientras tanto comenzaba
a escribir relatos cortos y a pensar en dos de sus futuras novelas:
Camino de perfección y *Las aventuras de Silvestre Paradox*.

Tuvo como profesores en San Carlos a José de Letamendi y
Benito Hernando y Espinosa, con los que tuvo enfrentamientos.
La decadente vida universitaria madrileña se refleja en los primeros
capítulos de su autobiográfica novela *El árbol de la ciencia*. Siguiendo a Andrés Hurtado, protagonista de la novela, Baroja describe
sus impresiones cuando acude el primer día para el ingreso en la
Facultad de Medicina:

> «*Serían las diez de la mañana de un día de octubre. En el patio
> de la Escuela de Arquitectura, un grupo de estudiantes esperaban a
> que se abriera la clase.*
>
> *De la puerta de la calle de los Estudios, que daba a ese patio, iban
> entrando muchos jóvenes que, al encontrarse reunidos, se saludaban,
> reían y hablaban.*
>
> *La clase de Química general del año preparatorio de Medicina y
> Farmacia se daba en esta época en una antigua capilla del Instituto de
> San Isidro, convertida en clase, y esta tenía su entrada por la Escuela
> de Arquitectura*».

Algo parecido hemos escuchado a Schnitzler.

Es de imaginar la desgana de un descreído joven que no ha
sacado gran cosa del bachillerato y que se siente impulsado a
estudiar Medicina por la admiración que su padre tenía por las

---

[231]   Baroja, Pío: *El árbol de la ciencia*, Cátedra, Madrid, 2023.

profesiones liberales[232]. Durante la carrera, critica a los profesores que explicaban parcialmente la Patología General, lo que *«no se explica más que en un profesor español, que generalmente es la esencia de la vacuidad»*. Incluso al conocido Letamendi, de quien refiere que *«tenía el tupé de decir que, así como se cree que el río Guadiana desaparece en la tierra, la medicina de Hipócrates había desaparecido de la Historia hasta aparecer él»*.

Es conocido que tuvo enfrentamientos verbales con Hernando Espinosa, con Calleja Sánchez, con Sáenz Díez y con otros más, no documentados, a los que dedica descalificaciones como *«agrios»*, *«de mala intención»*, *«toscos»*, *«cazurros»*, *«mangoneadores»*, *«sádicos»*, *«locos»*, *«ignorantes»*, *«charlatanes»*, *«inmorales»*, *«enanos»* y *«enfermos de orina»*[233].

A esta universidad, *«el estudiante madrileño, sobre todo el venido de provincias, llegaba a la corte con un espíritu donjuanesco, con la idea de divertirse, de jugar, perseguir a las mujeres»*. Si, a la degeneración de la vida universitaria que veía a su alrededor, se une un desinterés por una actividad impuesta por presiones familiares, no es extraño que el mal estudiante se convirtiera en un mal médico que intentaba, al menos, sobrevivir con la profesión aprendida.

Al final de su carrera, Pío acudía a diario al Hospital General Universitario de Valencia intentando finalizar los estudios lo antes posible, ya que lo veía difícil hacerlo en la capital. Por otra parte, la situación de los hospitales era horripilante, según describe Concepción Arenal:

> *«Todo está sucio; es raro ver un colchón que no esté manchado, una pelleja que no apeste, un suelo que no dé asco. Hasta la ropa limpia está sucia; y esto sucede en todas las salas…, tiran el pan sobre las camas (muchas sin colcha), donde a veces cae sobre el esputo, la*

---

[232] Puerta, José Luis: «El doctor Pío Baroja (1872-1956)», *Ars Médica*, 2006, 2:198-215.
[233] Citado por José Luis Puerta.

sangre de la sangría o el pus de la llaga [...] otra consecuencia de la falta de aseo son los insectos, mal terrible. Las ropas de vestir de los enfermos, cuando van limpias, suelen contaminarse en el ropero con las que están plagadas»[234].

Aunque aprobaba las asignaturas teóricas, los catedráticos increpaban irónicamente a Baroja por su escasa dedicación a las prácticas que no le gustaban. Se licenció, por fin, en Valencia, pero regresó a Madrid, que era el único lugar de España donde obtener el doctorado en esos tiempos. La tesis titulada *El dolor, estudio de psicofísica* fue defendida en 1896 en San Carlos[235]. El joven médico acabó la carrera *«conociendo bien poco o casi nada de la verdadera medicina, como del resto, la mayoría de los estudiantes»*, reconoce.

Decidido a buscarse un medio de vida, se trasladó al País Vasco. Tras su experiencia como médico rural en Cestona, donde tuvo problemas con las autoridades locales derivados de su carácter; en consecuencia, decidió abandonar la medicina y regresar a Madrid, tras hacer tres reflexiones que describe en *Memorias*[236]:

La falta de interés por la medicina y de confianza en sí mismo como médico: *«Yo casi siempre empleaba los medicamentos a pequeñas dosis, muchas veces no producían efecto; pero al menos, no corría el peligro de una torpeza. No dejaba de tener éxitos; pero me confesaba ingenuamente a mí mismo que, a pesar de mis éxitos, no hacía casi nunca un diagnóstico bien, un diagnóstico perfilado de buen médico».*

La segunda fue el hecho de encontrar su verdadera vocación literaria: *«Tenía un cuaderno grande que compré para poner la lista de las igualas, y como sobraban muchas hojas me puse a llenarlo de cuentos».*

[234] Arenal, Concepción: Artículos. *El Hospital General de Madrid* (15-IV-1870) (Citado por José Luis Puerta).
[235] Fernández Martínez, María del Pilar: «"El dolor" en Pío Baroja: Análisis de una tesis», *Acta XIII Congreso AIH*.
[236] Baroja, Pío: *Desde la última vuelta del camino*, Biblioteca Nueva, Madrid, 1947.

La tercera fue el reencuentro con su naturaleza del País Vasco: «*En Cestona empecé yo a sentirme vasco, y recogí ese hilo de la raza, que ya para mí estaba perdido*»[237].

El joven doctor Baroja reconoce que recetaba mal por desconfianza con sus propios conocimientos, se enfrentaba con las autoridades locales del pueblo donde estaba destinado y no es de extrañar que su carácter huraño fuera la causa de las escasas igualas que consiguió obtener y con las que pretendía redondear unos ingresos limitados.

La medicina tiene un componente de relación con los demás que supone una buena parte de la curación. Ello explica que auténticos fantoches tengan éxito entre algunos pacientes, mientras que personalidades poco comunicativas, pero de gran valía científica —algo ajeno a nuestro escritor—, permanezcan postergados. Si a ello se le une la envidia crónica de la personalidad española, se encontrará la causa de estas discrepancias.

Instalado en Madrid, empezó a colaborar en periódicos y revistas simpatizando con las teorías anarquistas, aunque sin militar en ninguna de ellas. Como Unamuno, Baroja es un vasco de esencia que abominaba del nacionalismo vasco, contra el que escribió la sátira *Momentum catastrophicum*. En 1900 publicó su primera obra, titulada *Vidas sombrías*[238].

El carácter independiente de Baroja se refleja en sus escritos. Poseía una concepción negativa de la sociedad a la que criticaba por hipócrita, expresada bajo una terminología agresiva que no pretende halagar a nadie; tal vez, de aquí procedía gran parte de la enemistad de sus iguales. Describe el mundo marginal con todo tipo de detalles, hasta el punto de que alguno de sus escritos corresponde a un catálogo de delincuentes, pícaros y desesperados que sigue la mejor tradición literaria española. Sin embargo, una

---

[237]   Baroja, Pío: *Juventud, egolatría*, Caro Reggio, Madrid, 1985.
[238]   Baroja, Pío: *Vidas sombrías*, Biblioteca Nueva, Madrid, 1998.

lectura atenta de la obra del médico muestra una visión caritativa hacia el menesteroso bajo un barniz de agresividad acorde con los ambientes descritos. Uno de sus personajes de *Aurora roja*[239], del ciclo *La lucha por la vida*, Roberto Hasting dice: «*El fundamento de la idea está en los sentimientos y en los instintos, y sentimientos e instintos no son más que el resultado de la alimentación, del clima, y de la vida propia que la estirpe ha llevado*», lo que muestra la inspiración naturalista del autor.

En *La busca* (*La lucha por la vida*)[240] hace una descripción rigurosa de los tipos desesperados del Madrid de su tiempo, a los que enumera en ambiente urbano «*en la mayor parte de los cuartos y chiribitiles de la Corrala, saltaba a los ojos la miseria resignada y perezosa, unida al empobrecimiento orgánico y al empobrecimiento moral*», en un itinerario urbano reconocible, roto por breves retazos poéticos («*sentía el bienestar de hallarse libre por completo de preocupaciones, de ver el cielo azul extendiéndose hasta el infinito*») que le proporcionaban una felicidad que contrasta con las descripciones negativas del resto del libro. Años más tarde, Martín-Santos adoptará ese tono.

Frente a tanta degeneración vital, para Baroja la única salida es la acción. Sus novelas se pueden clasificar en dos grupos:

Novelas del descontento, en las que expresa una crítica sistemática por los aspectos religiosos y éticos del hombre. Destacan *Camino de perfección* (1902), *La busca* (1904), incluida en la trilogía *La lucha por la vida*, junto a *Mala hierba* y *Aurora roja*, en las que desarrolla la trayectoria de Manuel, su personaje central, desde sus orígenes míseros en el Madrid del cambio de siglo hasta que consigue establecerse como propietario de una imprenta, con unas detalladas descripciones de las calles y lugares donde vive su protagonista en un ambiente de revueltas sociales, o *El árbol*

---

[239] Baroja, Pío: *Aurora roja*, Alianza Edit., Madrid, 2015.
[240] Baroja, Pío: *La busca* (*La lucha por la vida*), Bibliotex, Madrid, 2001.

de la ciencia[241], libro capital para nuestros propósitos, ya que en él narra sus primeros años como médico y el rechazo que le causan la profesión y el ambiente.

Novelas de acción, en las que narra sucesos en los que la aventura es el argumento principal: *Zalacaín el aventurero* (1909) y *Las inquietudes de Shanti Andía* (1911), que ofrece un muestrario de tipos y ambientes de los pueblos de pescadores, aunque decrece el interés cuando comienza a narrar las historias de barcos piratas y negreros, de tesoros escondidos y otras aventuras que le apasionaban y en las que volcó sus sueños de acción.

El estilo de Baroja se caracteriza por la espontaneidad alejada de la retórica. Rechaza la estructura narrativa previamente definida, aunque repite enumeraciones de profesiones, objetos, ideas, etc. que prestan una información ambiental de gran riqueza para el lector. Sin embargo, la acumulación de cortos párrafos produce un ritmo sincopado, algo así como el torero que realiza la faena dando pases sueltos, faltos de la ligazón que valoran los aficionados.

Predominan el párrafo breve y el léxico claro, reproduciendo con frecuencia el habla propia de la clase social donde centra la narración. La sintaxis es sencilla, con numerosos diálogos donde reproduce el lenguaje coloquial y las incorrecciones de cada cual. Los personajes son descritos de un modo rápido pero expresivo y reflejan las impresiones del autor. Baroja es un escritor que basa su obra en una información visual. Las descripciones de lugares, paisajes o el estado atmosférico son de una gran precisión.

Como en el caso de los naturalistas y los realistas, su pesimismo procede del convencimiento de la necesidad de educación. Supone que la posibilidad para sentir el dolor físico en las especies y en las razas está en razón directa de la inteligencia, teoría defendida por la frenología, corriente en boga en su tiempo. La sensibilidad

---

[241] Baroja, Pío: *El árbol de la ciencia*, Caro Reggio, Madrid, 1922.

para el dolor físico es un resultado del temperamento de cada uno y del género de vida que lleva, de ahí su constante relación con el medio social en que viven. Sin embargo, las clases altas se muestran prestas a servirse de las inferiores y no utilizan su poder para ayudarlas.

En el ideario de Baroja la percepción del dolor moral en las razas y en los individuos es tanto más perfecta cuanto más desarrollada esté la inteligencia[242], aun cuando en algún momento de su vida hubiera defendido teorías cercanas a la superioridad de la raza vasca. En *Familia, infancia y juventud*[243], recogió un enfrentamiento que tuvo con el profesor Hernando Espinosa, natural de Guadalajara, que afirmaba en las clases *«que en Vascongadas la gente era más escrofulosa y torpe que en otras tierras»*. Como Baroja evitaba darse por enterado, el profesor le espetó directamente: *«¿Usted no ha notado que hay muchos vascos torpes y con la mandíbula colgante?»*. Cuando el estudiante (Baroja) le respondió que no, el profesor insistió en la pregunta, mientras que el ambiente subía de tono, por lo que el alumno se vio forzado a responder a su manera: *«No, señor, no he notado que los vascongados sean más brutos que los de Guadalajara»*[244].

Aunque inicialmente el joven Baroja buscara concretar en el determinismo positivista la identidad entre espíritu y materia, y reservara los más angustiosos efectos de la «fatiga de vivir» a los humildes, excluidos de la educación, la higiene y el bienestar de las clases más elevadas, se diría que trataba de conciliar la doble preocupación cientificista y social. Principios tomados de Schopenhauer, que ya había estudiado en su tesis doctoral, le marcarían para toda la vida, influyendo en su concepto del hombre.

[242] Alonso, Cecilio: «Notas sobre el pesimismo activo en la literatura española hacia 1900. (Un fin de siglo entre la voluntad y el dolor de vivir)», *Anales de Literatura Española*, 1996, 12.
[243] Baroja, Pío: *Familia, infancia y juventud*, Cátedra, Madrid, 2022.
[244] Citado por José Luis Puerta.

En contraposición a López Bago, escritor de tesis que no admite crítica a sus ideas, Baroja realiza en *Aurora roja* una de las mejores discusiones críticas relativas a las corrientes políticas del momento (anarquismo, socialismo, capitalismo, democracia...), donde introduce pros y contras para cada una de ellas desde el punto de vista del hecho social. La conclusión que extrae es que no cree en ninguna de ellas, de acuerdo con su individualismo acendrado.

11

Por un puñado de dólares

A la hora de revisar las motivaciones que han llevado a los médicos a escribir, se puede comprobar que estas son diversas. Algunos han realizado su vocación en condiciones casi heroicas, aunque les llegaran a producir, si no felicidad, sí tranquilidad de espíritu por haber saciado esa sed difícilmente definible que implica dar a la luz sus escritos.

Pero olvidamos uno de los motores del mundo: el dinero. No se puede criticar que un escritor cobre por su obra. Para tener unos efectos económicos relevantes es preciso publicar y vender un número elevado de ejemplares accediendo a un público masivo que los compre y los lea. Esta afirmación es extensiva a cualquier escritor, compatibilice o no su actividad con otra profesión. La única crítica que se podría hacer a los escritores que buscan el éxito popular y lo consiguen estriba en la posibilidad de sacrificar la calidad de su obra por la difusión indiscriminada, siguiendo el cínico consejo de Lope de Vega: *«Forzoso es hablarle al vulgo en necio para darle gusto»*, procedente del *Arte nuevo de hacer comedias*[245].

Aunque no es la regla entre los médicos dedicados a la escritura, también los ha habido que en un momento determinado han debido rendirse a la lógica de conseguir unos ingresos económicos que nunca podrían soñar con el desempeño de la labor curativa. No me refiero a España, donde el médico es el profesional peor tratado económicamente en relación con la responsabilidad que asume tanto en su autoformación como en el desempeño de su

---

[245] Vega, Lope de: *El arte nuevo de hacer comedias*, Espasa Calpe, Madrid, 1948.

trabajo diario. Eso en un país que presume de tener una de las mejores medicinas sociales del mundo (¿por cuánto tiempo?). Pero también se ha podido comprobar que escritores como Trigo o López Bago, o Sacks y otros, fueron superventas en su momento.

Vamos a centrarnos en EE. UU., donde la remuneración de un médico especialista es de $230 000 anual —la mayor parte de los médicos que han sacrificado su carrera por la literatura productiva son de tal nacionalidad—, con variaciones entre $247 000 en Australia hasta $67 000 en Grecia[246]. En España, en 2012 se cobraba 56 104 € brutos al año por un médico con veinte años de antigüedad, incluyendo tanto a generales como especialistas, según la Confederación Estatal de Sindicatos Médicos (CESM)[247], con una rebaja a menos de la mitad cuando le llega la hora de la jubilación.

Si se tiene en cuenta que *El código Da Vinci* (2003) ha vendido más de sesenta millones de ejemplares cuando esto se escribe, con precio medio de 20 €, y dado que según el Instituto Español del Libro, el autor cobra el 10 % del precio al comprador, supone unos ingresos totales de 12 000 000 € que habrá supuesto a su autor durante el tiempo que ha tardado en escribirlo, entre tres y cinco años por término medio, lo que no lo alcanzará el médico australiano en toda su vida profesional (9 880 000 €), calculándole que esta dure cuarenta años. Eso sin contar los derechos por adaptaciones a cine, traducciones, etc. El libro citado es una excepción y se encuentra entre los más vendidos de la historia.

Quedémonos más cerca. *Soldados de Salamina* de Javier Cercas vendió más de un millón de ejemplares. *Corazón tan blanco*, de Javier Marías, 1,3 millones solo en Alemania y ha sido traducido a

---

[246] Fuente: OIT y InsiderMonkey.
[247] ABC.es, «Economía», 2 de diciembre de 2014.

treinta y tres idiomas[248]. A la hora de echar cuentas, contémplense las subidas de los precios.

Mi lector se preguntará: «Pero ¿ha habido alguna vez un médico que alcanzara esas cifras?». Sigamos leyendo este capítulo donde veremos la gente que dejó la medicina «por un puñado de dólares», parodiando el título de la película de 1964 dirigida por Sergio Leone.

Un *best seller* o superventas es un libro que durante un tiempo ha conseguido un alto número de ventas y difusión. Una gran parte de los superventas coinciden con obras propias de una cultura popular o de masas, que solicita argumentos ligeros, dramáticos y variados, con una limitada calidad estética, como ocurre con determinadas novelas policíacas del tipo de Agatha Christie. Pese a ello, escasos libros de alto valor artístico han logrado una inesperada acogida del público, como ha ocurrido con *El nombre de la rosa* de Eco o las *Memorias de Adriano*, de M. Yourcenar. De todas formas, una buena parte de los *best sellers* actuales lo son como consecuencia de una bien organizada campaña propagandística dirigida por las editoriales que ha tenido en cuenta los gustos y exigencias de consumo de un público de masas[249].

Según Rodríguez Rivero, «*en su origen, un* best seller *era un libro que se vendía más. Luego, el adjetivo calificó a los sospechosos de insuficiencias literarias*». En la actualidad, influye más en la posibilidad de edición y premios la popularidad previa del autor que la calidad de su obra, como forma de asegurar el retorno de la inversión. Luego, veremos ejemplos.

Una posibilidad de alcanzar el sueño de cada autor es concurrir a concursos. Constantino Bértolo, escritor y editor, expone una realidad, pese a quien pese:

---

[248]   Rodríguez Rivero, Manuel: «¿Cómo se fabrica un *best seller?*», *El País*, 26 de abril de 2009.

[249]   Estébanez Calderón, Demetrio: *Diccionario de términos literarios*. Alianza, Madrid, 2004.

«Hablamos de lo ya sabido: que es fenómeno radicalmente español e hispano por aquello de los malos ejemplos, que en nuestras variadas editoriales —solas o en compañía de instituciones públicas— de premios literarios a originales inéditos (de novela, poesía o ensayo) que conllevan su publicación por parte de la editorial convocante y una remuneración adjunta, ya como gracia ya como adelantos de supuestos o presupuestados derechos de autor. Como causas de la aparición y epidemia de este advenimiento se suelen facilitar dos justificandos: la necesidad de incrementar el número de lectores en tiempos de escasez de tales y la conveniencia de ayudar y apoyar la aparición de nuevas autorías en circunstancias de dificultad económica o riesgo empresarial para la edición de primeras obras y voces»[250].

Una buena parte de las editoriales punteras han dejado de ser negocios culturales para quedar restringidos a ser simplemente negocios. Es de lamentar que autores bienintencionados que escriben en busca de calidad (los hay) deban aceptar esta realidad. Cada año se publican en España un excesivo número de libros que, en la mayor parte, pasan sin pena ni gloria.

«Para los muy comerciales el perfil de candidatura más presumible sería el de autora de edad media con bastante obra publicada, con probada buena recepción comercial, y con buena sintonía mediática; de pensamiento situado en el centro o centroizquierda. La novela apropiada podría versar sobre la temática, muy explotada pero todavía eficaz, de una crisis sentimental, con leves toques de crítica social, abundancia de crudeza erótica y final feliz en plan de que la protagonista acabe aceptándose».

Nadie duda de que la vida de los contemporáneos y de los que vinimos después no sería igual a la anterior tras la escritura y

---

[250] Bértolo, Constantino: *Cloacas y premios literarios*, CTXT, Madrid, 2017.

lectura de la *Odisea*, la *Ilíada*, la Biblia, Shakespeare, Cervantes y su *Don Quijote*, *Ulysses* de Joyce. Pero también es obligado aclarar que ninguna de ellas ha tenido, ni tendrá, una venta desaforada. Son obras claves para nuestra cultura occidental de venta escasa pero mantenida, lo que se denomina como *long sellers*. Pero no se trata de juzgar sus motivos económicos, sino de buena y mala literatura.

Resulta pretencioso erigirse en árbitro de tal clasificación aun cuando más de uno se ha puesto a ello[251]. ¿Qué es buena literatura y cuándo es mala? Esta pregunta tiene tantas respuestas como lectores se la planteen. Salvo estos arrogantes jueces de lo ajeno (Harold Bloom, por ejemplo), generalmente informados de lo que se escribe en un idioma e ignorantes de los demás, un lector medio solo puede decir si le gusta lo que está leyendo, si puede cambiar su vida, si descubre formas atractivas de narrar, si le incita el pensamiento, los recuerdos, las sensaciones o las pasiones, si aprende algo que no existía antes en su mente, al fin y al cabo. Otros, por el contrario, desean sumergirse en mundos que los alejen de su realidad diaria, o que les confirmen ideas más o menos ocultas, con lo que cumplen una necesidad. Rodríguez Rivero sigue diciendo:

> *«No hay reglas inamovibles: cualquier libro puede convertirse en best seller. Por razones elementales de mercado, los grandes superventas suelen ser novelas: en la lista avalada por la Federación de Gremios de Editores de España solo 1 de los 25 libros más leídos en 2008 (El secreto, de Rhonda Byrne) responde a lo que los anglófonos designan como "non fiction".*
>
> *De manera que un best seller es prácticamente impredecible. Los editores de los grandes grupos españoles rechazaron el primer Harry Potter porque les resultaba excesivamente british para nuestros niños, un tren del que se aprovecharon los independientes de Salamandra.*

---

[251] Bloom, Harold: Canon *occidental*, Anagrama, Barcelona, 2006.

No ha sido el único resbalón sufrido por los más grandes de la edición: ahí tienen El código Da Vinci (2003), del que se han vendido más de 60 millones de ejemplares en todo el mundo, y que en España publicó Umbriel»[252].

Derivados de este término han aparecido conceptos como *long sellers*, para referirse a libros que mantienen una venta continuada a lo largo del tiempo, como pueden ser el *Quijote* o *El guardián entre el centeno*; o los *fast Sellers,* que representan fogonazos instantáneos de los que la industria solo espera una venta inmediata tras su publicación, como pueden ser los libros de memorias de políticos antes o después de elecciones, o los secundarios a escándalos que surgen de tiempo en tiempo. De todas formas, hoy en día, la industria programa sus publicaciones como si se tratara de la venta de un detergente nuevo en la correspondiente sección del supermercado.

Frente a un comprador del *Quijote,* en la actualidad varios miles de personas han comprado las *Cincuenta sombras de Grey* (Grijalbo, 2015), del que la socióloga Illouz[253], en su estudio *Erotismo de autoayuda*, se pregunta cómo es posible que se haya difundido tanto una obra que *«contiene muestras de la peor escritura que he visto nunca»* y defiende el sadomasoquismo y el sometimiento de la mujer. Puro masoquismo subyacente y la postura de leer lo que todo el mundo lee para no estar desfasado, o fuera de la «pomada»[254]. Una situación poco asumible en un mundo movido por tendencias y modas.

Argumentos simples, pasiones domésticas a ser posible en variados escenarios y una limitada trasgresión proporcionan a los lectores la ilusión de una vida que nunca van a llevar a cambio de

---

[252] Rodríguez Rivero, Manuel: «¿Cómo se fabrica un *best seller*?», El País, 26 de abril de 2009.
[253] Illouz, Eva: *Erotismo de autoayuda*, Katz/Clave intelectual, Argentina/España, 2014.
[254] «Estar en la pomada» es una expresión coloquial que significa «estar en el ajo» o estar en lo que ocurre cada día.

algunas horas de entretenimiento sin compromiso, porque se trata de obras prescindibles. Según algunos, *«cuanto más nos satisfaga un libro y menos esfuerzo nos cueste leerlo, mayor motivación tendremos para seguir adelante».* El concepto del escritor que obtiene éxito entre sus lectores viene definido en el párrafo que sigue:

> *«Es esta una especie particular de escritor sin demasiadas ínfulas intelectuales ni artísticas, solvente, concienzudo a su manera, técnicamente bien pertrechado, y muy sensible a los gustos y a las demandas del gran público. Sin preocuparse mucho por su propio carisma, y sin andarse en general con manías, el escritor profesional se entiende bien con una industria editorial a la que sirve eficazmente y que le sirve a él para labrarse una próspera carrera que se desarrolla hasta cierto punto al margen de los prestigios y de los escalafones por los que suelen competir la mayoría de sus colegas»[255].*

Wagensberg escribirá: *«Si uno tiene como prioridad únicamente enriquecerse, estamos hablando de otra cosa. Piense en la literatura de diseño: novelas cuya prioridad es vender 200.000 ejemplares y no hacer algo bueno»*[256].

De cualquier forma, las propias editoriales defienden con uñas y dientes unos intereses económicos bastante dañados por el «pirateo» consentido desde la Administración, los dispositivos electrónicos y la disminución de la capacidad lectora de las masas —también derivada de la abulia inducida por políticos dedicados exclusivamente a alcanzar el poder y/o mantenerse en él—. Cuanto menos y peor se lee, es más fácil manejar al ciudadano.

Uno de los sistemas es recurrir a personajes populares a los que se encarga la autoría de libros que acaparan los premios

---

[255] Echevarría, Ignacio: «Profesionales», *El Cultural*, 16 de diciembre de 2016.
[256] Wagensberg, Jorge: «Las historias nos hicieron despegar como hombres», *El Cultural*, 24 de marzo de 2017.

publicitados en los medios y, curiosamente, consiguen un buen número de lectores. Es conocida la anécdota del parlanchín José Manuel de Lara, a quien algún ingenuo preguntó que cómo era que Soledad Puértolas, que había presentado al Premio Planeta su libro bajo pseudónimo, fuera invitada previamente al acto de apertura de pliegos, a lo que el astuto editor sevillano respondió: «*Usted cree aún en los Reyes Magos*».

Eso no quiere decir que los métodos que emplea el escritor de *best sellers* se fundamenten en una mala escritura; por el contrario, debe emplear una corrección formal que no asuste a sus lectores. Desde el principio del siglo XX, en que aparecen en Estados Unidos las primeras listas de *best sellers,* las editoriales no han dejado de buscar éxitos rápidos: libros de encargo basados en fórmulas copiadas de los que previamente lo habían conseguido —como las secuelas aparecidas tras *El código Da Vinci*—, elaborados a medida del público que había consumido su versión inicial.

> «*O en sus modalidades más chabacanas y contemporáneas, que explotan el tirón mediático de ciertos famosos-por-ser-famosos que ponen en letra impresa las mismas inanidades y desparpajos que los han hecho populares en las pantallas de la tele. Convertidos de la noche a la mañana en "escritores" a cambio de un nada despreciable anticipo, sus libros ("de usar y tirar")*»[257].

Entre los libros más vendidos de la historia se encuentran *El principito, Lo que el viento se llevó, El señor de los anillos, El diario de Ana Frank, Matar a un ruiseñor, Harry Potter y la piedra filosofal, Cien años de soledad, El nombre de la rosa, Los pilares de la tierra, Los hombres que no amaban a las mujeres, La sombra del viento, El código Da Vinci*

---

[257] Rodríguez Rivero, Manuel: «¿Cómo se fabrica un *best seller*?», El País, 26 de abril de 2009.

y *Juego de tronos*, según una de esas listas que tanto se llevan en Internet, que olvida a la Biblia o *El libro rojo* de Mao[258].

No todos los libros que triunfan son buenos, ni todos son malos. Me atrevería a establecer que la calidad de un libro estriba en el hecho de que su lectura cambie de algún modo, aunque sea mínimo, la mentalidad de la persona que lo lee. Si deja indiferente, posiblemente se trata de una obra prescindible que un día está de moda y al siguiente, se olvida. Posiblemente, todos ellos son libros que se habrán olvidado dentro de cincuenta años; sin embargo, no siempre ha sido así. José Luis Ibáñez Ridao reseña que, en 1958, los libros más vendidos fueron *Éxodo*, de León Uris; *Doctor Zhivago*, de Boris Pasternak; *El amante de Lady Chatterley*, de D. H. Lawrence, y *Lolita*, de Vladimir Nabokov[259]. ¿Alguien da más? Son obras que, sesenta años más tarde, mantienen una absoluta actualidad. ¿Se escribía mejor antes que ahora? Lo que es indudable es que el comprador no estaba sometido a la presión propagandística que sufre en la actualidad.

Si Ruiz Zafón vendió diez millones de ejemplares en España —donde se lee poco— de su novela *La sombra del viento*, María Dueñas cinco millones con *El tiempo entre costuras*, Falcones un millón de ejemplares en nueve meses con *La catedral del mar*, Julia Navarro vende millones de ejemplares de sus libros que presenta con la mayor regularidad cada tres o cuatro años, o Pérez-Reverte ingresa veintinueve millones de euros solo por sus libros[260] quiere decir que muchas personas gustan del *best seller*. Por eso es tan difícil juzgar la calidad de un superventas. En cuestiones de méritos literarios, no es posible establecer una línea estricta referida a la

---

[258] www.enfemenino.com/cultural/best-sellers-libros-mas-vendidos-de-la-historia-s (Consultado el 10 de marzo de 2019).

[259] «El tamaño sí importa», Escritores.org, Recursos para escritores (Consultado el 12 de junio de 2021).

[260] www.expansion.com,2010/10/26/entorno/1288091094.html (Consultado el 20 de junio de 2022).

calidad de la escritura de una obra de creación, pero también es cierto que por el hecho de que guste a mucha gente —o compre y/o lo lea—, no otorga una patente de corso relativa a la calidad del libro que tenemos en las manos. Es un tema delicado.

Esto es extensible a un poema, a una obra de teatro y, por extensión, a cualquier manifestación creativa. No obstante, hay que admitir que es preferible leer *best sellers,* aunque sean de baja calidad, que no leer.

¿Publican los médicos *best sellers?* Aunque resulte sorprendente, un buen número de médicos han sido conocidos por su creatividad literaria de amplio reconocimiento por el público, hasta el punto de constituir un formidable escuadrón de escritores de *best sellers.* Médicos prioritariamente reconocibles como escritores han seguido una carrera literaria triunfante.

Lo que el viento se llevó, popularizada por la película del mismo título de 1939, interpretada por Vivien Leigh, Clark Gable, Olivia de Havilland y Leslie Howard, es una de las novelas más leídas de la historia. Lo que muchos ignoran es que la autora fue **Margaret Mitchell** (1900-1949), quien al finalizar los estudios secundarios se matriculó en Medicina en el Smith College de Atlanta, aunque la muerte de su madre la obligó a interrumpirlos un año más tarde. Como Louis Aragón y tantos otros, las circunstancias condicionaron el camino que seguiría, que, de otra forma, habría llegado a ser médico. En 1926, tras un accidente, empezó a escribir la que sería su única y conocida novela, que tardaría diez años en finalizar, *Gone with the wind*[261], un retrato romántico de una familia del sur de los Estados Unidos durante la Guerra de Secesión. Su muerte, ocurrida tras un atropello por un taxi en 1949, impidió conocer si una segunda novela hubiera alcanzado un éxito similar.

---

[261] Mitchell, Margaret: *Gone with the wind*, Pan Mcmillan, London, 1991.

Publicada en 1936, el éxito fue absoluto. Vendió cincuenta mil ejemplares en Estados Unidos en un día; ocho millones en los quince primeros años, y siguen vendiéndose unos doscientos mil ejemplares anuales en la actualidad.

Otros médicos, más genuinamente definibles como escritores, han seguido una carrera literaria triunfante. La aparentemente ordenada vida de un médico dedicado a la oftalmología como fue **Arthur Ignatius Conan Doyle** (1859-1930) está llena de misterios que acabaron por convertir al médico escritor en un ente de ficción semejante a los que construía en las novelas que le dieron fama. Comenzando con el nombre con que las firmaba (Conan Doyle), cuando en realidad su nombre de familia, en la terminología inglesa, o apellido, en la hispana, era Doyle, como el alcohólico y artista de su padre, su abuelo y los tíos, todos ellos aficionados al dibujo y la ilustración.

Con veintinueve años, Conan Doyle publicó *Estudio en escarlata*[262], donde apareció por primera vez el personaje del detective Sherlock Holmes, uno de los tópicos que resisten al olvido desde hace mucho tiempo.

En 1876, Conan Doyle comenzó a estudiar Medicina en la Universidad de Edimburgo. Defendió una tesis doctoral sobre la *Tabes dorsal* en 1885, trabando amistad con J. M. Barrie, autor del famoso *Peter Pan*. En 1882 abrió consulta, pero como tantos otros médicos escritores, Chéjov y Baroja entre ellos, la falta de clientes le proporcionó el tiempo para dedicarse a escribir libros inspirados en sus viajes de años previos.

En 1891 se trasladó a Londres para ejercer como oftalmólogo, lo que supuso un nuevo fracaso, pero desarrolló el personaje de Sherlock Holmes, con el que conviviría durante toda su vida: *Las aventuras de Sherlock Holmes* (1891-1892), *Las memorias de Sherlock*

---

[262] Conan Doyle, Arthur: *Estudio en escarlata*, RBA, Barcelona, 2022.

Holmes (1892-1893), *El regreso de Sherlock Holmes* (1903-1904). Desde el principio, el personaje no le agradó, fue demasiado el éxito alcanzado por su personaje lineal, por lo que decidió que moriría en la novela *Su última reverencia.* Ello provocó reacciones airadas por parte de los lectores, lo que le obligó a resucitarlo en *La casa vacía.* Previamente había tenido un éxito clamoroso con *El perro de Baskerville.*

Sobre *El perro de Baskerville*[263] se ha desencadenado una trama adicional al misterio Conan Doyle que había reconocido aborrecer a su personaje más popular: *«Estoy pensando en matarlo de una vez por todas. Me quita tiempo para dedicarme a cosas mejores»,* en una carta a su madre de 1891; no es de extrañar su angustia cuando el autor difícilmente puede desprenderse de un personaje que le había proporcionado tanto reconocimiento.

La idea de acabar con el investigador atormentaba al escritor. Cuando, durante una visita a Suiza en 1893, Doyle contempló las cataratas de Reichenbach, decidió que allí sería donde Sherlock Holmes se despeñaría persiguiendo al malvado Moriarty. Ante la novelesca muerte del protagonista, la reacción del público no se hizo esperar; el escritor recibió todo tipo de presiones en contra de su decisión. Parece como si el producto creado dominara al autor, que llegó a odiarlo porque pretendía seguir caminos diferentes.

Surge una situación tan complicada que parece un argumento del propio autor. ¿Verdad o imaginación? Según sostiene Garrick-Steele en 1989, Conan Doyle contrató a su amigo Bertram Fletcher Robinson para que resucitara a Sherlock Holmes, para lo que escribiría *El perro de los Baskerville,* que logró un enorme éxito de ventas. Sin embargo, a Conan Doyle comenzó a inquietarle la idea de que todo el mundo pudiese enterarse de que el verdadero autor de la novela era otro... Y, compinchado con Gladys, su amante y esposa de Robinson lo envenenó con láudano; falleció a los treinta

---

[263] Conan Doyle, Arthur: *El perro de Baskerville,* Teide, Madrid/Barcelona, 2013.

y nueve años haciéndolo pasar como enfermo de fiebres tifoideas. Esta teoría quedó registrada en el libro de Garrick-Steele titulado *The Hound of the Baskervilles*[264].

Son curiosas sus incursiones en la ciencia-ficción: *The Lost Word* (1912), que sería llevada al cine en una versión libre sobre el texto de Michael Crichton, otro médico escritor de *best sellers*, en su novela de 1995 titulada *El mundo perdido*, secuela de *Parque Jurásico*.

La década de los sesenta en España está marcada por la novelística popular de una serie de escritores un tanto superficiales que son traducidos y leídos por todo el mundo, gran parte de ellos anglosajones que previamente habían tenido éxito en su país.

William **Somerset Maugham** (1874-1965) fue médico y escritor británico, autor de novelas, ensayos, narraciones y obras de teatro. Durante los años treinta fue el escritor mejor pagado del mundo.

El padre de Maugham, abogado de la embajada en París, había arreglado las cosas para que William naciera en ella, para evitarle cumplir con el ejército francés. Se daba por hecho que William debería seguir los pasos de sus mayores donde había una tradición de abogados. El padre falleció cuando el futuro escritor tenía diez años; el huérfano fue puesto bajo cuidado del tío, de igual manera que el protagonista de Dickens, lo que se describe en el inicio de *Servidumbre humana*[265], su novela más conocida. La relación con el tío Henry, vicario de Whitstable, fue traumática dado el carácter irritable de ambos; sin embargo, su tía lo protegió dentro de los convencionalismos de una sociedad patriarcal y puritana.

---

[264] Rodger Garrick-Steele, ver www.elmundo.es/magazine/M63/textos/conan1.html (Consultado el 5 de mayo de 2024).
[265] Somerset Maughan, William: *Servidumbre humana*, Círculo de Lectores, Barcelona, 1982.

Maugham se convirtió en una persona aislada, debido a su tartamudez y baja estatura. Las diferencias que lo alejaban de sus compañeros le permitieron desarrollar una capacidad para el sarcasmo y la crítica que trasladaría a sus personajes.

Servidumbre humana sigue las reglas literarias de la novela victoriana en la que está proscrita la innovación: se trata de un relato detallado y costumbrista. Muestra la monotonía controlada de un pueblo que le pone en contacto con el mundo de los libros: *«Insensiblemente, se formó en él el más exquisito hábito humano: el hábito de la lectura».*

En su momento, consiguió que le permitieran viajar a la Universidad de Heidelberg en Alemania, donde estudió literatura, filosofía y alemán. A su regreso a Inglaterra fue descartada la posibilidad de continuar la profesión del tío, debido a la tartamudez que le impedía pronunciar los brillantes sermones habituales desde el púlpito. Personas del círculo familiar sugerían que estudiara Medicina, según la tradición paterna. Finalmente, el tío aceptó dicha posibilidad. Sin embargo, Maugham había empezado a escribir a los quince años y deseaba dedicarse a la literatura, pero no se atrevió a confesarlo al tutor. La literatura sería postergada para ejercer una profesión de caballeros y que le permitiera mantenerse, según las costumbres de la época. Escribe una conversación que bien pudiera corresponder a la que él habría asistido en su juventud:

> *«El médico local había sugerido la ingeniería, diciendo que la profesión de ingeniero era admitida entre los gentleman.*
> *Pero mistress Carey se opuso.*
> *—¿Por qué no hacerle médico como su padre?*
> *—Es una profesión que detesto —replicó el joven».*

Maugham refleja sus propias experiencias en los avatares de los protagonistas que crea. Tras pasar otra temporada en París, donde indagó su vocación artística por la pintura y adquirió experiencias que le serían útiles para la vida posterior, el joven Carey recapacita sobre su futuro. Páginas más tarde, el vicario sigue insistiendo:

> «*Lo mejor para ti será seguir la profesión de tu padre y hacerte médico.*
>
> *¡Es extraño! Pienso lo mismo.*
>
> *Entre las demás profesiones destacaba la medicina porque se trataba de una ocupación que parecía dejar cierta libertad personal, ya que la experiencia adquirida de lo que era una oficina le vedaba intentar una segunda experiencia por el estilo*».

Somerset Maugham vivió en un Londres lleno de contrastes, que le permitió introducirse en el ambiente de las clases populares que nunca hubiera conocido en el desempeño de otra actividad, con situaciones que no hubiera experimentado de otra manera. En la madurez, como Baroja, subrayó el valor de la experiencia: «*Vi hombres morir. Los vi sufrir el temor, sufrir dolor. Aprendí qué era la esperanza y el alivio…*». Todo ello lo fue reflejando en un *Diario* que redactaba día a día.

Aun así, en 1898 obtuvo los diplomas de «*Member of the Royal College of Surgeons*» y «*Licentiate of the Royal College of Physicians*», y ejerció la medicina durante algún tiempo[266].

Su primera obra fue una biografía de *Giacomo Meyerbeer*, un escritor prusiano de óperas del gusto de la época. En 1897, publicó *Liza of Lamberg*, en la línea del realismo social imperante, en la que se trata el problema del adulterio, cuyo éxito de crítica lo animó a dejar la medicina para dedicar el resto de su vida a escribir.

En 1914, Somerset Maugham había alcanzado la fama con varias obras de teatro estrenadas con éxito y diez novelas publicadas. Durante la Primera Guerra Mundial se enroló en Francia en el

---

266   Navarro, Fernando A.: «Somerset Maugham», *El laboratorio del lenguaje* (blog).

llamado *Literary Ambulance Drivers* (Conductores de Ambulancia Literarios), perteneciente a la Cruz Roja, junto a otros conocidos escritores como Ernest Hemingway y John Dos Passos. En este tiempo conoció a Frederick Gerard Haxton, su amante hasta que murió en 1944. La vida sentimental de Maugham fue complicada. Había tenido experiencias heterosexuales que se negaba a legalizar, aunque llegó a casarse y divorciarse posteriormente. Una vez confesó: *«Principalmente he amado personas que no se preocupaban, o lo hacían poco, de mí y cuando alguien me ha amado me he sentido preocupado… Para no herir sus sentimientos, a menudo he simulado una pasión que no sentía».*

Tras la publicación de *Servidumbre humana* en 1915 fue valorada por algunos como una de las novelas más importantes del siglo XX. Como en otras obras, el escritor introdujo numerosos episodios y personajes de su propia vida: *«Realidad y ficción están tan mezcladas en mi obra que ahora, echando una ojeada en ella, difícilmente puedo distinguir la una de la otra»*, recurso que presta verosimilitud a las situaciones planteadas.

En la novela, la vida del protagonista sufre todo tipo de vicisitudes que la alargan innecesariamente para los gustos actuales, ya que hacen perder la tensión que realmente existe en la narración; la condescendencia repetida del enamoramiento hacia la casquivana Mildred, que recibe el castigo final de la indiferencia, aproxima el argumento más a las obras amorosas del siglo XVIII que a las que ya se están escribiendo a principios del XX; sin embargo, Maugham es capaz de plantear escenas de alto contenido dramático, como la agonía de su tío, el viejo vicario anglicano que duda de cuanto había creído hasta el momento final.

Es difícil que un auténtico escritor no emplee la propia experiencia al escribir. El conocimiento del mundo descrito es subjetivo y será tanto más rico cuando más proceda de la observación de la realidad externa pasada por el tamiz de la propia personalidad.

El velo pintado (1925)[267] tuvo varias ediciones en español. Describe una historia de amor frustrado, en que Walter, un médico perteneciente a la clase media, contrae matrimonio con Kitty, una joven de la clase alta, con la que se casa precipitadamente para instalarse en Shangai en los años veinte. La intensa dedicación a la medicina del protagonista hace que abandone las atenciones hacia su mujer, quien lo engaña. Un traslado de la pareja a un lugar remoto de China afectado por una epidemia cambia la vida de ambos. La novela dio lugar a una película (2006) protagonizada por Naomi Watts y Edward Norton.

En *El filo de la navaja* (1944)[268] la trama se desarrolla en Europa, aunque los principales personajes son americanos. El protagonista es un veterano de la Primera Guerra Mundial que encierra los propios conflictos del escritor, que abandona el estilo de vida a que estaba acostumbrado y escapa a la India. Los temas del misticismo oriental y el disgusto provocado por la guerra contrastaron con los exacerbados sentimientos patrióticos posbélicos de los lectores. De inmediato se hizo una adaptación cinematográfica dirigida por Edmund Gulding e interpretada por Tyrone Power y Gene Tierney.

Retornando a la idea expuesta más arriba, la propia experiencia es el método más común en la escritura de ficción. ¿Cómo puede el médico que escribe soslayar una profesión de un hondo contenido humano en los argumentos de las novelas? Ahora bien, ¿es tanta la intensidad de la experiencia humana que proporciona la medicina como para justificar la importante presencia de médicos en la literatura? El detalle de los vericuetos que sigue la vida de nuestro autor es expresivo de tal motivación.

Podría decirse que Williams Somerset Maugham representa en su forma más característica lo que hoy en día se considera como

---

[267] Somerset Maughan, William: *El velo pintado*, Bruguera, Barcelona, 2007.
[268] Somerset Maughan, William: *El filo de la navaja*, RBA, Barcelona, 2009.

un escritor de *best sellers*. Escribía en un estilo directo dentro de la tradición victoriana dirigido a sus lectores, lúcido, preciso y clásico, académico. Expresaba irónicas, agrias y, en ocasiones, cínicas opiniones en una prosa convencional. En contraste con la literatura experimental del momento (James Joyce, Virginia Woolf, William Faulkner o Thomas Mann), su estilo victoriano sería tachado de decadente por parte de la crítica pese al éxito comercial alcanzado, llegando a describir su prosa como «*un tejido de clichés del que solo maravilla la capacidad del autor de ensamblar tantos y tantos, y su infalible incapacidad de contar cualquier cosa de manera original*»[269].

La sinceridad con que Maugham expone sus propias motivaciones permite al lector extraer las razones profundas de los derroteros por los que encaminó su vida. No engaña al explicar la causa de su elección de la medicina como medio de subsistencia inicial, aunque pronto quedó demostrado que su verdadera pasión era capaz de proporcionarle la tranquilidad económica que necesitaba.

Una vez más aparece la controversia entre lo popular y lo elitista. El ambiente cosmopolita que incluía en sus relatos, gracias a sus experiencias alrededor del mundo, lo asemejan al escenario que los escritores superventas españoles han descubierto en la actualidad. Sin embargo, la ironía, el análisis profundo de caracteres y las discusiones que establece consigo mismo y con el lector le prestan una calidad literaria que lo diferencia en gran medida de los autores del momento. El capítulo 45 de *Servidumbre humana* guarda una reflexión sobre el sentido de la vida de gran profundidad moral y filosófica, preservando el sentimiento juvenil y egoísta de su protagonista. En el 48 muestra su admiración sobre El Greco, que aparece durante toda la obra junto a un proyecto largamente acariciado de viajar por España, con un comentario extraordinariamente agudo sobre el pintor de Toledo que meritaría una larga

---

[269] William Somerset Maugham (Fuente: *Wikipedia*).

discusión que no es momento de desarrollar aquí: «*Lo conozco —repuso Lawson—. Era un viejo maestro que tenía la especialidad de pintar tan mal como los modernos*».

Precisamente, la sinceridad con que Maugham expone sus propias contradicciones y motivaciones permite al lector extraer las razones profundas de los derroteros por los que encaminó su vida. No engaña al explicar la causa de su elección de la medicina como medio de subsistencia inicial, aunque pronto quedó demostrado que su verdadera pasión, la literatura, era capaz de proporcionarle la tranquilidad económica que necesitaba.

Durante mucho tiempo fue considerado el escritor más rico y con mayor éxito del mundo. Durante sesenta años escribió más de cien narraciones cortas, veintiuna novelas y diversas obras de teatro, con numerosas traducciones a diferentes idiomas. Al final de su vida, todos sus amantes (Wells, Auden o Thomas Mann, junto a otros desconocidos) se desinteresaron por él. Afectado por el alzhéimer, su única hija, Liza, y Alan Searle, su último amante, se odiaban y se disputaban la importante fortuna que había juntado gracias a sus escritos.

Un fenómeno similar, aunque de menor calidad literaria, es el de **Frank G. Slaughter**. Había nacido en Washington D. C. en 1908, pasó su juventud en una granja próxima a Oxford (Carolina del Norte), estudió en la escuela de medicina de Johns Hopkins, y falleció en el 2001 en Florida, tras haber desarrollado una intensa actividad como cirujano, que compaginó con una actividad literaria que le llevaría a ser conocido como un autor de *best sellers* con más de sesenta millones de ventas de ejemplares de sus novelas. *Nadie debería morir*[270], su primera obra publicada en 1941, tuvo un éxito inmediato.

---

[270]   Slaughter, Frank G.: *Nadie debería morir*, Círculo de Lectores, 1970.

En *Hombres de blanco* (1945)[271], de gran difusión en España durante los años sesenta y setenta, muestra una de las obsesiones que le seguirá en toda su obra: la moralidad en la profesión médica enfrentada a los intereses económicos. Slaughter antecede la controversia implantada en la mentalidad americana relativa al valor de una asistencia médica universal por razones humanitarias, con la mentalidad mercantilista posterior: «*Los tortuosos caminos del sistema de compensación han sido siempre el lado peor de la medicina. Chris conocía a algunos desaprensivos que se habían hecho ricos en virtud de los contratos que tenían con las compañías*».

¿Medicina social vs. medicina privada? Recuérdese la controversia entre una parcial reforma del sistema de salud promovido por la administración de Obama y su contestación en la época Trump. Es el momento de analizar las propuestas filantrópicas de Hilfiker. Estados Unidos cuenta con una excepcional medicina…, pero solo para ricos; los pobres deben recurrir a la filantropía y la caridad (ver «Neurólogos, psiquiatras y otros hurgadores del cerebro»).

Sus descripciones detalladas de los procedimientos quirúrgicos muestran un conocimiento real de la práctica profesional: «*La insistencia de Pete en operarle inmediatamente le había salvado la pierna. Luego los hábiles golpecitos que le dio para evitar el espasmo y para activar la circulación*».

No se trata del escritor que estudió Medicina y luego la abandona para dedicarse a la narrativa; Slaughter siguió siendo médico cuando escribía, al menos durante un buen periodo de su vida. No obstante, en mi personal opinión, estos detalles profesionales —los golpecitos activadores del paso de sangre, como las descripciones quirúrgicas de la extirpación de un aneurisma cerebral del neurocirujano Marsh— son redundantes dentro del trabajo literario, a menos que no haya nada más que

---

[271] Slaughter, Frank G.: *Hombres de blanco*, Planeta, Barcelona, 1954.

contar. El buen escritor médico en nada debe diferenciarse del buen escritor ajeno a la medicina; lo demás son concesiones a un efectismo prescindible.

El médico escocés **Archibald Cronin** nació en 1896 en Cardross, que es una población escocesa de algo más de dos mil habitantes, situada en el lado norte del Firth de Cycle, a media distancia entre Dumbarton y Helensburgh. Fue autor de algunas de las novelas de más éxito durante el siglo XX y que, en muchos casos, fueron llevadas al cine, lo que de alguna forma contribuyó a su popularidad. La utilización de una novela como guion cinematográfico resulta un increíble método publicitario para la difusión del texto.

Hijo único, Cronin fue educado como católico, la fe del padre, por una madre protestante. Asistió a la Academia de Dumbarton, patrocinada por su tío, donde mostró aptitudes hacia el deporte y la escritura, haciéndose acreedor a premios que le permitieron proseguir sus estudios. Una situación similar describe en la novela casi autobiográfica titulada *La ciudadela*[272]. En ella describe lo que pudo ser su vida:

«*A los dieciocho años Andrés se encontró solo en el primer año de estudios en St. Andrew University, disfrutando de una beca de cuarenta libras anuales, pero por lo demás sin un penique. Su salvación había sido la Dotación Glen esa institución típicamente escocesa que, en la ingenua terminología del difunto Sir Andrés Glen, "invita a los estudiantes meritorios y necesitados que poseen el nombre de bautismo de Andrés, a solicitar préstamos no superiores a cincuenta libras anuales, durante cinco años, con tal de que de hallen dispuestos en conciencia a reintegrar tales sumas cuando obtengan el título"*».

---

[272] Cronin, Archibald J.: *La ciudadela*, Plaza y Janés, Barcelona, 1982.

La Primera Guerra Mundial interrumpió los estudios universitarios, que retomó a su fin, graduándose en 1919. En 1924 se había doctorado en Medicina con un estudio sobre la historia del aneurisma que luego introducirá en el argumento de *La ciudadela*. Su traslado a Notting Hill, Londres, le proporcionó una clientela abundante que mejoró el nivel de vida de su familia. En 1930, concluyó su primera novela, *El castillo del odio,* que resultó un éxito de ventas, lo que lo alejó de la práctica médica para dedicarse a la literatura. A fines de la década de los treinta, antes de la Segunda Guerra Mundial, se trasladó a los Estados Unidos con su esposa y sus tres hijos. Allí escribió *Las llaves del reino*[273]. Con los años, y ya definitivamente consagrado, regresó a Europa para residir en Suiza durante veinticinco años. Falleció en Suiza en 1981. Progresista y preocupado por la situación social que había conocido en la cuenca minera galesa, algunos afirman que la crítica a la situación sanitaria de su país que se reflejaba en sus primeras novelas motivó el inicio de la creación del Sistema Nacional de Salud británico[274].

La obra de A. J. Cronin se inscribe en una tradición literaria efectista con paralelismos con la de F. G. Slaughter, incluso en las situaciones descritas (ambos tratan los focos epidémicos del tifus volando el depósito de agua donde se asienta el parásito), sin demasiadas preocupaciones estilísticas, destinada a un consumo masivo por parte de un público poco exigente en lo literario y muy sentimental con los argumentos que emplean.

En algún momento afirmó que su obra era fruto de la observación (*«He sido testigo de todos los horrores que narro aquí»*). Según cuenta, iba anotando las vivencias que tenía al ejercer la profesión que, posteriormente, darían lugar a obras como *Las estrellas miran*

---

[273]   Cronin, Archibald J.: *Las llaves del reino,* Juventud, Barcelona, 2014.
[274]   D'Ottavio Cattani, Alberto E.: «Vida y obra de Archibaldo Cronin», *Revista de Medicina y Cine,* 2009.

hacia abajo (1935) o *La ciudadela,* ambientadas en los pueblos mineros de Gales.

Personalmente, siento un cierto pudor por mostrar casos conocidos en el ejercicio de mi profesión, lo que pudiera lindar con la revelación de secretos personales. Desconozco si a mis pacientes les gustaría ver reflejadas sus dolencias o los problemas íntimos en un libro que, supuestamente, me produce beneficios económicos. Sin embargo, es evidente que este criterio no es compartido por exitosos colegas escritores que alcanzaron la categoría de *best sellers.*

La novela *La ciudadela* muestra paralelismos con *Hombres de blanco* de Slaughter, planteando situaciones previsibles con argumentos de escaso interés: joven médico bueno pero ingenuo se enfrenta con situaciones establecidas marcadas por la injusticia, el poder y las ansias de ganar dinero, a las que ellos contraponen sistemas organizativos que, vistos desde la óptica de la medicina europea, vienen a proponer el viejo axioma de «quítate tú para que me ponga yo», muy en la línea competitiva EE. UU.

En *Las llaves del reino* (1941) cuenta la vida de Chisholm dedicado a la actividad misionera en China. Fue adaptada al cine en 1944 bajo el mismo título, dirigida por John M. Stahl y protagonizada por Gregory Peck. Otra obra, *Sed de justicia* (1959), como la anterior, es una novela que tuvo gran difusión en su momento, aunque en la actualidad se haya olvidado.

Muy diferentes son las motivaciones que llevaron a escribir a **Axel Munthe** (1857-1949), médico y literato sueco que nunca intentó ser escritor de éxito. En su juventud había visitado Capri, tras lo cual se propuso vivir allí. Cumpliría su deseo, construyendo una villa a la que llamó San Michele, en el punto donde estuviera la villa del emperador romano Tiberio.

En la década de 1880, Munthe había regresado a un Nápoles afectado por una epidemia de cólera. El joven Axel permaneció en la zona ayudando a los infectados en un ambiente de extrema pobreza. Esa experiencia está recogida en un difícil de encontrar diario titulado *Cartas de una ciudad en duelo*[275].

Se había licenciado en la Universidad de Upsala y completó estudios en París con Charcot. Trabajó como médico y psiquiatra, con ejercicio profesional en París. La fama le llegó con el libro autobiográfico *La historia de San Michele* (1929)[276], que ha sido traducido a numerosos idiomas.

Aunque no fue autor de demasiadas obras, dos escritas en sueco (no traducidas al castellano) y otras dos en inglés, *Cruz roja* y *Cruz de hierro* (1916), de marcado espíritu antiprusiano, y, más tarde, *La historia de San Michele* (1929), en la que cuenta su vida de médico humanista y humanitario de inspiración franciscana. Otras obras del autor fueron *Cartas de Nápoles, Lo que no conté en 'La historia de San Michele'*.

Para Luis Montiel[277] se trata claramente de un texto autobiográfico. Axel Munthe fue un escritor que jamás pretendió serlo; más bien fue un médico humanista que reflejó sus experiencias por escrito. Le horrorizaba ser considerado escritor pese a la popularidad de una obra que consideraba como un «accidente imprevisto»[278].

Tengo que reconocer el éxito de este personaje y el disgusto que me produce la lectura de las obras de Selzer, no solo por el lenguaje que emplea, sino por los temas que aborda. **Richard Selzer** (1928-2016), nacido en Troy, Nueva York, realizó su residencia como cirujano en la Universidad de Yale, donde llegó a

---

[275] Munthe, Axel: *Letters from a mourning city*, Legare Street Press, London, 2023.
[276] Munthe, Axel: *La historia de San Michele*, Juventud, Barcelona, 1989.
[277] luismontielllorente.bolgspot.com.es/2010/12/ (Consultado el 15 de noviembre de 2022).
[278] Fernández Díaz-Cabal, Natalia: «Axel Munthe, la mirada humanista del científico», *Atlántica XXII*, 45, 2016.

ser profesor de cirugía hasta su retiro en 1985, aunque desde 1970 era conocido como escritor. Sus libros suelen ser ensayos, narraciones cortas y memorias, así como alguna novela (*Knife Song Korea*, 2009), donde narra las aventuras de un cirujano perteneciente al ejército americano durante la guerra de Corea. El más popular es su libro de reflexiones médicas titulado *Lecciones médicas* (1976), publicado en español por la editorial Andrés Bello[279], donde con una prosa alambicada y forzadamente retórica (*«No temas los gualdos médanos lipoides, el bermejo relente que rezuma cuando pisas»*) describe una intervención abdominal. Según explica su traductor Pierre Jacomet, *«el autor confiesa su afición juvenil por vocablos en desuso, giros arcaicos y neologismos»*, que narra impresiones y experiencias obtenidas durante su vida profesional con una cierta ironía macabra, como cuando narra el encuentro de una pareja en la que ella ha sufrido una parálisis facial postquirúrgica:

> *«Su joven esposo está en la habitación. Permanece de pie al lado de la cama y juntos, a la luz de la lámpara de noche, parecen estar en su mundo privado, aislados de mi presencia. ¿Quiénes son, me pregunto, él y esa boca torcida que acabo de hacer, que se miran generosamente, ávidamente? La joven habla: "¿Tendré siempre la boca así?"—pregunta. "Sí —le digo—. Es porque he tenido que cortar el nervio". Ella hace un gesto de asentimiento y se queda en silencio. Pero el joven sonríe: "Me gusta —dice—. Es graciosa"»*[280].

Ya he expresado antes mi opinión sobre ello. Para un cirujano de oído, como ha sido mi actividad profesional durante años,

---

[279]   Selzer, Richard: *Lecciones mortales. Notas sobre el arte de la cirugía,* Andrés Bello, Barcelona, 2000.
[280]   Seizer, Richard: Mortal Lessons: Notes on the Art of Surgery, New York: Simon and Schuster, 1976.

maldita la gracia de una parálisis facial postquirúrgica. Que Dios o la suerte nos libre de producirla con nuestras manos.

Su relación con los círculos artísticos de la época le llevó a salvar la vida de uno de los más importantes narradores de la literatura americana del siglo XX:

> *«Un joven pintor corrió la distancia hasta Pine Garde, golpeando la puerta de Selzer y gritando: "¡Prisa, John Cheever se está muriendo!". Descalzo y solo con pijama, el doctor corrió por el sendero iluminado por la luna, entrando a la habitación donde Cheever yacía en el suelo, azul y sin aliento. Selzer cayó sobre Cheever para realizar la resucitación boca a boca. Cheever empezó a respirar, y Selzer sintió un pulso»[281].*

Para mí, este fue el acto más importante que hizo Selzer en pro de la literatura: salvar la vida del excelente narrador y dipsómano incorregible John Cheever.

Atul Gawande dijo sobre sus obras *Mortal Lessons, Confessions of a Knife* y *Letter to a Young Doctor* que su lectura le había hecho trascender del concepto del médico-escritor a narradores de la experiencia humana[282]. Para mí, es una afirmación exagerada: *«Si no me hubiera convertido en médico y escritor, creo que habría tenido una muerte temprana, después de una vida corta y desgraciada. Fue el poder combinado de Medicina».*

En contra de muchos de sus defensores, su libro más conocido, *Mortal Lessons*, no deja de ser, a mi criterio de médico y lector, un desatino viscoso y pútrido de enfermedades divididas por órganos y sistemas, escrito con un estilo arcaizante, que no me ha dejado

---

[281]   Dr. Stripling. *Doctor of arts: the life of Richard Selzer, the man who transformed the literature of medicine.* http://www.mediacalhumanities.net/selzer_biography.html (Consultado el 5 de mayo de 2020).

[282]   «Atul Gawande», *The New York Times*, 26 de octubre de 2014.

ganas de leer otras publicaciones suyas como *Memorias de un cuchillo, Imagine a woman and other tales, Dow from Troy, Taking the word in for repairs* y *What one man said to another*. Sin embargo, numerosos autores defienden a Selzer en contra de mis criterios.

Es sorprendente el amplio número de médicos que han conseguido el éxito literario, al menos desde un punto de vista económico. **Michael Crichton** (1942-2008) es uno de los más exitosos a nivel popular. Ha sido considerado el iniciador del llamado *tecno-thriller*. Desde joven se había ayudado a pagar los estudios escribiendo novelas bajo diferentes pseudónimos. La primera obra de éxito de Crichton fue *La amenaza de Andrómeda* (1969), que trata de la epidemia causada por un microorganismo desconocido aislado en un satélite que se estrella en EE. UU. Después publica otra de sus novelas más conocidas, titulada *El hombre terminal* (1972), que trata temas relacionados con el control mental. Durante este periodo Crichton se aventura con la dirección cinematográfica con éxito, llegando a realizar la versión en cine de *Coma*, según el texto de su colega Cook.

Se han vendido más de ciento cincuenta millones de copias de sus obras. Quizá es principalmente conocido por ser el autor de *Parque Jurásico* y sus posteriores secuelas para la pantalla con la popularidad que todos conocen, así como la serie televisiva *Urgencias*. No es necesario hacer más comentarios sobre sus preocupaciones literarias.

Todos sus libros tienen un trasfondo médico o científico que a menudo describe los riesgos derivados en el desarrollo irresponsable de la biotecnología por parte de científicos poco escrupulosos, lo que estimula la imaginación de no pocos lectores morbosos.

Ya he me he referido a Cook, especializado en divulgar avances científicos sin demasiada precisión que, por otra parte, no corresponderían a una novela. Sin embargo, sí suponen un eficaz gancho para lectores morbosos que quieren estar al tanto de cualquier novedad.

¿Quieren más ejemplos de médicos que ganan cantidades exorbitantes con los derechos de autor de sus libros? Ahí va uno más: **Robert Cook** (1940-). Es un médico que escribe libros de éxito referidos fundamentalmente a temas de salud pública. Es conocido por combinar escritura médica con el género del *thriller*. Sus libros han vendido más de cien millones de ejemplares en todo el mundo.

Graduado en la Universidad Wesleyana y después en la de Columbia para Médicos y Cirujanos. Tuvo una dedicación especial hacia la medicina submarina tras haber trabajado en la Armada americana, lo que influyó en la redacción de su primera novela, *Year of the Intern*. Su segunda obra, *Coma*[283], fue un superventas tras su publicación cuando ejercía como cirujano oftalmológico. En este libro se analizan las posibles causas de comas postquirúrgicos en investigación emprendida por jóvenes asistentes a las intervenciones. El escritor Cook ha encontrado su filón en obras que informan al lector sobre los avances tecnológicos de la medicina moderna y de los consiguientes problemas éticos y sociales que generan. Donación de órganos, reproducción asistida, negligencia médica, ingeniería genética, nanotecnología y trasplantes son temas que ha tratado intentando cubrir una parcela no explotada, que estimulan la curiosidad general.

En *Médico interno* (1972)[284], una de sus primeras publicaciones, describe como Peter se forma como médico, mientras se anula como persona debido a un trabajo agobiante, basándose en las propias experiencias durante su periodo como residente. Este es un tema reiterado en varios médicos escritores, aunque con limitado éxito. En consecuencia, decidió concentrarse en los

---

[283] Cook, Robin: *Coma*, Signet Book, USA, 1977.
[284] Cook, Robin: *Médico interno*, Editorial EMC, Oviedo, 1996.

thrillers médicos de suspense, mezclando asesinatos en serie e intriga con tecnología e innovaciones médicas, en una clara actitud mercantilista que resta interés a una obra literaria. Los resultados fueron *Coma, Fiebre, Cerebro, Epidemia, Shock* y otras lindezas por el estilo. Pese a ello, *«pienso en mí más como un médico que escribe, en lugar de un escritor que pasa a ser un médico»*, afirma de sí mismo.

Diferente enfoque es el adoptado por el afgano **Khaled Hosseini** (1965-), que es uno de los autores de moda dentro de *best sellers* gracias al éxito de su muy rentable producción literaria: *Cometas en el cielo, Mil soles espléndidos* e *Y las montañas hablaron*.

Nacido de padre diplomático y madre profesora de Historia, vivían en París cuando la Unión Soviética invadió Afganistán, su lugar de nacimiento, a finales de 1979. A la familia Hosseini se le otorgó asilo político en Estados Unidos. Se inscribió en la Escuela de Medicina de la Universidad de California, donde se tituló como médico (1993) y ejerció como internista hasta 2004 en Los Ángeles.

El libro *Cometas en el cielo*[285] se convirtió en un éxito de ventas internacional. Cuenta la historia de Amir y su amigo Hassan, sirviente de su padre, en el ambiente tumultuoso de Kabul. Su segunda novela, *Mil soles espléndidos*[286], entró como número uno en la lista de *best sellers* del *The New York Times*, permaneciendo durante muchas semanas. Describe las historias de dos mujeres afganas, Mariam y Laila, procedentes de diferentes clases sociales y su relación con las costumbres familiares.

La tercera novela de Hosseini, *Y las montañas hablaron*[287], narra la decisión de un padre de vender a su hija a una pareja estéril en Kabul, describiendo la situación de los campamentos de refugiados

---

285 Hosseini, Khaled: *Cometas en el cielo*, Salamandra, Barcelona, 2004.
286 Hosseini, Khaled: *Mil soles espléndidos*, Salamandra, Barcelona, 2009.
287 Hosseini, Khaled: *Y las montañas hablaron*, Salamandra, Barcelona, 2015.

en Pakistán. Recientemente ha publicado la editorial Salamandra el libro *Súplica a la mar*[288], que describe el dolor y la nostalgia motivados por la separación entre familiares, vecinos y amigos por causa de la ocupación talibán de su tierra.

Guerra en Afganistán, venta de niños, actitud ante las mujeres en su país…, temas que apuestan a caballo ganador al menos mientras que la atención mundial se fije en ese país asiático. ¿Después, qué?

En la actualidad, Hosseini lava su conciencia mediante acciones humanitarias destinadas a los niños de su país, mientras vive en California con su familia. Las exitosas ventas de las novelas de Khaled Hosseini justifican su abandono de la medicina por la literatura, pero no contribuyen a aclarar las motivaciones que llevan al médico a cambiar su vocación o, al menos, su actividad.

Hosseini ha sido un hombre con suerte por las circunstancias en que se desarrolló una vida que hubiera sido muy diferente de haber quedado en Afganistán. La situación familiar le permitió formarse en un medio favorable a ejercer la mejor medicina en el ámbito privado, pero la habilidad demostrada al probar la alternativa literaria con el mayor éxito demuestra que el interés radicaba más en el resultado económico que en la calidad de la obra. La realización de una literatura destinada al gran público, centrada en transitorios asuntos del momento, con constantes cambios de escenario y emociones primarias y un tanto sensibleras, comunes a diversos superventas, hace pensar que, dentro de un tiempo, los libros de Hosseini almacenarán polvo en las viejas bibliotecas y ocuparán un remoto espacio en olvidados dispositivos electrónicos. La obra de este exmédico y exitoso escritor proviene en gran parte del exotismo de donde procede y que describe en sus obras, en un momento especialmente dramático de su tierra de procedencia en que sitúa las historias que escribe.

---

[288] Hosseini, Khaled: *Súplica a la mar*, Salamandra, Barcelona, 2018.

No es necesario repetir aquí la repetitiva inclusión dentro de los escritores superventas de la popular figura de **Oliver Sacks** (1933-2015), de quien ya hemos tratado de analizar ampliamente su importante figura literaria. Tras una sincera confesión sobre lo que ha sido su propia vida[289], es posible conocer a un gran escritor capaz de conectar con públicos de variadas culturas y formaciones, aun reconociendo que se ha valido de la medicina para mentir a unos lectores a los que cautiva con temas que, muchas veces, conoce superficialmente pero que son capaces de atraer la atención de quien lo lee: es la misión de un divulgador. La sinceridad que derrama en su autobiografía lo redime de tantas falsedades como introdujo en su vida, lo que no han sido capaces de reconocer muchos de los escritores que se incluyen en este capítulo.

---

[289] Sacks, Oliver: *En movimiento. Una vida*, Anagrama, Barcelona, 2015.

12

Mujeres que escriben

Los siguientes son datos tomados de la prensa que expresan los cambios que están ocurriendo en la medicina referidos a las mujeres que la ejercen. aunque en España se realizó el 8 de marzo de 1810 la primera matrícula libre de una mujer en la universidad, en la actualidad un 58 % de los jóvenes inscritos en las facultades de Medicina españolas que finalizaron el curso 2016-2017 eran mujeres, según datos del Ministerio de Educación y Ciencia; este número se incrementa cada año.

En los tiempos en que se escriben estas líneas, el papel de la mujer en la sociedad está siendo revisado en la mayor parte de Occidente. En consecuencia, no puede excluirse la intervención femenina en la literatura. Consecuentemente, si ya existe un futuro de este género en la medicina, es fácil colegir su influencia sobre la creación literaria. Es más, el mayor número de libros editados en la actualidad están escritos por mujeres y son leídos por mujeres. No me refiero a médicas escritoras, que también, sino a la literatura en general.

El escritor George Steiner ha sido traducido al castellano en un libro de entrevistas que tiene máximo interés para el tema a que me refiero: alguien solicita su opinión sobre las diferencias en la creatividad de hombres y mujeres[290] que, según él, lo atribuye a las diferentes funciones vitales: «*Si uno es capaz de crear vida, si uno puede tener un hijo, es muy probable que la creación estética, moral o filosófica tenga menos peso, para seguir más adelante: acaso la mujer tiene*

---

[290]   Steiner, George: *Laure Adler*, Siruela, Madrid, 2016.

demasiado sentido común». Sin embargo, el mismo autor reconoce que «*son ellas las que la dominan [la novela].Y la novela es precisamente la forma multilingüe y políglota por excelencia, que pone en escena distintos niveles de discurso y vocabulario».*

Tradicionalmente, la mujer ha mostrado una mayor tendencia a tratar temas íntimos que, en ocasiones, la han llevado a sobresalir en la poesía, aunque, pese a ello, algunas de las obras cumbre de la narrativa mundial fueron escritas por mujeres. Publicar siempre ha sido difícil a unos y otras. En otra parte, hoy en día las mujeres leen más que los hombres y, en consecuencia, el número de escritoras ha crecido exponencialmente. Por otra parte, buen número de puestos de editores y agentes literarios están ocupados por mujeres. La exitosa literatura femenina que conozco muchas veces narra sucesos íntimos o familiares expresados con una sensibilidad de la que carecen sus equivalentes masculinos. Hay que aguardar al momento en que estas aportaciones personales se asienten en prolongadas carreras literarias para saber qué nuevos temas proponen. Aún falta la suficiente perspectiva para distinguir la cebada de la paja a la hora de espulgar el valor real de cuanto se escribe ahora.

Lo que es evidente es una desproporción entre las mujeres que sobresalieron cuando trabajaron como médico y las que han conseguido alcanzar puestos relevantes en la literatura. Todo se igualará. Tiempo al tiempo.

Es imprescindible repetir la presencia de la científica y escritora italiana Levi-Montalcini, aunque la hubiéramos incluido entre los investigadores del sistema nervioso. Es una mujer genial que dignificó el papel femenino en la medicina y en la literatura. Siempre me ha impactado la figura de la científica y escritora sefardita **Rita Levi-Montalcini** (1909-2012). Es uno de los personajes más relevantes dentro de la ciencia contemporánea. Nacida en Turín, hija de unos padres intelectuales, se vio obligada a trabajar en una panadería hasta 1929 para costearse los estudios.

Pese a la opinión familiar para que no estudiara y se dedicara a la vida de familia, se matriculó en la Facultad de Medicina de Turín, donde se graduó en 1936 con máxima nota. Se doctoró en Neurocirugía. Trabajó en el laboratorio del histólogo Levi hasta 1938, en que Mussolini prohibió a los judíos el acceso a carreras académicas o profesionales. Su capacidad de superación la llevó a afirmar: *«Debería agradecer a Mussolini haberme declarado raza inferior, ya que esta situación de extrema dificultad y sufrimiento me empujó a esforzarme todavía más»*, lo que demuestra un carácter indomable. Durante la Segunda Guerra Mundial estudió el crecimiento de las fibras nerviosas en su laboratorio personal, que le sirvió como base para futuras investigaciones sobre el Factor de Crecimiento Nervioso (NFG), lo que le valió el Premio Nobel de Fisiología y Medicina en 1986.

La figura de Levi-Montalcini es la demostración de la mente científica que supera la distinción de sexos para hacer avanzar al conocimiento, libre de excusas de género y alienantes cuotas que imponen al vulgar sobre el mejor. Así, llegó a escribir: *«El cuerpo hace lo que quiere. Yo no soy mi cuerpo: soy mi mente»*.

Tal vez, por su escasa producción literaria, su figura no tendría cabida en un libro como este, donde se encuentran ilustres escritores. Sin embargo, creo que la figura de Rita Levi-Montalcini apoya la capacidad de la mujer para llevar a cabo una obra científica de máxima envergadura. Por eso, de elegir, lo he hecho en el capítulo de las médicas escritoras. Mujer sin excusas, persona sobresaliente, la italiana supone una gloria del género humano. En 1998, cuando ya era una anciana que conservaba una mente más lúcida que muchos jóvenes, publicó el libro titulado *L'asso Nella Manica A Brandinelli*, que se tradujo al español como *El as en la manga*[291], donde realiza un análisis de la plasticidad funcional con que el cerebro entrenado

---

[291] Levi-Montalcini, Rita: *El as en la manga. Los dones reservados a la vejez*, Crítica, Barcelona, 2011.

del anciano aumenta sus ramificaciones y emplea circuitos neuronales alternativos, para compensar las capacidades perdidas. Pone como ejemplo a cinco ancianos ilustres, Galileo Galilei, Miguel Angel Buonarrotti, Ben Gurion, Bertrand Russell y Pablo Picasso. Se trata de una obrita a modo de una *Consolatio* positiva que no pretende ofrecer justificaciones ante la muerte, sino exprimir y recomendar la vida activa del espíritu. Nada mejor en una mente privilegiada que se apagó a los ciento tres años.

Una escritora importante en potencia, a la que el destino impidió ver realizado el futuro que prometía, fue **Margaret Ogola** o Margaret Atieno Ogola (1958-2011), su nombre real. Fue una pediatra y escritora keniata conocida por su novela *The River and the Source*[292], libro con el que ganó el premio Africa Region Commonwealth Award for Literature, así como el Jomo Kenyatta Prize for Literature en 1995, en la que relata la historia de tres generaciones en una familia keniata que se extienden durante cien años, procedentes de una villa rural del oeste del país hasta que se trasladan al Nairobi moderno. Para el lector occidental, su lectura es introducirse en un mundo desconocido que está cambiando en los últimos años.

Había estudiado en el Thompson's Falls High School y en el Alliance Girls High School. En 1984 obtuvo la titulación en Medicina y Enfermería por la Universidad de Nairobi, y en 1990 obtuvo un máster de Medicina en Pediatría en esa universidad.

Miembro del Opus Dei, desempeñó el cargo de directora médica del Cottolengo Hospice, un orfanato para niños con sida. También fue distinguida con el Familial Award for Humanitarian Service (Servicio Humanitario para las Familias) del World Congress of Families.

---

[292] Ogola, Margaret: *The River and the Source*, Focus, Singapore, 2022.

Falleció a los cincuenta y tres años a causa de un cáncer. A saber qué habría escrito si su vida hubiera durado más.

Tengo que reconocer mi debilidad por la escritora a que me voy a referir. Desde que la leí por primera vez, me ha impresionado. Su valentía social, su capacidad para defender el papel de la mujer, su compromiso político la vuelven un ejemplo para todos, máxime cuando lo planteó en ambientes adversos a todas luces. Es la persona que cree en lo que dice y lo realiza: **Nawal al-Sa'dawi** (1931-2021). Médica psiquiatra, escritora y feminista, sobresale en el panorama de la escritura actual. Está considerada como la mujer que ha revisado más valientemente el estado de su género en el mundo musulmán. En su obra reconoce traumas que la marcarían de por vida, ya que a los seis años sufrió una ablación de clítoris que recordaría siempre, influyendo poderosamente en sus escritos posteriores. Sus familiares habían justificado la operación diciéndole que *«era la voluntad de Dios y que ella había cumplido su deseo»*[293].

Bien es cierto que sus condiciones familiares permitieron la elaboración de una obra clave. Es posible que mujeres de similar calidad humana se mantuvieran mediatizadas por tal experiencia de por vida, sin poderse expresar. Procede de una familia acomodada de la sociedad egipcia; su padre era profesor en la escuela secundaria Abbassieh para varones. Junto a sus hermanos recibió una educación no discriminatoria que la llevó a estudiar Medicina en la Universidad de El Cairo pese a no ser esta su vocación.

A la hora de justificar la elección de su futuro, dice: *«Quería ir a la escuela de Literatura, convertirme en escritora, pero mi padre me dijo que los graduados de esa escuela acababan siendo o funcionarios del Gobierno u oficinistas...». «¿Sabes, Nawal, quiénes buscan entrar en la Escuela de Literatura? Los que no fueron buenos en la escuela y tienen*

---

[293] Al-Sa'dawi, Nawal: *La hija de Isis*, Ediciones del Bronce, Barcelona, 2003.

notas bajas. Pero tú tienes las más altas calificaciones. Ve a la Escuela de Medicina»[294], le dice su madre, que conoce las capacidades de Nawal. Se especializó en Cirugía y en Psiquiatría con posterioridad. Sin embargo, ella siempre había querido escribir, lo que la diferenciaba del sentido a que parecía destinada a llevar en su vida: *«Fue saber leer y escribir lo que me salvó de otros hombres, de otros potenciales maridos que aparecieron más tarde trayendo con ellos títulos superiores de la Universidad de El Cairo, o de la Sorbona, o de Oxford».*

Ella misma reconoció en el discurso de aceptación del Premio Optimistas Comprometidos que le fue otorgado en Madrid en 2016: *«Yo nunca soñé con ser médico, pero me hice médico para contentar a mis padres. Aun así, es muy difícil separar las ciencias de las letras. Esta separación es falsa, es inventada. No existe tal separación entre las letras creativas y las ciencias creativas».*

Tras permanecer dos años enseñando en la Universidad, dedicó sus primeros años al trabajo en el Centro de Salud Rural en su pueblo natal, donde se sensibilizó sobre la discriminación femenina. Adquirió un compromiso crítico expresado en las dos facetas que desarrolló, tanto como doctora como escritora. En 1957, reflejó sus experiencias en el libro *Memorias de una doctora*. Se graduó (1966) en Salud Pública en la Universidad de Columbia, Nueva York, contrayendo matrimonios fracasados en dos ocasiones, hasta casarse en 1964 con su último marido, el médico y escritor Sherif Hetata, antiguo miembro del Partido Comunista egipcio y persona de avanzadas ideas sociales.

Memoirs of a Woman Doctor (1958), un libro parcialmente autobiográfico, y *Women and Sex* (1972) causaron sensación en el mundo árabe, donde no se escribía sobre sexo, religión o el trauma producido por la ablación del clítoris. En *La mujer que*

---

[294] Aboussi Jaafer, Mouna: *La escritura autobiográfica de Nawal As-Saadawi*, tesis doctoral, Universidad de Málaga, 2016.

buscaba (1969)[295] dramatiza el camino seguido en su propia vida hasta replantearse las propias convicciones.

En los años setenta comenzó a criticar el sistema patriarcal donde había crecido y a abordar otros temas prohibidos como el aborto, las diversas formas de opresión a la mujer y el abuso de menores. Fue expulsada de los organismos egipcios de que era miembro y clausurada la revista *Health*, que había fundado. Fue encarcelada durante un tiempo. Tras la publicación del libro *La caída del Imán* (1987)[296], que narra el drama de una mujer a la que matan los mismos que habían abusado de ella, en un ambiente de desprecio de la condición femenina por parte de la sociedad musulmana, sus libros fueron prohibidos, y ella, amenazada por los grupos fundamentalistas, definida por Doris Lessing como «*una balada doliente*». Por este motivo se exilió a los Estados Unidos, dando clases en la Duke University y en Washington State University en Seattle, hasta 1996, año en que regresó a Egipto. En 2004 se presentó como candidata a la presidencia de Egipto sabiendo que nunca se le daría la oportunidad de ocupar ese puesto.

Su búsqueda de la libertad la ha llevado más allá del puro feminismo donde se la encuadra: «*No quiero nada. No espero nada. No le temo a nada. Por lo tanto, soy libre. Durante nuestra vida, son los deseos, las esperanzas, los miedos los que nos esclavizan*».

En el discurso antes citado amplía el concepto de feminismo, o al menos la noción que Al-Sa'dawi tiene de él, mostrando una de las actitudes que, por libres, son comprometidas con un auténtico humanismo. Cualquier ligadura a intereses externos restringe la libertad. Así se expresa:

> «*En realidad, eso es feminismo. Eso es el feminismo: la valentía y la capacidad de criticar a Dios, de criticar al padre, al abuelo, al presidente,*

---

[295] Al-Sa'dawi, Nawal: *La mujer que buscaba*, Martínez Roca, Barcelona, 1998.
[296] Al-Sa'dawi, Nawal: *La caída del Imán*, Seix Barral, Barcelona, 1995.

a los poderes, tanto del cielo como de la tierra. Aunque yo no lo llamo feminismo, sino humanismo, porque no estoy luchando por los derechos de las mujeres; estoy luchando por los derechos humanos, de los pobres, los campesinos, la clase obrera, por los derechos de los hombres que han sido torturados, que sufren torturas o desigualdad. Lucho por todos ellos, igual que hacéis quienes estáis aquí, ya seáis músicos o científicos. Vuestro objetivo es tener una sociedad justa, tener justicia, igualdad, libertad real, pero no democracia»[297].

Formalmente, la escritura de Nawal al-Sa'dawi mantiene la hermosa retórica de la literatura árabe, moderada por la concreción del estilo norteamericano contemporáneo: *«El bosque de Duke es una inundación de brillantes árboles verdes. Mis ojos buscan su color como el suelo reseco busca el agua. El sol entra por la ventana mientras escribo»*[298]. Su dicción es hermosa y directa, pese a conservar la comparación oriental, encaminada a mostrar sus propósitos de forma intencionada por más que puedan escandalizar, pero en ningún momento renuncia a utilizar la belleza del lenguaje, lo que la convierte en una convincente narradora y ensayista.

La obra de Nawal al-Sa'dawi representa para el lector occidental una posibilidad para introducirse en el secreto mundo de la cultura femenina musulmana de la mano de una mujer independiente y comprometida con sus ideas, pero fundamentalmente sincera.

La panameña **Rosa María Britton** o Rosa María Crespo Justiniani de Britton (1936-2019) fue médico especialista en obstetricia y ginecología, con una importante dedicación a la escritura de novelas, cuentos y teatro. El hecho de adoptar el apellido conyugal ya muestra una actitud pasiva en la que se acepta el papel

---

[297] Al-Sa'dawi, Nawal: Discurso de recepción del Premio Optimistas Comprometidos, Madrid, mayo de 2016.
[298] Al-Sa'dawi, Nawal: *La hija de Isis*, Ediciones del Bronce, Barcelona, 2003.

(el nombre) del marido, como ocurre en América y el mundo anglosajón, en una actitud opuesta a la de Nawal al-Sa'dawi. En la medida de mi conocimiento, solo en el mundo portugués el nombre de la esposa precede al del marido en la descendencia.

En 1981 publicó su primera obra, *Ataúd de uso*[299]. Sobre esta novela expresó: «*Siempre he tenido inclinaciones literarias, he leído mucho toda mi vida y tenía esa ambición de escribir sobre ciertas cosas que pasaron en nuestra familia en honor a mi madre. Así me puse a escribir la historia familiar y terminé haciendo una novela*», narración en la que se aprecian las influencias del realismo mágico: «*Mucho se dijo y mucho se exageró. Unos contaban después que el ataúd era de ébano traído de África y tenía las agarraderas de oro puro. Otros aseguraron que estaba forrado de sándalo para terciopelo del tapiz, don Manuel había colocado abultados fajos de billetes de a diez y veinte dólares para llevarse su plata en el último viaje*».

Su libro *La costilla de Adán*, un tratado sobre sexualidad y ginecología, vendió más de treinta mil ejemplares. Otras obras publicadas fueron *¿Quién inventó el mambo?* (1985), conjunto de cuentos centroamericanos; *El señor de las lluvias y el viento* (1994), *Semana de la mujer y otras calamidades* (1995), *Todas íbamos a ser reinas* (1997), etc. Así como obras de teatro: *Esta esquina del paraíso* (1985), *Banquete de despedida* (1987). En *Tocino de cielo* (2015) rememora la cocina cubana que recuerda a partir de su estancia en la isla y la familia de su padre, de esta nacionalidad, a través de la que reconstruye la historia de la emigración a Cuba. En España están editadas *La nariz invisible y otros misterios* (Editorial Torremozas, Madrid, 2000) y *Suspiros de fantasmas* (Editorial Alfaguara, Madrid, 2015), donde aborda el tema de la decadencia mediante la que se enfrenta a los engaños que había en la vida de la protagonista.

---

[299] Britton, Rosa María: *Ataúd de uso*, Oveja Negra, Colombia. 2016.

Una mujer decidida a dejar una huella en su tiempo es Farias, como médica y como escritora. **Paula Farias** (Madrid, 1968-) es licenciada en Medicina. Entre 1998 y 2001 realizó varias expediciones de Greenpeace. Desde 1999 pertenece a la ONG Médicos Sin Fronteras, de la que ocupó la presidencia, acudiendo a la guerra de Kosovo o de Afganistán, a terremotos en India, en Irán, y a las epidemias de cólera en Guinea Bissau en 2002 o de fiebre amarilla en Venezuela en enero de 2004.

Publicó *Déjate contar un cuento*[300], en donde narra sus experiencias como colaboradora humanitaria, y *Dejarse llover*[301], novela centrada en las experiencias de un miembro de una ONG en una guerra en el centro de Europa, en que un grupo de personas intenta sacar un cadáver de un pozo para evitar que contamine el agua de bebida. Esta última ha sido llevada al cine con el título *A perfect day* (Fernando León de Aranoa, director).

El *Magazine* de *El Mundo*[302] entrevistó en 2004 a Paula Farias, que hablaba sobre sus circunstancias:

«Segunda de cinco hermanos, de padre gallego y madre peruana, le viene de lejos la afición por los viajes y esa obsesión por no contentarse con el papel de espectador. "Nunca pensé en una carrera convencional. Yo me veía así, con mi mochila, vacunando por ahí al personal... En mi familia son todos bohemios, artistas. Soy la única que ha estudiado algo científico. Mi padre (el escritor Juan Farias) se preocupaba cuando me veía estudiar. '¿Vas a llevar bata? ¿Vas a colgar una chapa en la puerta de tu despacho?', me decía".

Pero no, claro, los únicos despachos que ha pisado, y nunca por mucho tiempo, son los de su facultad, los del hospital madrileño Puerta de Hierro, donde hizo el MIR (curso de médico interno residente) en

---

[300] Farias, Paula: Déjate contar un cuento, Alfaguara, Madrid, 2004.
[301] Farias, Paula: Dejarse llover, Espasa Calpe, Madrid, 2005.
[302] *Magazine, El Mundo*, 1 de febrero de 2004.

medicina familiar y los de la organización no gubernamental para la que trabaja desde 1998, Médicos Sin Fronteras (MSF), en la que el sueldo medio es de unos 1.500 euros brutos mensuales. "Cuando terminé la carrera", cuenta, "monté con unos amigos una ONG, Médicos Sin Vacaciones. Recorrimos el Amazonas, pero fue un desastre. No teníamos medios».

Estoy seguro de que me crucé con ella muchas veces en los pasillos del hospital donde he desarrollado mi actividad profesional; posiblemente, rotó por mi servicio. Cuánta gente pasó por nuestro lado sin saber de su importancia y humanidad.

En 2004 sale a la luz *Déjate contar un cuento*[303], un libro de relatos, ilustrado por fotografías, ideados para niños pero que muestra un mundo con pocas esperanzas. Saramago prologa el libro, que tuvo gran aceptación entre los lectores: *«La poesía de la palabra, sin dejar de lado su ímpetu acusatorio, acude a cubrirlo todo con el aliento de una fraternidad conmovedora, como si ya se vislumbrara la casa del hombre en que todas las moradas serán, por fin, real y definitivamente humanas».*

Por fin, *Fantasmas azules*[304] se publica en 2021, referida a una ilusa periodista que viaja hasta Afganistán, donde descubre un mundo extraño y difícil de entender para la mentalidad occidental, apareciendo una serie de personajes fruto de la guerra que se mueven por motivaciones enfrentadas. La crítica destaca la precisión de las descripciones y la poesía subyacente en una obra destacable.

Mercedes Antón (Sevilla) es licenciada en Medicina y Psicología y autora de novelas como *La inquietante historia del rey Felipe, el príncipe don Carlos y yo*[305] y *El hombre que fui*[306], una interesante

---

[303]   Farias, Paula: *Déjate contar un cuento*, Alfaguara, Barcelona, 2004.
[304]   Farias, Paula: *Fantasmas azules*, Alianza, Madrid, 2021.
[305]   Antón, Mercedes: *La inquietante historia del rey Felipe, el príncipe don Carlos y yo*, Hidalguía, Sevilla, 1991.
[306]   Antón, Mercedes: *El hombre que fui*, Alhulia, Granada, 2014.

novela negra que transcurre en el mundo judicial, con un destacable análisis psicológico de la figura del protagonista masculino, el juez, mientras que las figuras femeninas están más difuminadas, lo que es llamativo por el sexo de la autora, por lo que parecería atender y entender más estas últimas.

★★★★★

En el capítulo «Razones para escribir» recogía los resultados de una encuesta realizada a varios escritores sobre el motivo que los había llevado a dedicarse de una forma prioritaria a transmitir ideas mediante la escritura.

Cuando medito sobre mis lecturas de las obras de las escritoras aquí citadas, encuentro una característica común a la mayor parte de ellas: son profesionales que invierten parte de su tiempo en escribir, lo hacen para defender una idea y, pocas veces, por el puro placer narrativo. Tal vez, muchas de ellas dirigen su intención hacia la liberación femenina, a la justicia y a la libertad humana, a la exposición de convencimientos sociales o religiosos, a la ayuda a los demás, que son temas meritorios compartidos con otros grandes escritores no relacionados con la medicina. ¿Es esta una característica de la literatura médica femenina?

La relativa escasez de mujeres escritoras en los tiempos en que se inició este ensayo ha mutado de forma increíble. Hoy, la mujer reina en la literatura.

Tan solo con seguir las propuestas de Paka Díaz y Silvia Lorente para la revista *Cosmopolitan* en abril de 2022, aparece un número abrumador de escritoras mujeres que me atrevo a copiar. Al margen de las que podíamos calificar como clásicas, como Maruja Torres, Rosa Montero, Alicia Giménez Barlett, Julia Navarro, Clara Sánchez, Elia Barceló, Almudena Grandes, Matilde Asensi, Elvira Lindo y María Dueñas, de amplia difusión y que cuentan con millares de lectores, otras escritoras son imprescindibles en la actualidad. Marta Sanz, Dolores Redondo, Iolanda Batallé, Eva García Sáenz de Urtury, Edurne Portela, Sara Mesa, María Oruña, Leticia Costas, Paula Bonet, Eva Baltasar, Irene Vallejo, Najat El Hachmi, Ledicia Costas, Paula Bonet, Cristina Morales, Elisa Victoria, Elena Medel, Aixa de la Cruz, María Sánchez, Luna Miguel, Sara Búho, Elvira Sastre, Margaryta Yakovenko, Andrea Abreu, Andrea Izquierdo, Elisa Levi, Elisabeth Duval, entre otras, son mujeres de menos libros publicados pero que están llamando poderosamente la atención de lectores y editores. Lamentablemente, no creo que entre ellas se encuentre ninguna doctora —en Medicina, claro—.

13

Médicos que cambiaron la literatura

Todos admirados por leídos, por compartir algo más que una afición: son los médicos que, cuando escriben, cambian la literatura; no la propia de su profesión, sino la forma de escribir de su tiempo y dejan secuelas a partir de ellos. Médicos escritores ha habido muchos, pero ¿algunos entre ellos han entrado en ese cielo exclusivo de quienes fueron imprescindibles en el devenir de la literatura en general? Mi opinión es que sí; pocos, pero existen.

A lo largo de este libro han ido surgiendo numerosos nombres de médicos que dedicaron una parte de su vida a la creación literaria en sus más amplias acepciones. Cuando se indaga en la motivación de autores sin entrar en su profesión o fama, responden que lo hacen *«para saber, para conocer, para amar y que te amen, por vivir otras vidas o revivir la propia, porque nunca se acaba de escribir bien, para sentirse vivo, porque no se puede vivir de otra manera, porque, al fin y al cabo, en el principio fue la palabra»*[307].

Bueno, nada de eso es importante al tiempo que resulta una interesante respuesta frente a la pregunta planteada.

A lo largo de los capítulos de este libro ha ido apareciendo un amplio número de doctores que, de alguna forma, han producido una cuantiosa literatura, publicada y leída —más o menos—. No es de extrañar, ya que el médico tiene un objetivo primario para

---

[307] http://escueladeescritores.com/alumnos/escriboporque/ (Consultado el 7 de enero de 2024).

su dedicación que no es otro que la persona doliente. Esto es en sí una forma de comunicación. Como la literatura que también se dirige al lector. Sin embargo, algunos de ellos, tras un periodo más o menos prolongado después de la formación universitaria, y a veces durante ella, se inician en las letras y, si la suerte editorial —y comercial— los acompaña, acaban dejando la medicina para dedicarse a la literatura en exclusividad. Sin embargo, en este capítulo se agrupa a determinados profesionales sanitarios cuya importancia en el mundo literario los aúpa a los primeros puestos del escalafón entre los escritores en general, médicos y no médicos. No por vendedores de libros, sino por la trascendencia de su obra literaria.

No se puede olvidar a Bulgákov, a Schnitzler y a otros maestros de su momento. Sin embargo, la característica que deseo destacar en este capítulo es el hecho de haber compaginado una producción literaria singular y original, de primer orden, con el ejercicio de su profesión durante todo el tiempo que circunstancias, salud o sociedad les permitieron. Para ellos, la atención al paciente no entró en contradicción con la producción de una obra trascendente. Los nombres de Döblin, Céline o Williams representan figuras señeras en la literatura mundial que pueden compararse con cualquier otro escritor decisivo en la historia moderna de las letras, no médico.

Muchas de las obras que trascienden a su momento es porque son expresivas de su tiempo. La Biblia; *Ilíada; Yo, Claudio; Divina comedia; Don Quijote de la Mancha; Los Hermanos Karamazov; Guerra y paz; Madame Bovary; Episodios nacionales; En busca del tiempo perdido; El gran Gatsby; Doctor Zhivago; La noche de los tiempos; El proceso; Un mundo feliz; Lolita; La marcha Radetzky; Cien años de soledad* y, por fortuna, otros muchos son libros que encierran una intrahistoria alejada de las enumeraciones frías de hechos y personajes.

Hay una historia general llena de fechas, hechos, nombres y sitios que nos enseñaron en la escuela. Pero, al margen, existe otra historia sentida en la piel, recordada y tal vez añorada o temida, que persiste más allá de lo que dice el manual. No tiene que narrar grandes hechos, pero sí describir ese momento que no reflejan los libros de texto y que, tal vez, desaparezca con la muerte de quienes lo vivieron. Cualquiera de los tres autores que vamos a exponer muestra ese valor intrínseco de ser testigos de su tiempo, aun sin proponérselo, o tal vez sí. Y los tres fueron médicos de a pie y en ejercicio.

Alfred Döblin (1878-1957) nació en Stettin, entonces Polonia y hoy Alemania, vivió en Berlín a partir de los diez años, cuando su padre abandonó a la familia. Fue médico de familia y psiquiatra, de origen polaco pero nacionalizado francés tras el exilio obligado después del éxito de su obra capital, aunque es considerado como escritor alemán. Al finalizar sus estudios, trabajó como periodista. Desarrolló la medicina de familia y la psiquiatría en el barrio de Alexanderplatz, perteneciente al Berlín Este durante la ocupación soviética, que hoy representa el centro cultural de la ciudad reunificada, una plaza desordenada, caótica y bastante sucia, al menos cuando la visité siguiendo sus pasos, pero llena de esa vitalidad que nuestro autor describiera noventa años antes.

Durante este tiempo había escrito varias novelas, pero ninguna fue publicada hasta 1915, cuando se editó *Die Drei Sprünge des Wang-lun* (*Los tres saltos de Wang-Lun*), que ganó el Premio Fontane.

Ejerció de médico en el ejército alemán durante la Primera Guerra Mundial, pero entretanto seguía escribiendo. En 1918 publicó *Wadzek contra la turbina de vapor*[308], en la que realiza un retrato irónico del capitalismo más desatado que ya se estaba presagiando en Occidente. Su novela histórica *Wallenstein*, ambientada en la guerra de los Treinta Años, fue escrita en 1920.

---

[308] Döblin, Alfred: *Wadzek contra la turbina de vapor*, Impedimenta, Madrid, 2012.

En 1920, Döblin se afilió a la Asociación de Escritores Alémanes (Schutzverband Deutscher Schriftsteller), donde encontró a Bertolt Brecht y Thomas Mann, y en 1924 se convirtió en su presidente. En 1929 publicó *Berlín Alexanderplatz*[309], una obra imprescindible para conocer la Europa anterior a la Segunda Guerra Mundial. Escrita parcialmente en alemán coloquial, mezclando varios puntos de vista, voces y niveles del idioma, influido por James Joyce, *Berlín Alexanderplatz* es una novela cubista que utiliza diversos planos narrativos contrastados, empleando la técnica del *collage* que mezcla letras de canciones, titulares de prensa, el dialecto de Berlín, lenguaje bíblico, canciones infantiles, escritos administrativos y científicos, fórmulas físicas, titulares de periódicos, presentación de empresas, con sonidos habituales urbanos, a los que añade una ruptura con el carácter tradicional de héroe y con la estructura temporal del relato.

Induce una referencia constante a la pintura expresionista alemana. Los cuadros *Metrópolis* (1917) o *Exequias* (1918) de George Grosz aparecen superpuestos a las páginas del libro. El lector desprevenido puede encontrar similitudes con el *Ulises* de Joyce. La novela de Döblin representa la visión opuesta a la ofrecida por Schnitzler, sobre un momento común. Dos valiosas apreciaciones de un mismo tiempo.

Es conocido el interés de Döblin por el futurismo italiano, según se ha documentado. En 1912, Boccioni, Severini, Carrà, Russollo, etc. realizan su exposición en la galería Der Sturm de Berlín; cuando asiste a ella, Döblin descubre que la idea futurista que incluye la admiración por la máquina en movimiento, los conceptos urbanísticos y la emergencia de las nuevas clases populares, en lo que coincide con sus propias obsesiones urbanas. Lo que le atrae, sobre todo del futurismo, es su concepción dinámica. Curiosamente, será el futurismo pictórico y no el literario (Marinetti)

---

[309] Döblin, Alfred: *Berlín Alexanderplatz*, Cátedra, Madrid, 2008.

el que va a condicionar la obra del referido autor. Esa influencia futurista es temprana, que aparece en su primera obra, *Los tres saltos de Wang-Lun*. Más tarde, ante el giro claramente fascista de los fundadores del movimiento, Döblin se inclina por el dadaísmo. En cualquier caso, el futurismo es un factor que hay que tener en cuenta en cualquier análisis de *Berlín Alexanderplatz*.

Borges[310] dice que Döblin es el escritor más versátil de nuestro tiempo. Cada libro suyo, como cada uno de los dieciocho capítulos del *Ulises* de Joyce, es un mundo aparte con su retórica y su vocabulario específico. En *Los tres saltos de Wang-Lun* (1915), el tema central es la China, con sus ceremonias, sus venganzas, su religión y sus sociedades secretas; en *Wallenstein* (1920), la ensangrentada y supersticiosa Alemania del siglo XVII, reticente ante el progreso; en *Montañas, mares y gigantes* (1924), las empresas de un hombre del año 2700; en la epopeya *Manas* (1926), la victoria, muerte y resurrección de un rey de la India; en *Berlín Alexanderplatz* (1929)[311], la vida miserable del desocupado Franz Biberkopf en el ambiente urbano de la ciudad en que vive.

Sus personajes muestran los crímenes y vicios de las más bajas capas sociales de la ciudad, descritos con naturalismo e incluso con brutalidad. Döblin los trata como personas, no como criminales, tal vez por su trabajo como psiquiatra en lo que luego sería el Berlín Este, una zona de gentes variopintas y escasos recursos. En la novela el narrador personal se dirige al lector, siempre manejando distintos grados de ironía respecto al propio relato. Trabajando dentro de la sanidad pública trabó conocimiento con el mundo que llevaría a los escritos.

Como dice F. Navarro, su novela más famosa es deudora de los conocimientos adquiridos gracias a su profesión: «*No es, desde luego, una novela de carácter médico, pero sí probablemente una novela*

---

[310] Borges, Jorge Luis: Textos cautivos, Alianza, Madrid, 1998.
[311] Döblin, Alfred: Berlín Alexanderplatz, Cátedra, Madrid, 2003.

que tan solo un médico podría haber escrito». Así, al menos, pareció reconocerlo el propio Alfred Döblin cuando en 1932 comentó sobre su obra: «*Sería muy largo contar cómo encontré el tema y el motivo central del libro. Solo quiero decir aquí que mi profesión médica me ha puesto en contacto con muchos delincuentes»*.

Uno de los méritos de Döblin ha sido caracterizar a una ciudad. Su libro principal testifica la realidad del Berlín de su tiempo, como John Dos Passos lo hace con Nueva York de los años veinte en *Manhattan Transfer*, James Joyce con el Dublín de *Ulises*, Valle-Inclán al Madrid noctámbulo, Baroja describe los barrios miserables, y Pérez Galdós, los finales del siglo XIX e inicios del XX en Madrid, como Gerard Durrell lo hace con respecto a Alejandría. Todas son obras magistrales.

Döblin es el ejemplo del médico que desarrolla su profesión como cualquier otro, pero que es capaz de compartirla con una actividad tan absorbente como la creación literaria, con la que llega a alcanzar sus más altas cimas. A lo largo de su vida escribió artículos y publicaciones de carácter médico. Con la llegada del partido nazi al poder en 1933 clausuró la consulta y se exilió, primero en Zúrich, luego en Francia, donde consiguió la nacionalidad francesa, y tras la ocupación alemana en 1940, a través de España y Lisboa consiguió llegar a Los Ángeles, donde residió y escribió para el cine, hasta su regreso a Alemania al finalizar la Segunda Guerra Mundial. A este periodo pertenecen *No habrá perdón* (1935), *La tierra sin muerte* (1936) y *El tigre azul* (1936), historia religiosa de América del Sur. Se convirtió al catolicismo. También escribió colecciones de ensayos, entre los que se encuentran *Das Ich über Natur* (1928), *Judische Erneuerung* (1933) y *Der Historische Roman* (1936).

Alfred Döblin fue un personaje contradictorio durante toda su vida. Así se autodefine: «*Judío y prusiano antisemita, pequeño burgués y anarquista, naturalista y literato, socialista apasionado lleno de*

compasión por los humillados y ofendidos… Es individualista convencido y obstinado»[312].
Judío, se convierte al cristianismo y se hace devoto de la Virgen María. Socialista convencido, es siempre un solitario y, desilusionado, abandona el partido como protesta. Por un lado, escribe: *«Soy un autor de la burguesía, ¿quién ha dicho que yo desee el triunfo de la clase proletaria? ¿Qué derecho tiene el proletariado a exigirme nada?».* Por otra, se confiesa muchas veces marxista, aunque heterodoxo.
El mismo Gunther Grass, que se proclama su discípulo, ha descrito las consecuencias de esa personalidad:

«Olvidado en vida, Döblin no estaba bien situado. No caía bien, para la izquierda progresista era demasiado católico, para los católicos era demasiado anarquista; para los moralistas, le faltaba firmeza en sus tesis, para el programa de noche era demasiado poco elegante, para la radiodifusión didáctica, demasiado vulgar»[313].

En un autorretrato que se publica tras su muerte, el propio Döblin se describe así:

«Ese hombre ágil y bastante pequeño, de perfil claramente judío y gran occipucio, con unos ojos grises tras unos quevedos de oro bastante fuertes y la mandíbula llamativamente retraída, que descubre al sonreír los protuberantes dientes superiores, el rostro estrecho y largo, más bien enjuto y descolorido, de líneas bien marcadas, sobre un cuerpo ligero e inquieto…, ese hombre no ha tenido una vida exterior cuya descripción pudiera mostrar rasgos aventureros u originales»[314].

[312] Hey, Richard: «Ich bin am Ziel. Am welchem Ziel?», *Die Zei 4*, 11 de agosto de 1978.
[313] Sáenz, Miguel: «Prólogo» de Alfred Döblin, *Berlín Alexanderplatz*, Cátedra, Madrid, 1996.
[314] Döblin, Alfred: *Doktor Berlin*, Düsseldorf/Zúrich, 1986.

Su descripción pretende justificar algo muy real: la compatibilidad entre la profesión de médico comprometido y su personalidad de artista. Escribe en calidad de neurólogo Döblin sobre el autor Döblin y, en calidad de escritor Döblin, sobre el neurólogo Döblin. El médico dice: «*A veces me parece que está claramente a la izquierda, incluso muy a la izquierda, algo así como a la izquierda al cuadrado, pero luego dice cosas que, o bien no las ha pensado —lo que en un hombre de su edad es absolutamente inadmisible—, o finge estar por encima de cualquier partido, con una arrogancia poética ridícula*».

El autor dice del médico: «*Es mi absoluto opuesto, se me ha ocurrido: esa forma en que se afana, habla, observa a fondo; yo he sido siempre un bailarín solitario, una* prima donna*, como dijo una vez mi editor, un soldado gris de un ejército silencioso*».

Durante toda su vida, Döblin atacó a los escritores que él llamaba «humanistas», contraponiéndolos a los «revolucionarios intelectuales», entre los que él mismo se alineaba. Representantes de los primeros eran para él los hermanos Mann, Hauptmann, Wassermann, Frank, Hofmannsthal o Schnitzler. Entre los segundos citaba a Brecht, Kafka y Jünger. Pese a ello, Döblin, que había trabajado para el gobierno militar francés como representante de la oficina de educación pública, se encargó de aceptar manuscritos para su publicación, donde se opuso vehementemente a la aprobación de cualquier texto de autores que hubieran simpatizado con el nacionalsocialismo, como Ernst Jünger o Gottfried Benn[315], de quien hablo a continuación.

Sin embargo, su crítica no se dirigía solo a la forma, sino también al fondo. Alfred Döblin, que siempre pensó —con razón— que la vida no le había dado el reconocimiento que merecía, solía citar un testimonio elogioso de Robert Musil. Algún crítico ha señalado que *Los sonámbulos* de Hermann Broch le debe bastante.

---

[315] Sander, Gabriele: *Alfred Döblin*, Reclam, Stuttgart, 2001.

Antes de la Segunda Guerra Mundial, escritores como Klaus Mann no habían vacilado en reclamar a Döblin como su maestro[316].

La figura de **Gottfried Benn** (1886-1956) corresponde exactamente al concepto con el que se han propuesto a los autores que incluye este capítulo. Autor de ensayos, narraciones y relatos, por lo que realmente es conocido es por ser considerado el poeta alemán más importante de la primera mitad del siglo XX, pese a la censura sufrida durante algún tiempo por el régimen nazi.

Excepción a la norma, el ambiente familiar no era propenso a la lectura. Por el contrario, Benn se quejaba de que su padre no había leído un libro en su vida (tampoco Ramón y Cajal apreciaba la cultura del suyo). Tras finalizar el bachillerato en 1903, y debido a las presiones de la familia para que siguiera la profesión del padre, se matriculó en Teología. Finalmente, acabó encontrando su verdadera vocación por la medicina cuando logra matricularse en la Kaiser-Wilhelm Akademie, recibiendo formación gratuita a cambio de ejercer como un médico militar. En 1933 acogió con entusiasmo la llegada al poder del nacionalsocialismo en su ensayo *El nuevo estado y los intelectuales*[317].

A partir de 1920, Benn había simultaneado la escritura de poesía con reflexiones relativas al ejercicio lírico y la relación del escritor con el poder, lo que lo llevará a acercarse al nazismo al inicio de la siguiente década, no obstante haber sido abiertamente apolítico a diferencia de sus contemporáneos. El pesimismo presente en la filosofía nietzscheana, o mejor, schopenhaueriana, y la lectura del libro de Spengler *La decadencia de Occidente*, entre otras influencias, lo llevaron a apoyar al nuevo régimen.

---

[316]   Miguel Sáenz, *op. cit.*
[317]   https://bibliotecavirtual.unl.edu.ar:8443/bitstream/handle/11185/2862/Poesia_15_1994_ (Consultado el 24 de enero de 2022).

En algún momento sería interesante analizar las controversias surgidas en las mentes de los artistas de diferentes dedicaciones cuando se ven obligados a contraponer su idea a la necesidad de vivir el día a día en un ambiente al que pueden adherirse, oponerse, o variar su intención, como en el caso de Benn. Demasiadas personas se ven obligadas a adaptarse a circunstancias con las que no están de acuerdo, al objeto de sobrevivir. Pasado el tiempo, la opinión predominante juzga de forma simplista las decisiones adoptadas en momentos críticos.

Este autor comenzó a mezclar lo poético con el planteamiento de análisis y meditación, oscilando de un lado al otro. Para ello escribió una serie de ensayos en los que estudiaba el tema de la actuación del poeta y del vínculo que posee el literato con las cuestiones de poder que le había hecho aceptar con esperanza la política de Hitler. Sin embargo, la realidad le haría pronto sentirse desilusionado con las ideologías abrazadas poco tiempo antes.

Alcanzó la fama con *Morgue y otros poemas* (*Morgue und andere Gedichte,* 1912), su primer libro de poemas, que refleja la formación médica del autor, en el cual se describen, sin ningún romanticismo, cuerpos humanos mutilados, así como cadáveres en la morgue, acompañado con descripciones de ambientes médicos, en escenas en las que se emplea una violencia lingüística y atmosférica inaudita en lengua alemana desde el Barroco. Este libro provocó una gran polémica, dándole fama pública de escandaloso y provocador.

Bajo estas influencias estéticas surgieron sus tres próximas publicaciones, *Söhne* (*Hijos,* 1913) y *Fleisch* (*Carne,* 1917), así como el ciclo de novelas *Gehirne* (*Cerebros,* 1916), conocida como las *Ronne novellen,* que utiliza el nombre del personaje central, un *alter ego* del propio Benn, compuestas en el transcurso de su estancia en Bruselas (1915-1917).

La obra de Benn está poderosamente influida por la de Nietzsche; en ella analiza la creatividad poética, a la que califica como

«última actividad metafísica del hombre». He aquí un ejemplo de
su poesía:

> *Tú fuiste el gran renunciador,*
> *el llanto pendía contigo,*
> *y el llanto es agua dura*
> *que sobre rocas cae,*
> *todo se ha cumplido,*
> *llanto e ira no,*
> *todo deslumbra ondeándote*
> *en rosas y luz.*
> *Tú debes darte todo*[318].

A pesar de su entusiasmo inicial, el control establecido por
el Estado nazi sobre todas las profesiones le hizo casi imposible
a Benn dedicarse al ejercicio de la práctica médica, por lo que
decidió entonces refugiarse en la Wehrmacht, en lo que él llamó
«una forma aristocrática de emigración». Fue expulsado en 1937 de
la Cámara Nacional de Escritores. En 1939 aparecería su último
libro bajo el régimen nazi, una recopilación de su obra en prosa
que sería atacada por la crítica oficial. La actividad literaria cesaría
en el momento más brillante de su trayectoria creativa. En un
aislamiento total escribiría algunos de sus mejores poemas.

En 1948 publicó en la editorial suiza Die Arche su primer
libro original en más de una década, *Statische Gedichte (Poemas
estáticos)*. De repente, la obra de Benn sobresalió entre la de todos
sus contemporáneos, y la prensa y los lectores no solo lo recibieron
entusiastamente, llegando a considerarlo como la única voz en
alemán original desde Brecht y Rilke. A partir de entonces, Benn
fue reconocido como el poeta vivo más importante en lengua
alemana, y el renovador de la poesía lírica de posguerra.

---

[318]   gottfried-benn-206.pdf (unam.mx) (Consultado el 9 de mayo de 2024).

Si existe un mundo desorbitado donde lo políticamente correcto ha llegado a censurar lo que lo puede enriquecer, por el mero hecho de adoptar posiciones políticas en desacuerdo con una mayoría censora que impera, es el caso de **Céline**. Sujetos que se sienten iluminados por la verdad, capaces de juzgar entre el bien y el mal, censores de un nuevo Santo Oficio, que condenan libros y autores a las llamas por motivos que no comparten. Autos de fe en Granada, La Hoguera de las Vanidades de Savonarola, quemas de códices mayas, holocausto de libros por los nazis en 1933, lumbres en Sarandí (Argentina) en 1980, destrucción de la Biblioteca Nacional de Bagdad en 2003 y otros muchos son episodios en que la sabiduría encerrada en páginas impresas es destruida por la furia ignorante del censor. En el momento presente, surge un peligroso estado de opinión dedicado a censurar todo aquello con lo que no se comulga; son los conocidos «cordones sanitarios» que condicionan una autocensura esterilizante. Tras el movimiento Me Too han aparecido intereses segregadores que sacrifican la calidad de la obra a la pretendida actitud de los creadores. Lamentablemente, la figura de Céline sufre esta actitud desde hace años.

Un escritor censurado por su ideario político, sin valorar sus aciertos literarios, es Louis-Ferdinand Auguste Destouches (1894-1961), más conocido por su seudónimo, **Louis-Ferdinand Céline**, o solo por Céline. Es uno de los escritores más influyentes del siglo XX, cuyo estilo literario cambió la forma de escribir de sus contemporáneos, influyendo en autores como Thomas Bernhard, Charles Bukowski, Henry Miller, Michel Houellebecq y tantos otros escritores críticos y desgarrados. Es el autor francés más traducido del siglo, tras Marcel Proust.

La novela que lo encumbró fue *Viaje al fin de la noche*[319], cuyos méritos han sido postergados por los prejuicios políticos

---

[319]   Céline, Louis-Ferdinand: *Viaje al fin de la noche*, EDHASA, Barcelona, 2008.

derivados de los antecedentes antisemitas del autor, que el ideario de lo políticamente correcto imperante no puede perdonar. Si se piensa en la persecución de personalidades como Pablo Picasso, Woody Allen, Vladimir Nabokov o Roman Polanski, por actitudes supuestamente machistas, se evidencia la superposición de modas pasajeras sobre creaciones intemporales. Personajes inanes opinando sobre creadores universales gracias a la voz que prestan los medios incontrolados que siguen modas pasajeras. Sociológicamente, esa es la lamentable aportación social al arte en el momento en que se escriben estas líneas.

Nacido en Courbevois, Nanterre, una modesta herencia familiar le permitió conseguir el certificado de estudios medios. Tras ello, los padres lo enviaron a Inglaterra y Alemania para estudiar idiomas. Tras una etapa en África, a su regreso a París, bajo la influencia del doctor Athanase Follet, director de la revista científica donde trabajaba, Louis-Ferdinand Destouches inició los estudios de Medicina, que finalizaría en 1924. Algunas experiencias de época se vieron reflejadas en su segunda novela, *Muerte a crédito*[320], que habla de un pícaro de los años treinta que pretende engañar al mundo a base de tecnología, empleando un lenguaje espasmódico, repleto de argot, tacos y blasfemias, nada que ver con su primera obra.

Sin embargo, hablar de Céline es hablar del *Viaje al fin de la noche*[321], como hablar de Martín Santos es hablar de *La noche de los tiempos*. Su experiencia le hace surgir un sentimiento antimilitarista que se expresa en *Viaje al final de la noche*, donde escribe: «*Os lo digo, infelices, jodidos de la vida, vencidos, desollados, siempre empapados de sudor; os lo advierto: cuando los grandes de este mundo empiezan a amaros es porque van a convertiros en carne de cañón*».

Viaje… se inicia con un exabrupto: «*Si no me viera tan forzado, obligado a ganarme la vida, te lo digo de verdad, lo suprimiría todo, no*

320 Céline, Louis-Ferdinand: *Muerte a crédito*, DeBolsillo, Barcelona, 2012.
321 Céline, Louis-Ferdinand: *Viaje al fin de la noche*, EDHASA, Barcelona, 2001.

dejaría pasar ni una línea. Todo está mal enfocado. He hecho demasiado daño». La situación de desastre que percibe a su alrededor en el sanatorio psiquiátrico de Vigny-sur-Seine (asilo, lo llama él) no le impide reflexionar crudamente sobre la locura en relación con el cerebro de los denominados como cuerdos: *«Un loco no es más que las ideas corrientes de un hombre, pero bien encerradas en una cabeza. El mundo no pasa por su cabeza, y esto es suficiente».*

Como tantos otros médicos volcados en la literatura, la vida de Céline no fue fácil. En 1927 había abierto un consultorio particular, que no funcionó, por lo que tuvo que trabajar como ayudante de un dispensario público. Él mismo declara en *Muerte a crédito: «Gracias a los regalos, vi, yo, Gustin reducir a diez minutos sus consultas que habrían durado por lo menos dos horas, celebradas con detenimiento, pero yo no tenía nada que aprender sobre el modo de abreviar».* Experiencias reales de un médico en ejercicio.

Cerca del final de la Segunda Guerra Mundial, Céline abandonó Francia en 1944 con su tercera esposa, y se trasladó primero a Alemania y a Dinamarca, sucesivamente. Fue arrestado por orden del Gobierno francés acusado de colaboracionismo. Pasó más de un año en prisión. Más tarde, en 1950, sería condenado *in absentia* a un año de cárcel.

A su regreso a Francia se instaló en un suburbio de París, donde continuó escribiendo. Adquirió fama entre el movimiento *beat*; William S. Burroughs y Allen Ginsberg acudieron a conocerlo en los años cincuenta. Mantuvo el trabajo como médico con pacientes de las clases económicas más bajas hasta su muerte, el primero de julio de 1961 a consecuencia de una hemorragia cerebral.

Céline escribió tres panfletos pacifistas: *Bagatelles pour un massacre* (1937), *L'école des cadavres* (1938) y *Les beaux draps* (1941), de carácter antisemita, que la crítica posterior no le ha perdonado pese a tratarse de uno de los más brillantes e innovadores escritores de la Europa del siglo XX. En los finales de 2017 hubo un intento de publicarlos por parte de la editorial Gallimard, con el consentimiento de su viuda, que contaba ciento cuatro años, ya que solo existía una edición canadiense. Este intento levantó fuertes críticas por parte de intelectuales y políticos de la izquierda francesa, defensora de la cuestión judía, sobre criterios basados en la inoportunidad y el concepto de que obra y autor son indisociables. Otros opinan que esta idea corresponde a la denominada corrección política de enfoque reduccionista que esteriliza a la obra de grandes creadores atreviéndose a juzgar qué se puede leer y qué no, lo que no deja de ser una forma de censura[322]. Algo parecido a las maniobras de la izquierda que impidieron recoger el premio Goncourt en 1960 a Vintila Horia por el sobresaliente libro *Dios ha nacido en el exilio*[323].

Sollers[324] escribe que *«siempre se olvida demasiado aprisa la vocación médica de Céline. Él creyó en la medicina ("esa mierda", maltrataría más tarde), la mantuvo como ángulo privilegiado de visión, tanto su razón como su sinrazón de escritor revelan a cada paso sus huellas»*, máxime cuando Céline ejercería la profesión durante su vida, al igual que haría otro de los escritores visionarios incluidos en este capítulo, Alfred Döblin y William Carlos Williams. Autores como Bukowski, Miller, Burroughs, Vonnegut y Welsh, como escritores del tremendismo, reconocen la influencia de Céline en su obra.

William Carlos Williams (1883-1963) fue un médico y escritor estadounidense, con una especial dedicación hacia la poesía. Estudió Medicina en la Universidad de Pensilvania, donde estableció amistad con Ezra Pound y Hilda Doolitle. Se licenció en 1906, especializándose en pediatría, trabajo que ejerció desde 1910, durante los siguientes cuarenta y un años. Él mismo describió su vocación duplicada:

---

[322]   González, Enric: «El fantasma de Céline sigue ahí», *El Mundo*, 12 de enero de 2018.
[323]   Horia, Vintila: *Dios ha nacido en el exilio*, Ciudadela Libros, Madrid, 2008.
[324]   Sollers, Philippe: *Celine*, Paradiso, México, 2012.

«*En la Universidad de Pensilvania en 1902 disfruté el estudio de la medicina, pero encontré imposible reducirme a ella. Tan pronto como comencé mis estudios, lo que quería era abandonarlos y dedicarme a escritura la. [...] Por otra parte, sabía que el tipo de escritura que iba a hacer no estaría a la venta. [...] La lucha se había iniciado [...]. Pero fue el dinero lo que finalmente me decidió. Yo seguiría la medicina, aunque estaba decidido a ser poeta; solo la medicina, un trabajo del que disfrutaba, me permitiría vivir y escribir como yo quería. Podría vivir, que era lo primero, y escribiría, por Dios, como yo quería tomándome todo el tiempo del mundo para lograr mi propósito*»[325].

En su obra intentó impulsar el uso literario del habla que escuchaba a su alrededor, liberando al poema de la métrica tradicional. Opuesto a la imitación de las tendencias europeístas de la poesía de sus admirados Eliot y Pound, Carlos Williams propone unas nuevas reglas del juego literario.

Editó en dos libros, *Poemas* (1909) y *Temperamentos* (1913), previos a recibir las influencias del movimiento «imaginista». Su última poesía se puede encontrar en *Poemas completos* (1938). A últimos de la década de 1930, inicia un extenso poema acerca de los años de la Gran Depresión de 1929, titulado «Paterson, Libros I-V», que escribió entre 1946 y 1958 y muestra la epopeya de un hombre vulgar. En su prefacio escribió Williams: «*El rigor de la belleza es la búsqueda*». Recientemente se ha realizado una película del mismo título (2016) dirigida por Jim Jarmusch. La editorial Alianza recopila cuentos escritos en la década de los treinta procedentes de *El cuchillo del tiempo*, *La vida a las orillas del río Passaic*, *Cerveza y fiambre*, e *Hijas del campo*, donde a diferencia de otros narradores norteamericanos como Carver, por ejemplo, desarrolla finales normales y lógicos, con escaso misterio, que ya está implícito

---

[325] Navarro, Fernando A.: «Escritores médicos y médicos escritores», *Ars Médica. Revista de Humanidades*, 1:31-44, 2004.

en el desarrollo del cuento: «*Rivers hizo la incisión. Echó una ojeada y se encogió de hombros. Era un apéndice perforado con una peritonitis general avanzada. Introdujo un tubo y lo dirigió al lugar correcto que era lo que se debía hacer. Pero el paciente murió al día siguiente*»[326].

En su obra cumbre, *Paterson*, mezcla poesía, prosa y *collage*, incluyendo incluso fragmentos publicitarios que capta del ambiente, un poco en la línea del Döblin de *Berlín Alexanderplatz*, aunque con un localista estilo norteamericano. Los críticos la han considerado como una especie de biografía épica de un médico que es poeta o un poeta que trabaja como médico, con una localización precisa en la ciudad de Paterson (Nueva Jersey), que se involucra directamente en su inspiración. En *Paterson* la coincidencia entre la forma y el contenido es deliberada y perceptible.

---

[326] Williams, William Carlos: *Cuentos*, Alianza, Madrid, 2008.

14

Narrativa histórica

Cuando se inicia una conversación relativa a la escritura y la medicina, existe una impresión generalizada de la gran tendencia del médico a escribir. Y, sobre todo, a escribir historia. En el ámbito hispano, cuando surge el tema a nivel popular, de inmediato viene a la memoria la figura del doctor Marañón como representante del médico humanista. Al margen de los resultados del análisis de su actividad literaria, lo que siempre me ha sorprendido de Gregorio Marañón ha sido su capacidad de trabajo. Alfredo Juderías, otro médico escritor, citando al propio Marañón, lo desveló: «*Yo soy un trapero del tiempo*», había escrito para justificar una ingente labor como clínico, escritor, conferenciante, académico y hasta político durante algunos años de su vida. Todo ese tiempo muerto que el común de los mortales dejamos transcurrir esperando que pase algo (la salida del avión, esperar que empiece una película o que se sirva la mesa, la llegada de una cita…), Marañón lo empleaba en anotar ideas, ordenar papeles e, incluso, escribir alguno de sus numerosísimos textos. Más adelante podremos detenernos en analizar su vida y obra.

La atrayente figura de **Gregorio Marañón** y Posadillo (1887-1960) domina este capítulo. Fue médico especializado en endocrinología, historiador y escritor, cuyas obras en los ámbitos científico e histórico tuvieron relevancia internacional, aunque sus teorías han quedado sobrepasadas por la moderna endocrinología. Fruto de una familia acomodada de Madrid relacionada con el periodismo y dotada de una importante biblioteca familiar, recibió una esmerada educación que se hizo patente durante el resto de su vida. Se licenció en 1908 en la Universidad Central, realizando el doctorado en 1910. Viajó junto a los doctores Pittaluga y Ruiz Falcó por Francia en 1918 con motivo de la denominada «gripe española», relacionándose con prestigiosos médicos como Babinski, Wright, Fleming y Cushing. En 1918 acompañó al rey Alfonso XIII a Las Hurdes, dando a conocer sus deficiencias sanitarias en un viaje que ha sido ampliamente publicitado entonces y ahora.

Se consideraba humanista y liberal, lo que le llevó a enfrentarse con la dictadura de Primo de Rivera, por lo que estuvo en la cárcel. Apoyó a la Segunda República firmando junto a Ortega y Gasset y Pérez de Ayala el manifiesto titulado *Agrupación al Servicio de la República*, al que se incorporaría Antonio Machado.

Sin embargo, el caos imperante al principio de la Guerra Civil le hizo retractarse de tales apoyos, exiliándose en París en 1936, donde escribe:

> *«Lo que no admite duda es que las profecías de las derechas extremas o monárquicas que se oponían a la República se realizaron por completo: desorden continuo, huelgas inmotivadas, quema de conventos, persecución religiosa, exclusión del poder de los liberales que habían patrocinado el movimiento y que no se prestaban a la política de clases; negativa a admitir en la normalidad a las gentes de derecha que de buena fe acataron el régimen, aunque, como es natural, no se sintieran inflamadas de republicanismo extremista»*[327].

Buena parte de los catedráticos y compañeros de la universidad se habían visto obligados a exiliarse debido al peligro de muerte que tenían de permanecer en España. Como ellos, Marañón permaneció en el exilio hasta 1942. A su regreso, el régimen franquista

---

[327] Marañón, Gregorio: «Liberalismo y comunismo», *Revue de Paris*, 15 de diciembre de 1937.

respetó su figura, que se acomodó a las nuevas circunstancias: «*Ser liberal es, precisamente, estas dos cosas: primero, estar dispuesto a entenderse con el que piensa de otro modo; y segundo, no admitir jamás que el fin justifica los medios, sino que, al contrario, son los medios los que justifican el fin*»[328].

Escribió el primer tratado de *Medicina interna* en España, junto con el Dr. Teófilo Hernando, y su libro *Manual de diagnóstico etiológico* (1946) fue uno de los libros de medicina más difundido en el ámbito hispano. La ingente producción escrita de Gregorio Marañón está recogida por Antonio López Vega en *Bibliografía de Gregorio Marañón*[329].

Dirigió la cátedra de Endocrinología en el Hospital Central de Madrid y fue académico de las Reales Academias de Lengua, Historia, Bellas Artes, Medicina y Ciencias Exactas, Físicas y Naturales. El concepto que Gregorio Marañón tenía sobre el desarrollo de la actividad médica se imbricaba con una actitud humanística: «*Lo que Marañón entiende como "vocación médica" es el resultado de la intersección de dos conjuntos: uno que representa la "vocación del querer", el conocimiento científico y técnico que el médico tiene la obligación de poseer; el otro la "vocación de amor", es decir, la comprensión de la persona enferma y su dolor y la forma en la que el médico debe conectar con él y actuar: la clínica*»[330], renunciando a la labor experimental, por lo que se basa en una proyección personal sobre el ser enfermo.

Laín Entralgo[331], también discípulo suyo de alguna manera, en la biografía que publicó sobre el maestro, ha diferenciado las tres

[328] Marañón, Gregorio: *Ensayos liberales. Prólogo*, Espasa Calpe, Madrid, 1946.
[329] http://orff.uc3m.es/bitstream/handle/10016/6178/BIAN-19-2009. pdf?sequence=1 (Consultado el 12 de septiembre de 2022).
[330] Balaguer Perigüel, E.: «Marañón y la medicina en España», *Arbor*, 2013, 189(759):a002. http://dx.doi.org/10.3989/arbor.2013.759n1001 (Consultado el 26 de mayo de 2024).
[331] Laín Entralgo, Pedro: *Gregorio Marañón. Vida, obra y persona*, Austral, Madrid, 1969.

facetas mediante las que se expresó: la de médico, la de historiador y la de moralista.

Como escritor se dedicó al campo del ensayo, la biografía y la historiografía, con obras como *Las ideas biológicas del padre Feijoo* (1934), *Vocación y ética* (1935) o *El médico y su ejercicio profesional en nuestro tiempo* (1952), aunque lo más conocido de su obra literaria son las biografías en las que caracteriza a personajes históricos, con no demasiado rigurosos datos documentales, a los que convierte en prototipos de un carácter y representantes de un momento histórico, lo que presta a su obra de una cierta superficialidad que, sin embargo, fue aceptada por los lectores sin mayor crítica.

Enrique IV de Castilla y su tiempo (1930, 1941); *Amiel. Un estudio sobre la timidez* (1932); *El conde-duque de Olivares (la pasión de mandar)* (1936); *Tiberio. Historia de un resentimiento* (1939); *Luis Vives (Un español fuera de España)* (1942); *Antonio Pérez (El hombre, el drama, la época)* (1947); *Cajal: su tiempo y el nuestro* (1950) y *El Greco y Toledo* (1956), *Juan Maragall y su tiempo* (1963), *Don Juan. Ensayos sobre el origen de su leyenda* (1940) son obras que han contribuido a mitificar la personalidad de Gregorio Marañón, de quien todos hablan, aunque pocos lo hayan leído.

Al principio de este capítulo me he referido a esa intrahistoria que se descubre en las novelas de ficción o reales y que puede guardar más realidad que la puramente académica que muestran los libros de historia. **Jean Reverzy** (1914-1959) es un ejemplo de ello. Estudió Medicina en Lyon entre 1932 y 1938 y se doctoró en 1940. Había pertenecido a la Resistencia y fue liberado en 1943. En 1954 apareció su primera novela, *Le Passage* (Edit. Julliard), que obtiene el Premio Renaudot de ese año y lo convierte en un escritor conocido en los medios literarios franceses, pese a lo cual no abandona la práctica de la medicina. Es frecuente que el autor se refleje en sus personajes; así Palabau le sirve para definir su propia hipocondría. En 1956 publica *Place des Angoisses*[332], que lo hace ser muy conocido entre la intelectualidad, y en 1958, *Le Corridor*[333], novela esta última definida como inquietante y experimental que tuvo poco éxito de lectores. En 1960 y 1961, de forma póstuma, se publican textos inéditos escritos entre 1953 y 1959 titulados *Le silence de Cambridge*, *La vraie vie*, novela escrita para su madre enferma de cáncer, y *A la recherche d'un miroir*. Hasta el momento, sus obras no están traducidas al español.

Como Céline, emplea un lenguaje crudo y directo, recibido del ambiente donde centra sus historias. *Place des Angoisses*, escribe Luis Montiel, es una obra que detalla el periodo de aprendizaje, sus experiencias desencantadas como interno en los hospitales de Lyon y el ambiente de las consultas de los profesores en la denominada Plaza de las Angustias. El médico-escritor ridiculiza el lenguaje profesional que está obligado a utilizar con los pacientes:

> *«En tres horas lo aprendí todo sobre el diálogo sumario de la medicina hospitalaria y de la enfermedad popular: "¿Le duele la cabeza?... ¿Se siente cansado por las mañanas?... ¿Siente punzadas en el corazón?... ¿Se fatiga al caminar?... ¿Ve moscas volantes?". El paciente solo debe responder sí o no. La mano firme del médico apartaba la sábana; retumbaba una orden: "¡No se mueva! ¡Respire hondo! ¡No respire! ¡Vuélvase de costado!", con ese estilo impersonal, propio de los doctores, tan particular, como el de los militares y de los eclesiásticos, infestado por el énfasis, las metáforas dudosas y los términos incongruentes, tales como oligofrenia, bradicardia, asistolia, polidipsia, y otros mil parecidos, revoltijo hirsuto de griego farfullado por los bárbaros».*

---

[332] Reverzy, Jean: *Place des Angoisses*, Julliard, Paris, 1956.
[333] Reverzy, Jean: *Le Corridor*, Julliard, Paris, 1958.

A juicio de Reverzy, que critica su propia formación, lo que consigue este paralenguaje elusivo es eliminar la angustia del médico y, de paso, si es posible, la del paciente como mayor objetivo, mediante el cual, el ser doliente entrega su enfermedad en manos del médico con lo que ya no es suya, dice L. Montiel[334].

Según Fernando A. Navarro[335], la de Reverzy es *«una obra literaria de altura, que, en el ámbito médico, solo queda eclipsada por la de su contemporáneo Louis-Ferdinand Céline»*. Un resumen de la vida de Reverzy sería el reflejado por el narrador de *Place des Angoisses*: *«Un tipo de iniciación médica —el narrador médico— que espera convertirse en un gran médico hospitalario, pero llega a ser médico de obreros y pobres en un barrio triste de Lyon de nombre irónico "Sans-souci" (Sin cuidado). He aquí la medicina de otro tiempo, la de los años 50, aunque pobre en recursos técnicos, rica en humanidad»*.

La obra de Reverzy supone una necesaria reflexión del médico sobre su propia actividad, real, cruel e imaginativa.

Aunque se formara como psiquiatra y se doctorara con una tesis titulada *La psicología de Carl Gustav Jung en las relaciones entre medicina y religión,* la influencia de la poderosa personalidad del profesor Laín Entralgo hizo que **Luis Sánchez Granjel** se decidiera por la historia y sus relaciones con la medicina. Nacido en Segura, Guipúzcoa, estudió en Salamanca. En 1948 ocupó el puesto de profesor encargado del curso de Historia de la Medicina en la Universidad de Salamanca, donde fue decisiva la intervención de Tovar, entonces rector de la Universidad, para crear la cátedra de Historia de la Medicina, la segunda en España tras la de la Universidad Central de Madrid. La cátedra fue ganada por Granjel en 1955, cargo del que se jubiló en 1987, siendo nombrado después

---

[334] Medicina y literatura: La novela de la comunicación médica: Place des Angoisses, de Jean Reverzy (I) (luismontielllorente.blogspot.com)
[335] Fernando A. Navarro, *op. cit.*

como profesor emérito. Tuvo una dedicación casi exclusiva a la historia médica en España, fruto de la cual fue la publicación de *Historia general de la medicina española*[336], publicada en cinco volúmenes entre 1978 y 1986. Al margen de sus libros sobre la medicina española, donde sobresalen *Historia de la pediatría española* (Universidad de Salamanca, Salamanca, 1965), *Historia de la medicina vasca* (Salamanca-Mintegia, Instituto de Historia de la Medicina Española-Euskal Medikuntzaren Historia, 1983), *Historia política de la medicina española* (Universidad de Salamanca, Salamanca, 1985), *Historia de la Real Academia Nacional de Medicina* (Real Academia Nacional de Medicina, Madrid, 2006), se ocupó también en biografías de escritores españoles, como *Retrato de Pío Baroja* (Barna, Barcelona, 1953), *Retrato de Unamuno* (Guadarrama, Madrid-Bogotá, 1957), *Panorama de la generación del 98* (Guadarrama, Madrid, 1959), *Retrato de Azorín* (Guadarrama, Madrid, 1958), *Retrato de Ramón* (Ediciones, Madrid, 1963).

Fue miembro numerario (2003) y bibliotecario desde 2004 de la Real Academia de Medicina y Cirugía, cuyo discurso de ingreso se tituló «El ejercicio médico de judíos y conversos en España», replicado por Diego Gracia, permaneciendo en ambos puestos hasta su fallecimiento.

Dirigió numerosas tesis y dejó una gran cantidad de discípulos.

La bonhomía y sabiduría de don Pedro Laín Entralgo fue la simiente para la aparición de una importante cosecha de historiadores médicos en España. **Agustín Albarracín Teulón** (1922-2001), profesor, historiador y ensayista, fue uno de los más destacados seguidores del maestro.

Su trabajo personal se dirigió hacia la historia de las ciencias médicas y hacia el pasado de las profesiones de la salud. Son especialmente destacables sus análisis sobre Thomas Sydenham y sobre

---

[336]   Sánchez Granjel, Luis: *Historia general de la medicina española*, Sayma, Barcelona, 1962.

William Harvey, a partir de los cuales cree que nace la moderna medicina.

Laín le facilitó un departamento en la Facultad de Medicina de la Universidad Complutense, donde permaneció algún tiempo, aunque la labor de Agustín Albarracín se desarrolló en el Centro de Estudios Históricos de la Junta de Ampliación de Estudios, en donde el Consejo Superior de Investigaciones Científicas (CSIC) fundó sus institutos, entre ellos el Arnau de Vilanova, dedicado a la historia de la medicina y a la antropología médica, cuya dirección ocupó. Posteriormente, pasó al Departamento de Historia de la Ciencia del Centro de Estudios Históricos, denominado hoy como Instituto de Historia, situado en la calle Albasanz, Madrid. Ocupó la plaza de profesor de Historia de la Medicina en la Universidad Autónoma de Madrid.

Fue autor de obras como *La medicina en el teatro de Lope de Vega* (1954); *Siempre queda esperanza: la obra de Joaquín Sanz Gadea en el Congo* (1967); *Homero y la medicina* (1970); *Santiago Ramón y Cajal o la pasión de España* (1978); *Pedro Laín, historia de una utopía* (1994), o *La hidra de las siete cabezas* (1998), sobre la reumatología en España, entre otras muchas.

También se había interesado por estudiar la dispensación de remedios o fármacos en las boticas del siglo XIX, así como las formas de enterramiento. Profundizó también en la discusión científica sobre la teoría celular. Su último libro trató sobre la historia del Colegio de Médicos de Madrid.

Un personaje singular fue el médico y prolífico escritor **Antonio Castillo de Lucas** (1898-1972), que fue un paremiólogo[337] y folklorista de la medicina popular, etnólogo y escritor desmesurado.

---

[337] La paremiología es la disciplina que estudia los refranes, los proverbios y demás enunciados breves y sentenciosos cuya intención es transmitir algún conocimiento tradicional basado en la experiencia (Fuente: *Wikipedia*).

DE LITERATURA Y MÉDICOS

Su producción literaria está compuesta por más de un millar de publicaciones sobre los temas de su interés, con artículos en prensa y revistas especializadas y más de veinte libros. De familia humilde, estudió en el Instituto de San Isidro y, después, la carrera de Medicina en la Universidad Central (después, Complutense), consiguiendo el premio de la Real Academia Nacional de Medicina al mejor expediente. Se doctoró en 1925 con una tesis dirigida por el doctor Marañón. Tras la Guerra Civil, se incorporó como profesor adjunto a la Cátedra de Hidrología y Climatología Médica en la Universidad de Madrid, siguiendo con su empleo en el Banco de España.

La indagación emprendida en los pueblos da lugar a *Refranes de medicina o relacionados con ella por el pueblo,* en 1936, ampliado en 1944 con tres mil doscientas citas en su revisión titulada *Refranero médico,* cifra que después llegaría a los cinco mil refranes.

Escribió sobre las tradiciones populares y religiosas españolas y portuguesas, publicando su libro *Folklore médico-religioso. Hagiografías paramédicas* (1943), donde recopiló sus escritos sobre las costumbres médicas y las creencias relacionadas con los santos. En *Folkmedicina*[338], su libro más extenso y ambicioso, se percibe una variación metodológica al ofrecer una justificación y una ordenación metódicas de sus contenidos. En el prólogo, Laín Entralgo escribe: «*En lo sucesivo nadie podrá decir que conoce suficientemente esta antigua, subyugante y compleja cosa que llamamos España, sin haber leído con atención el tratado de Castillo de Lucas*».

En 1969 se publicó el *Retablo de tradiciones populares*[339], recopilación de algunos de sus artículos más señalados. En 1970, la Diputación Provincial de Guadalajara publicó su libro *Historias y tradiciones de Guadalajara y su provincia*, en el que analiza las

---

[338] Antonio Castillo de Lucas. Folkmedicina. Dossat, Madrid 1943
[339] Antonio Castillo de Lucas. *Retablo de tradiciones populares.* Imprenta Cosano, Madrid 1968

tradiciones de la provincia de sus abuelos, originarios del pueblo de Montarrón.

Además de las citadas, y excluidas las publicaciones de su especialidad (hidrología), publicó *Refranerillo de la alimentación. Divulgación de higiene de la misma a través de los refranes y dichos populares* (Madrid: Gráficas Reunidas, 1940); *Geografía médica de El Álamo (Madrid)* (Imprenta Cosano, Madrid, 1942); *Folklore médico-religioso. Hagiografías paramédicas* (Editorial Avis Aurea, 1943); *Refranero médico. Refranes de aplicación médica seleccionados de clásicos autores de obras de paremiología* (Madrid: Inst. Antonio de Nebrija, CSIC, 1944); *Folklore oftalmológico* (Laboratorios del Norte de España, 1944, vol. 14); *Adagiario da Alimentaçao (Prefacio de Fernando de Castro Pires de Lima, Traducción de Maria Vitória G. S. Ferreira)* (Porto Editora, 1948); «Vida y obra del Dr. Juan Sorapán de Rieros, estudio preliminar acerca del autor y su obra», en el libro *Sorapán de Rieros. Medicina española contenida en proverbios vulgares de nuestra lengua,* en Biblioteca Clásica de Medicina Española (núm. 16) (Madrid: Instituto de España, Real Academia Nacional de Medicina, Editorial Cosano, 1949); *Glosa refraneada de la vida y la obra de Marañón (Prólogo de Tomás Cerviá)* (Santa Cruz de Tenerife: Instituto de Fisiología y Patología Regional, 1962); *Retablo de tradiciones populares españolas* (Madrid: Imprenta Cosano, 1968); *Historias y tradiciones de Guadalajara y su provincia* (Diputación Provincial de Guadalajara, 1970); *Refranes de medicina (Prólogo del Dr. Antonio Castillo Ojugas);* edición revisada y actualizada de *Refranero médico. Refranes de aplicación médica seleccionados de clásicos autores de obras de paremiología* (Orense: Editorial Esse, 1944).

Dentro de los médicos que se dedican a analizar la patobiografía de los antecesores, se encuentra **Carlos Rico–Avello** (1917-1991). Fue un médico asturiano, nacido en Oviedo, donde estudió el bachillerato. Terminó la carrera en Madrid en 1941, siendo destinado a los servicios sanitarios del Protectorado Español de

Marruecos. A su regreso a Madrid, durante quince años desempeñó la plaza de profesor adjunto de la cátedra de Higiene y Sanidad de la Facultad de Medicina de Madrid. En 1952 ingresó en los cuerpos de Sanidad Nacional y en el de Inspectores de Servicios Sanitarios del Seguro Social de Enfermedad.

Desde el año 1956 desempeñó el cargo de director y profesor de Higiene y Medicina Social en la Escuela Nacional de Instructoras Sanitarias. Fue galardonado repetidas veces por sus obras, trabajos y artículos de tipo histórico, literario y sanitario-social, entre ellas, *Lope de Vega (flaquezas y dolencias)*[340], *Vida y milagros de un pícaro médico de siglo XVI*[341], donde estudia la vida del bachiller Juan Méndez, y *Miscelánea asturiana*[342].

El canario **Florencio Pérez Bautista** (1929-2020) nació en La Orotava, ejerció como tocoginecólogo hasta su jubilación, vivió en Santiago de Compostela, donde estudió, y después se trasladó a Salamanca, donde entró a trabajar en la cátedra de Historia de la Medicina del profesor Sánchez Granjel. Influido por el ambiente universitario, tras defender su tesis doctoral inicia su trabajo literario, siempre relacionado con historia de la literatura médica: *La medicina y los médicos en el teatro de Calderón de la Barca* (tesis doctoral, 1968); «La medicina y los médicos en los dramaturgos menores del siglo XVII» (1969); «La medicina y los médicos de las obras del Padre Isla» (1972); «El tema de la enfermedad en la novela realista española» (1972); «Sociedad y medicina en la novela realista española» (1974). Todas estas publicaciones han aparecido en diversos números de *Cuadernos de historia de la medicina española*, Salamanca: «La medicina y los médicos en el teatro costumbrista español (1888-1948)» (Premio López de Villalobos de la Real

---

[340]   Carlos Rico-Avello, *Lope de Vega (flaquezas y dolencias)*. Aguilar, Madrid 1973.

[341]   Carlos Rico-Avello. *Vida y milagros de un pícaro médico del siglo XVI*. Cultura Hispánica, Madrid 1974.

[342]   Carlos Rico-Avello. *Miscelánea asturiana*. Ayalga, Oviedo1989.

Academia de Medicina de Salamanca, 1974); «La medicina y los médicos en los libros de caballerías y en otros textos contemporáneos» (tomos I y II, Las Palmas de Gran Canaria, 2003).

La vida profesional de Juan María **González Lahoz** (1942-) está marcada por su dedicación a la infectología. Tras su jubilación emprende la publicación de obras en las que el espionaje se desarrolla en ambientes históricos. Sus novelas *Bartolomé*[343], *Bartolomé. El regreso*[344] y *Bartolomé. Agente de inteligencia*[345] aguardan una cuarta entrega de esta tetralogía dedicada al espionaje contemporáneo que se inicia con la Guerra Fría en numerosos países para llegar hasta la lucha contra ETA, con un recorrido histórico por los diversos hechos ocurridos, noveladas a través de la relación entre Leo y Lola, sus protagonistas.

Además ha publicado numerosos libros médicos con un especial interés sobre el sida y las enfermedades virales. Ha ocupado puestos oficiales en organismos españoles e internacionales.

José María **García Páez** (Madrid, 1944-) es un médico con una desusada productividad literaria, máxime cuando la inicia en unas fechas relativamente recientes, cuando la mayor parte de los médicos pretenden entrar en el descanso tras la jubilación. La suya es una historia de superación motivada, como él mismo reconoce, por la curiosidad.

Se tituló como maestro nacional en 1963 y como ingeniero técnico en construcciones civiles en 1966, ejerciendo como jefe de obra (autopistas, urbanizaciones y factorías) hasta 1973, cuando empieza Medicina, «*más por curiosidad que por vocación*». En 1975 deja definitivamente la construcción, licenciándose en 1977. Doctorado

---

[343] González Lahoz, Juan María: *Bartolomé,* ExLibric, Antequera, 2022.
[344] González Lahoz, Juan María: *Bartolomé. El regreso,* ExLibric, Antequera, 2023.
[345] González Lahoz, Juan María: *Bartolomé. Agente de inteligencia,* ExLibric, Antequera, 2024.

en Medicina con sobresaliente y Premio Extraordinario en 1984, hizo el MIR en Clínica Puerta de Hierro, donde ejerció toda su carrera y fuimos compañeros. Es asombroso cómo pasamos por la vida sin descubrir los valores de los cercanos. Su campo de investigación fue la epidemiologia clínica y los biomateriales utilizados en usos médicos.

En 2002, publicó un libro divulgativo titulado *El pequeño gran libro del colesterol*[346]. Recientemente expone su crítica a la improvisación ante fenómenos comerciales que apresuran la fabricación de nuevas terapias sin una experimentación adecuada en la que se incumplen tiempos, grupos de aplicación de todas las edades y valoración de efectos secundarios potencialmente graves. Esta crítica a la industria farmacéutica está recogida en su novela *Como si no hubiera pasado. Las epidemias del siglo XXI*[347].

Tras su jubilación y llevado por la necesidad de entender su país, hizo un año de Historia Contemporánea, como oyente en la Universidad Autónoma de Madrid. De ahí surgió la necesidad de bucear en legajos y documentos, contrastar e intentar, novelando pero con rigor para dar luz a enigmas de la historia o comprobar la falsedad de lo que a veces se da como cierto. Considera que el siglo XIX es una rica fuente de información para entender la realidad de la España actual.

Los dos primeros libros, *Las cenizas de la reina* (2012) y *Los herederos de Fernando VII* (2013), dejan al lector en la duda razonable sobre si se asaltó o no el panteón de los reyes de El Escorial para comprobar si Fernando VII fue realmente el padre de Isabel II. Tras ellos, *Estania 23-E: Contado por los que lo perpetraron* (2014), también como novela, localizada en un país imaginario se pone

---

[346]   García Páez, José María: *El pequeño gran libro del colesterol,* Martínez Roca, Madrid, 2002.
[347]   García Páez, José María: *Como si no hubiera pasado. Las epidemias del siglo XXI,* Eride, Madrid, 2022.

blanco sobre negro sobre la identidad de la «cabeza pensante» del asalto al Congreso de los Diputados.

No se hizo la miel… La leyenda de Paracuellos (2015) dramatiza la masacre causada por partidos que van de «legales». Trata sobre un adolescente que escapó, que años después de ser escrito, se confirmó como un hecho real.

Eugenio 1930-1939 (2016) cuenta una historia real sobre las calamidades de un dependiente de comercio enamorado de una señorita de otro estrato social y diferente ideología. Es un canto al amor y a la reconciliación.

Los viajes de Peral. Historia de una infamia (2017); *Batet y Campins, dos generales y un destino* (2020); *¿Quién mató al teniente Castillo? Una conspiración con resultados catastróficos* (2021), referida al origen de la Guerra Civil; *¡Franco! ¿Dónde estás?* (2021), una distopía sobre el día que fue desenterrado y que plantea qué hubiera pasado si la tumba hubiera estado vacía; *El día que Pacheco se perdió en el súper* (2021); *Margarita se llama: La guerra de Sidi Ifni. Una tragedia desconocida* (2022); *Los cuarenta últimos días de Iván Baldomero* (2023); *Los yanquis, ¿esos bastardos? Cuba en guerra (1895-1898), El teniente de infantería José Páez* (2024), así como relatos, *Cuentos para mayores sin reparos. Crónicas de un comedor social* (2023), y ensayos, *Soy facha, ¿y qué?* (2023), completan la abundante obra en prosa de García Páez realizada en un corto espacio de tiempo, publicadas por Eride Ediciones en su totalidad.

También publica varios libros de poesía: *Del pasado, recuerdos* (2018), *Del pasado, viajes y sueños* (2019), *Árbol de raíz amarga* (2020), *El cuaderno de Emma* (2023).

Una figura peculiar debido al éxito recibido por parte de lectores aficionados a la novela histórica es José Luis **Gastón Morata** (1955-). Nació en Granada, donde estudió y se convirtió en doctor en Medicina, especialista en medicina interna y en medicina familiar y comunitaria. Ejerce su profesión en una barriada de su ciudad natal. En 2005 publicó una recopilación de temas locales de historia y medicina, *Curiosidades médicas granadinas*, que recibió una buena acogida por parte de los lectores. La que causó sensación fue su primera novela, titulada *El perfume de bergamota*[348], en la que narra con buena documentación un hecho histórico acaecido en la Granada nazarí de 1392: el insólito envenenamiento del rey Yusuf II para usurpar el trono al legítimo heredero. Otras obras son *La Chanfaina*[349], que describe las aventuras del médico Bruno Monleón, encargado de la «sala de calenturas» del Hospital de San Juan de Dios de su Granada natal, que investigaba las causas de la fiebre puerperal, mientras intentaba evitar el saqueo de obras de arte de la ciudad que el ejército de Napoleón había emprendido en toda España. En *La muladí*[350] narra la historia de María, capturada en su aldea natal murciana por soldados granadinos, que fue llevada a la capital del reino nazarí para ser vendida como esclava a una familia musulmana principal de la ciudad. Convertida en concubina, se espera de ella un heredero para el amo y señor.

La obra de Gastón Morata tiene un carácter evidentemente localista, pero el conocimiento que tiene el autor de la época y la tierra donde centra sus argumentos, unido a la atracción universal de Granada y toda la mitología arábiga que encierra iniciada a partir de la obra de Washington Irving, le asegura un interés evidente por parte de determinados lectores.

Una figura relevante es la de **Julián Granado** (Nerva, Huelva, 1957-), médico en activo y prolífico autor especializado en la novela histórica, donde ha conseguido importantes premios, como *Mendizábal: el caballero Neto*[351], que muestra las reflexiones del autor

---

[348] Gastón Morata: *El perfume de bergamota*, Almuzara, Madrid, 2007.
[349] Gastón Morata: *La Chanfaina*, Miguel Sánchez, Granada, 2010.
[350] Gastón Morata: *La muladí*, Miguel Sánchez, Granada, 2012.
[351] Granado, Julián: *Mendizábal: el caballero Neto*, Almuzara, Madrid, 2007.

de la desamortización en un siglo XIX que no comprende sus ideas progresistas y donde solo adquiere enemistades; *De humanidad y polilla*[352], en que pone en boca de Sol Ferrer, la hija de Francisco Ferrar Guardia, ideólogo anarquista que rememora la figura de su padre, fusilado en Montjuic como inspirador del atentado de Mateo Morral y de la Semana Trágica, una vida de aventuras a través de la revolución rusa, los ambientes anarquistas y la Guerra Civil española; *El fajín del virrey*[353], sobre el general Queipo de Llano durante el alzamiento del 36 en un enrarecido ambiente de la Sevilla de la época, llena de contradicciones, y recientemente *La mano izquierda de Dios*, galardonada con el Premio Ciudad de Salamanca en 2019, entre una amplia producción que lo incluye dentro de los relevantes escritores recopilados en este ensayo.

Alfredo **Sánchez-Navajas** (Segovia, 1947-) es psiquiatra infantil y escritor de poesía y alguna novela histórica con ese carácter hacia un pasado inmediato fruto de relatos familiares y amigos. Es autor del libro de poemas *Mercedes*, que prologa Jorge Guillén, y las novelas *El escribano*[354] y *Padre del Yermo*[355], una historia de amor centrada en experiencias vitales de episodios de la Guerra Civil en Andalucía, donde reside.

La reflexión sobre la relación con la medicina y la escritura, en mi caso procede de este atractivo personaje, médico y académico de la RAE, que despertó mi interés por el tema hace ya muchos años. La figura de **Fernando A. Navarro** (Salamanca, 1962-), a quien no había tenido el gusto de conocer hasta hace poco tiempo, fue básica para la motivación de escribir este libro. Su artículo titulado «Médicos escritores y escritores médicos» publicado en

---

[352] Granado, Julián: *De humildad y polilla*, Anagrama, Barcelona, 2009.
[353] Granado, Julián: *El fajín del virrey*, Almuzara, Madrid, 2010
[354] Sánchez-Navajas, Alfredo: *El escribano*, Colección Ánfora Nova/Narrativa, 2003.
[355] Sánchez-Navajas, Alfredo: *Padre del Yermo*, Edit Última Hora, Madrid, 2016.

Ars Medica[356] animó a iniciar esta tarea y ha sido y sigue siendo una referencia imprescindible a la hora de continuarla. Su trabajo es difícil de encuadrar.

Para quien no lo conozca, es necesario decir que Fernando Navarro es licenciado en Medicina y Cirugía y especialista en farmacología clínica. Dedicado durante muchos años a la traducción médica, es director del proyecto de la Real Academia de Medicina titulado Diccionario de Términos Médicos, así como coordinador de la sección semanal «El Laboratorio del Lenguaje» de *Diario Médico* de Madrid, donde ha publicado buen número de sus referencias a médicos artistas. Es autor de libros imprescindibles para la medicina científica española, como *Diccionario crítico de dudas inglés-español de medicina*[357] y *Traducción y lenguaje en medicina*[358].

Al margen de su dedicación profesional a la traducción, Navarro es un humanista en el más amplio sentido de la palabra pese a no tener en su haber obras de auténtica creación literaria; se ha dedicado a mirar la de los demás, lo que resulta totalmente necesario, tanto en literatura como en pintura.

Navarro escribe que *«no parece posible ejercer de forma eficaz la medicina si no se es capaz de comprender sentimientos ajenos tan íntimos y profundos como el dolor, la soledad, la depresión, la impotencia ante la enfermedad incurable o el temor a la muerte. Una buena escuela para alcanzar un entendimiento cabal de tales sentimientos puede ser la lectura de grandes obras literarias de todos los tiempos»*[359].

---

[356] Navarro, Fernando: «Médicos escritores y escritores médicos», *Ars Medica. Revista de Humanidades*, 2004, 1:31-44.
[357] Navarro, Fernando: *Diccionario crítico de dudas inglés-español de medicina*, McGraw-Hill/Interamericana de España, Madrid, 2005.
[358] Navarro, Fernando: *Traducción y lenguaje en medicina,* Laboratorio Esteve, Barcelona, 1997.
[359] Navarro, Fernando: «Biblioteca literaria para médicos» (I), *Revista de Medicina y Cine*, 2015, 11(2):97-104.

Una visión particular de la historia es la de mi añorado amigo **Carlos A. Bernhard** (1926-1999), urólogo, político y guatemalteco de pro, graduado en 1953 de médico y cirujano en la Universidad Nacional, mediante la defensa del trabajo de tesis *Cuidado de la vejiga en el traumatizado de la médula espinal.*

Fue viceministro de Salud Pública y Asistencia Social, director del Hospital Militar Central, secretario general de la Facultad de Ciencias Médicas de la Universidad de San Carlos, jefe del Servicio de Urología del Hospital General San Juan de Dios. Fue también presidente de la Asociación de Médicos Escritores y presidente de la Academia de la Historia de la Medicina en Guatemala.

Hombre acogedor y de extraordinaria cultura a quien conocí gracias a su hija, en más de una ocasión nos cedió su domicilio en mis visitas a su país. Recuerdo las esclarecedoras conversaciones sobre los antiguos pobladores de Mesoamérica, en los que era experto, defendiendo la primacía de las razas indígenas frente a los conquistadores. No aceptaba las confrontaciones de aztecas con olmecas, primero, y contra mayas después, que hoy están aceptadas y que justifican la rápida ocupación de vastos territorios por un puñado de soldados y religiosos españoles que aprovecharon la desunión y los abusos de algunas de estas razas para ejercer su experiencia militar. Carlos Bernhard tenía una visión romántica de «el buen salvaje», aunque culto, al que se debía defender, imagen sentimental muy común en la actualidad en la que fueron los virreinatos españoles, de escasa base histórica y abundante demagogia que prolonga hasta hoy la leyenda negra.

Estaba especialmente interesado en dar una visión indígena a las versiones ofrecidas por los misioneros españoles. El libro más importante de la literatura maya es *El Popol Vuh*[360], una recopilación

---

[360] Recinos, Adrián: *El Popol Vuh. Las antiguas historias del quiche*, Editorial Universitaria Centroamericana, Guatemala, 1984.

bilingüe de narraciones míticas, legendarias e históricas del pueblo maya *k'iche'* o quiché, el pueblo indígena de la actual Guatemala con mayor cantidad de población, manuscrito por fray Francisco Ximénez. Carlos Bernhard escribió una paráfrasis del libro en *Los quiches*[361], que me dedicó.

Se ha postulado la existencia de una obra escrita alrededor del año 1550 por un indígena que, tras aprender a escribir con caracteres latinos, escribió la recitación oral de un anciano. Este hipotético autor nunca revela la fuente de su obra escrita, donde afirma que el libro original «ya no se ve más» y utiliza la expresión «pintado» para describirlo. Si existiera tal documento, habría permanecido oculto hasta el periodo 1701-1703, cuando Ximénez llegó a ser cura doctrinero de la iglesia de Santo Tomás de Chichicastenango.

El doctor Bernhard fue autor prolífico con libros técnicos, que no vienen a cuento citar aquí, y literarios, como *Medicina en el manuscrito de Chichicastenango* (1975), *El indio zarco*[362], *Reseña histórica de la Revolución Liberal de 1871* (1986), *La heroica defensa del Mayab* (1988); relatos, como *Sucedió* (1984), *La sonrisa de la Virgen* (1985), *Atitlán* (1990) y *El aquelarre o la casa número 8 del Callejón de Huertas* (1993), así como libros de poemas, como *Paráfrasis del Popol Vuh* (1972), *Poesía y medicina* (1973), *Cuatro poemas y un cuento* (1973), *Himno del Hospital Militar* (1980), *Tres poemas* (1990) y *La respuesta de Chac* (1994).

Un prolífico escritor de historia es el madrileño **Pedro Gargantilla** (1972-), médico internista y docente universitario, autor de numerosos temas, entre los que destacan *El médico judío*[363], *Breve*

---

[361] Bernhard, Carlos A.: *Los quiches. Defensa de su actuación en la conquista española*, Edit. del Ejército, Guatemala, 1981.

[362] Bernhard, Carlos A.: *El indio zarco*, Imprenta Hispana, Guatemala, 1964.

[363] Gargantilla, Pedro: *El médico judío*, La Esfera de los Libros, Madrid, 2009.

historia de la medicina[364], *Historia de la medicina*[365] (2023), *Embarazos y partos de las reinas de España*[366], *Asesinatos que cambiaron la historia*[367], entre otros.

---

[364] Gargantilla, Pedro: *Breve historia de la medicina*, Nowtilus, Madrid, 2011.

[365] Gargantilla, Pedro: *Historia de la medicina*, Pinolia, Córdoba, 2023.

[366] Gargantilla, Pedro: *Embarazos y partos de las reinas de España*, La Esfera de los Libros, Madrid, 2022.

[367] Gargantilla, Pedro: *Asesinatos que cambiaron la historia*, Pinolia, Córdoba, 2024.

15

Poetas y dramaturgos

Con un público más restringido que la narrativa convencional —la novela y el relato—, el poema es la expresión más esencial del espíritu del escritor que no tiene que someterse a las reglas argumentales —aunque también existan—, pero está obligado a seguir otras de ritmo, entonación, musicalidad, etc. que caracterizan este tipo de obras.

Si se considera que la supuesta brevedad de la obra supone una menor dificultad para el autor, la longitud de la línea se ve compensada por la intensidad expresiva y por la contención a que obliga esta forma literaria. La concreción del relato frente a la novela, pero llevada al límite. En su origen, la palabra *poiesis* o *poema* implicaba al acto creativo, la adopción de formas, la fabricación del lenguaje, o la composición de la acción creativa, en resumen.

La mejor distinción entre poesía y prosa la he conocido:

«En la prosa, una descripción de ese tipo cumple una función precisa: define el lugar en el que se desarrollará la trama. En un instante se abrirá la puerta, entrará alguien y empezarán a ocurrir cosas. En la poesía lo que se "desarrolla" tiene que ser la descripción en sí. Todo se convierte en importante y lleno de significado: la elección de las imágenes, su composición y la forma que adquieren mediante las palabras»[368].

---

[368] Szymborska, Wislawa: *Correo literario*, Nórdica, Madrid, 2018.

Antonio Hernández escribe que «*toda poesía, si lo es, tiene la misión de responder al caos a través de una locura con método*»[369]. Posteriormente, el poema adquiere un sentido literario específico: «*El poema nunca inventa nada. No es un artefacto favorable a la fantasía. Ni tampoco acepta fácilmente la imaginación sin más. El poema es de una realidad abrumadora. O una realidad trascendida. O de una realidad padecida. Depende de cada autor, de cada lector*»[370].

Es frecuente que el escritor emplee diferentes formas literarias para expresarse. La verdadera poesía supone una limitación en el tiempo y en el espacio, cargada de una concentración máxima que no admite divagaciones; más aún que el relato. Sin embargo, esa afirmación debe matizarse, pues existen poemas con un desarrollo extenso que, no por ello, comprometen la precisión de la escritura. *Tierra baldía* (Waste Land, 1922) de T. S. Eliot es un ejemplo de lo que digo. Expresivo del desencanto y el dolor de la generación que había sufrido la Primera Guerra Mundial, este gran libro está formado por una superposición de estilos y formas, con citas y referencias procedentes de textos ajenos; fue calificado por la crítica como una obra oscura y visionaria. En su tiempo, este largo poema fue considerado como la cima de la modernidad, junto a la novela de Joyce, *Ulysses*. Entre 1936 y 1944, Eliot recurriría de nuevo a los poemas largos en su libro *Cuatro cuartetos* (*Four quartets*), que le proporcionó el Premio Nobel en 1948.

Under the milk wood fue una pieza magistral del galés Dylan Thomas (1914-1953), escrita para radioteatro, que posteriormente fue adaptada para la representación teatral. Con una extraordinaria energía verbal y originalidad, al día siguiente de su muerte, *The*

---

[369] Hernández, Antonio: «Prólogo» a *Las palabras y el frío* de José Luis Miranda, Fundación Cultural de Archidona, Archidona, Málaga, 1993.
[370] Lucas, Antonio: «Conferencia pronunciada en la Fundación Juan March», *El Mundo*, 27 de enero de 2017.

Time escribía sobre este autor: «*Nadie ha llevado de un modo tan brillante bajo la máscara de la anarquía la verdadera faz de la tradición*»[371]. Ya hemos hablado de la poesía de William Carlos Williams, de Rosa María Britton y de tantos otros autores que simultanean la poesía con la prosa, que recibe un mayor acogimiento por el público lector. Sin embargo, el lector de poesía es más fiel que el de la prosa, tal vez porque el verso toca fibras íntimas que la prosa no puede alcanzar.

En el caso de **Anton Chéjov**, en teatro es tan importante como su narrativa. Como dice Juan Mayorga, «*lo único que es imprescindible es el pacto que el actor ha de establecer con su espectador [...] fingir que uno es otro ante una audiencia que finge creerle*»[372]. Ya hemos dicho que cada época busca una forma de expresión determinada. Hay tres circunstancias irrepetibles: el teatro —para el espectador—, en el que cada función es única; la consagración —para el cristiano—, porque su Dios se hace materia en cada misa, y la corrida de toros —para el aficionado—, fiesta y sacrificio único, cada día y en cada plaza. Todo lo demás admite la repetición.

Tiene poco sentido repetir las calidades literarias que impregnaron la obra de Anton Chéjov, que ya hemos reseñado en el capítulo «Chéjov, modelo para la escritura actual». Sin embargo, es imposible dejar de hacer una referencia a la obra dramática de ese médico ruso, ya que, si creó una forma nueva de la narrativa corta que sería seguida por un gran número de los mejores escritores del siglo XX, sobre todo en el ámbito norteamericano, también puso las bases de un teatro accesible a cualquier audiencia, que sigue siendo representado en la actualidad.

He podido recopilar catorce piezas de teatro escritas entre 1881 y 1904, de las que las más conocidas son *La gaviota* (1896),

---

[371] Thomas, Dylan: «Innovation and tradition», *The Times*, 10 de noviembre de 1953.
[372] Mayorga, Juan: *Elipses. Ensayos (1990-2016)*, La Uña Rota, Segovia, 2016.

centrada en personajes del mundo teatral donde las situaciones dramáticas ocurren fuera del escenario, aunque se discuten ante el público mediante diálogos cargados de un realismo fácilmente reconocible; *Tío Vania* (1899-1900) plantea un escenario de enamoramientos y celos que conducen a situaciones dramáticas cercanas a las que plantea Dostoievski; *Las tres hermanas* (1901) trata sobre las expectativas amorosas de tres hermanas que aspiran a cambiar su vida al iniciar una vida nueva en Moscú, abandonando el pueblo de la Rusia profunda donde vivían; y *El jardín de los cerezos* (1904), escrita por Chéjov poco antes de su muerte, en la que muestra los avatares de una aristocracia rusa decadente, cargada de deudas, pero que se esfuerza por mantener la situación en que se encontraba la familia con anterioridad, compuesta con una sencillez común a los relatos que transmite de forma directa el dramatismo de la situación que se vive en escena. Expresa, una vez más, la incapacidad para adaptarse a las situaciones nuevas que trae la vida. Sus protagonistas agonizan en un mundo que son incapaces de controlar. Chéjov avanza que los cambios sociales son inevitables, exponiendo el declive económico y la próxima desaparición de las clases altas rusas. En ese momento en que se invierten los papeles, los hijos adinerados de los antiguos siervos toman el protagonismo de una sociedad que relega a una aristocracia que añora un modo irrecuperable de vivir.

En los dramas de Chéjov, escritos en la etapa final de su vida, muestra la incapacidad del hombre de su tiempo —el hombre moderno, al fin y al cabo— para conseguir sus deseos debido a la inercia moral, la indolencia y la irresponsabilidad que se han asentado en una época de cambio. Es la descripción del fin de una época que agoniza en manos de la vulgaridad incipiente, que se representa en obras como *Tres hermanas* (1901) o *El jardín de los cerezos* (1903), escritas cuando se recluyó en Melíjovo, cerca de

Moscú, en 1891, buscando un alivio para la enfermedad que le había obligado tiempos antes a abandonar el ejercicio de la medicina. Chéjov conserva una constante de la literatura rusa en la que tanto personajes como situaciones se presentan en toda su complejidad hasta llegar a la descripción de una trama mediante la que el autor descubre y critica a la sociedad a la que refleja. Al decir de López Quesada[373], sus personajes *«manifiestan la imposibilidad del hombre moderno de llevar a cabo sus deseos y de tolerar la desidia, la inercia moral, y la falta de responsabilidad»*. Chéjov deviene con ello en un escritor protoexistencialista que denuncia la contradicción existente entre la situación que muestra en los dramas y la realidad de unos héroes anónimos. Al fin y al cabo, no es más que un moralista que pretende aproximar al lector a lo que él considera como cultura. No pretende trascender su propuesta invocando a sentimientos heroicos, religiosos o políticos; no intenta destruir o cambiar una civilización responsable de la situación que critica. Observa y denuncia mediante una descripción apurada de lo cotidiano, cuanto ve a su alrededor y no comparte. Para él, la cultura a la que debe tender la sociedad no se basa en la intelectualidad obtenida mediante la educación privativa de las clases altas y cultivadas, sino en el conjunto de sabiduría, educación, humanidad y capacidad de sacrificio que hace que el héroe anónimo y cotidiano se convierta en un ejemplo para la sociedad.

El asturiano **Vital Aza** Álvarez-Buylla (1851-1912) fue médico sin ejercicio y escritor de teatro, periodista y poeta satírico, colaborando en revistas y periódicos como *El Garbanzo*, *La Ilustración Española*, *Blanco y Negro* y el *Heraldo de Madrid*, entre otros. Fue el primer presidente de la Sociedad General de Autores,

---

[373] Verónica López Quesada (http://www.almargen.com.ar/sitio/seccion/teatro/chejov/) (Consultado el 20 de noviembre de 2016).

creada en 1899, precursora de la Sociedad General de Autores y Editores (SGAE). Fue autor de numerosas obras de teatro, como *El señor cura, Parada y fonda, Robo en despoblado, La marquesita, Ciencias exactas, Pensión de demoiselles, El padrón municipal*, entre otras. Hay que destacar que fue autor de libretos de zarzuelas como *El rey que rabió,* con música de Ruperto Chapí (1891), tal vez la mejor zarzuela del siglo XIX.

En la historia ha habido personas que han sido decisivas, no solo desde un punto de vista artístico, sino por la intervención en la vida pública de su tiempo y su lugar. Personalidades de una fecundidad tal que una única actividad se les queda corta y precisan mostrarse en otras más. La figura de *Alfonso Daniel Manuel Rodríguez* **Castelao** (1886-1950) sobrepasa su actuación como médico que escribía poemas y teatro, para figurar como político inductor del nacionalismo gallego, pintor y dibujante crítico. Al regreso de Argentina en 1900, donde había acompañado a sus padres, inició los estudios de Medicina en la Universidad de Santiago de Compostela, aun cuando no sintiera vocación por la profesión: *«Fíxenme médico por amor a meu pai; non exerzo a profesión por amor á humanidade».*

Entre 1909 y 1910 hizo un curso de doctorado en Madrid y colaboró como ilustrador con *El Cuento Semanal*. Colaboró en la fundación del semanario *El Barbero Municipal* (1910-1914), enfrentándose al caciquismo gallego, por lo que se introdujo en la vida política local dentro del partido conservador.

Fruto de su activismo político fue desterrado en noviembre de 1934. Durante su estancia en Extremadura escribió para *A Nosa Terra* una serie de artículos con el título de *Verbas de chumbo (Palabras de plomo)*, que posteriormente formarían parte de *Sempre en Galiza*[374]. En 1936 fue elegido de nuevo diputado

---

[374]   Rodríguez Castelao, Alfonso: *Sempre en Galiza*, Artes Gráficas Bartolomé U., Buenos Aires, 1944.

en la candidatura del Frente Popular defendiendo la autonomía de Galicia. En 1938 se exilió en Nueva York. Fue miembro sin cartera del Gobierno republicano en el exilio, presidido por José Giralt entre 1946 y 1947. En 1939 trabajó en el álbum *Debuxos de negros*[375], una serie de dibujos referidos a la discriminación que sufría la gente de color en Cuba y en Nueva York, que constituyen *«sin duda una de las expresiones más verdaderas, y más patéticas de la creatividad del artista»*, al decir de Domingo García Sabell, lo que le proporcionó un prestigio antirracista. Su nostalgia le llevó a escribir *Os vellos non deben de namorarse*[376] en la ciudad de Nueva York en 1944; desde entonces es considerada una de las obras más representativas del teatro gallego.

Presa de la persecución política más despiadada que es posible concebir por parte de Trujillo, el dictador de su país, Andrea **Evangelina Rodríguez** Perozo (1879-1947) fue la primera mujer que se graduó en Medicina en la República Dominicana, ejerciendo la profesión hasta 1920. Pese a tal mérito, su figura destaca por la represalia sufrida por parte de la dictadura, que llegó a anularla como persona, médico y escritora. Se había especializado en Pediatría y Ginecología tras los estudios cursados en París entre 1920 y 1925. Fundó el primer programa de control de la natalidad en el año 1911, de forma similar a lo que Margaret Sanger crearía en el año 1916 en Brooklyn, Nueva York.

Evangelina Rodríguez cultivó durante su vida una faceta de poeta y narradora. Publicó su primer libro, *Granos de polen,* en 1915 y posteriormente colaboró en la revista *Fémina.* Tras su regreso de Francia publicó *Le Guerisseur: Cuento chino bíblico filosófico de moral social,* cuyas fechas son desconocidas. Se opuso al régimen

---

[375] Rodríguez Castelao, Alfonso: *Dibuxos de negros* (*Dibujos de negros*) (museoreinasofia.es) (Consultado el 8 de mayo de 2024).
[376] Rodríguez Castelao, Alfonso: *Os vellos non deben de namorarse*, Galaxia, Santiago de Compostela, 2004.

de Trujillo instaurado en 1930, por lo que fue encarcelada, lo que no soportó su personalidad sensible y trastornada.

La valiosa figura de Evangelina Rodríguez es un ejemplo de la marginación extrema que puede destruir a una figura de interés social y artístico debido a representar un peligro para el partido gobernante. La prensa del momento no se ocupó de la noticia debido a la censura de Trujillo. Había sido excluida de congresos médicos y eliminada de los índices que incluían los nombres de los médicos de la República Dominicana. La dramática situación de la médica escritora es manifestada por Álvaro Arvelo:

«La doctora Evangelina Rodríguez metió dentro del paquete social de la defensa de la mujer los derechos de la mujer negra, más discriminada que la criolla blanca. Y como ella era negra, el racismo nacional no le perdonó que fuera la primera médico, la primera sorbo-niana y parte de la cruzada inicial en beneficio de las mujeres del país. El terrible racismo dominicano la acosó, la persiguió, la calumnió, la detractó, la humilló y finalmente la llevó al abandono de su profesión, a la tortura, a la cárcel, a la miseria y a la locura»[377].

Murió en enero de 1947 tras una prolongada agonía donde fue torturada, intercalada con brotes esquizofrénicos que llevaba sufriendo en sus últimos años.

António **Agostinho Neto** (1922-1979) fue el primer presidente de Angola postcolonial. Estudió Medicina en las Universidades de Coímbra y Lisboa, donde comenzó a tratar a los medios angoleños en el exilio. Fundó el clandestino Movimiento Anticolonial (MAC), que reunía a patriotas anticolonialistas de las diferentes colonias portuguesas. Después se integró en el Movimiento

---

[377] «Mujer: El martirio de la doctora Evangelina Rodríguez» (iturbidesmujer.blogspot.com) (Consultado el 20 de marzo de 2024).

Popular para la Liberación de Angola (MPLA), anticolonialista y marxista, del que llegaría a ser presidente.

Su historia es la de un luchador por la libertad de la colonia portuguesa. Una vez finalizó sus estudios de Medicina, el 30 de diciembre de 1959, Neto regresó a Angola con su mujer y un hijo pequeño al objeto de ejercerla en su tierra. El 8 de junio de 1960, el director de la PIDE detuvo personalmente a Neto en su consultorio de Luanda. Al encabezar la oposición al colonialismo portugués, fue condenado a prisión, donde pasó dos años en Cabo Verde y Portugal; consiguió escapar y exiliarse en Marruecos. Su prisión había desencadenado una ola de protestas internacional apoyada por Jean-Paul Sartre, André Mauriac, Louis Aragon, Simone de Beauvoir, Nicolás Guillén y el pintor mexicano Diego Rivera, esto es, la *gauche* intelectual del momento. En 1957, Agostinho Neto fue nombrado prisionero político del año por Amnistía Internacional.

Con la Revolución de los Claveles de 1974 cayó la dictadura de Oliveira Salazar. Agostinho Neto representará al MPLA, cercano a la Unión Soviética. Fue proclamado primer presidente del país que, ese mismo año, se enfrentó en una sangrienta guerra civil entre 1975 y 2002.

La razón de inscribirlo en este capítulo es su actividad como poeta. Entre 1957 y 1982 escribió poesia: *Quatro poemas de Agostinho Neto* (Póvoa do Varzim, 1957), *Poemas* (Lisboa, Casa dos Estudantes do Império, 1961), *Sagrada Esperança* (Lisboa, Sá da Costa, 1974), donde recopila poemas publicados previamente, y *A renúncia impossível* (Luanda, INALD, 1982), obra póstuma.

A diferencia de los médicos, escritores y políticos españoles del cambio de siglo, Agostinho Neto es un político nato que escribía una poesía lírica, aunque influida por el momento en que vivió.

José Félix Lago o Pepe Lago Sanjosé (Valladolid, 1947–Madrid, 2014) fue mi amigo más literario. Así escribí hace tiempo, antes de su muerte. Pese a no tener obra publicada en editoriales comerciales, un mínimo débito obliga a incluirlo aquí. No fue famoso ni cambió el sentido de la literatura, a su pesar. Bien lo hubiera querido.

Lo conocí en la Facultad de Medicina de la Universidad de Navarra, donde jugaba interminables partidas de ajedrez con otros compañeros, a los que perdí de vista al estudiar yo en otra universidad. Allí terminó la carrera de Medicina, que nunca ejerció como clínico. La verdad es que nunca ejerció de nada, salvo de poeta. Desmesurado y megalómano, se sentía centro de un mundo que debía girar alrededor de él. Lo reencontré en los despachos de la UAM cuando me disponía a iniciar la tesis doctoral.

Por entonces, él explicaba Anatomía en primer curso y escribía constantemente poesía. Quienes lo conocimos pudimos disfrutar en su compañía de una inacabable tertulia donde se hablaba de libros, de teatro, de viajes, mientras estirábamos prolongadas comidas regadas con vinos de calidad. Pepe siempre fue un desmedido en todo, incapaz de someterse a las reglas más elementales. Hablaba más que nadie, bebía más que ninguno, nunca encontraba el momento para irse a dormir, leía en cualquier sitio y escribía en recónditos mesones de la sierra madrileña que iba descubriendo. Abandonó mujeres e hijos, abandonó trabajos, abandonó hermanos y amigos. Hasta el final, se mintió una vida que quería llena pero alejada de los mínimos convencionalismos que la hicieran compatible con los demás.

En aquellos días viajábamos por pueblos y aldeas, compartimos libros y experiencias, nacieron nuestros hijos, nos distanciamos y nos volvimos a encontrar, y yo me incorporé a la cofradía de la escritura, en la que él me aventajaba. Abandonó un puesto universitario donde hubiera prosperado, abandonó contratos y empresas, siguiendo metas que abandonaba —o le hacían abandonar— por la anarquía de una vida cuyo objetivo se centraba casi exclusivamente en la poesía. Su día a día se había convertido en un cambio incesante que produjo serios problemas a la familia y a él mismo.

Recopiló cientos de poemas en libros que no editaba. Algunos de ellos, los recuerdo, memorables. En *Sinfonía «lustral» n.º 12* (1980), hizo una apuesta por nuestra amistad perdurable que el tiempo iba a contradecir:

> *«Seré no más que páramo / más tus raíces haré ubérrimas / que mi vino perdura y antecede / a todo inútil calendario. / Amigo, / cómo utilizar el nombre en vano. / Amigo, digo, / escucha mil fugas de memorias, bebe mi vino abstemio / y piérdete en mis aguas licorosas / que tenemos que hablar de muchas cosas, / compañero del alma, compañero».*

Luego escribió *Segundo actor* (1982), para mí, su obra más importante y de la que existe una edición de autor en mi biblioteca. *Anatomía de un sueño: Tesis doctoral* (1983), *Montañas* (1983), *Pluscuamperfecto como el 12* (1987), *Vita* (1996), *Riemann emprende un viaje* (1996) y *La voz del hoplita* (1996). También ese año escribió una obra de teatro titulada *Juegos fuera de meta*.

Antes decía que abandonó trabajos, mujer, hijos y amigos, entre ellos, yo. Pretendía realizar una obra sin ocuparse por que apareciera publicada, aunque anhelaba el reconocimiento; esa era misión de los demás, la que le haría famoso. «Tú serás mi Max Brod»[378], me dijo un día; pero aquel no era un encargo al modo de Kafka, para que destruyera una obra ingente y admirable, sino para que me encargara de hacerla conocida para la posteridad. Al replicarle que yo tenía suficientes problemas a la hora de intentar

---

[378] Max Brod fue amigo de Frank Kafka y editor de alguna obra precoz. *«Mi última petición. Todo lo que dejo atrás […] en forma de cuadernos, manuscritos, cartas, borradores, etcétera, deberá incinerarse sin leerse y hasta la última página».* Estas son las palabras que el también escritor Brod encontró entre los archivos del departamento de su casa.
Diez años antes, Kafka, enfermo por una fiebre pulmonar de la cual no sabía si terminaría de recuperarse, escribió a su amigo que los únicos libros que le debían sobrevivir eran *La condena, El fogonero, La metamorfosis, En la colonia penal, Un médico rural* y *Un artista del hambre*. (Fuente: *El Español*, 2021).

publicar la mía, me retiró la palabra y no volví a verle más. Tajante como en todo. Supongo que seguiría escribiendo y negándose a publicar, porque si a Pepe Lago se le impedía escribir poesía, sería como matarlo, o tal vez peor.

Pepe Lago admiró a Kafka, quien en 1912 había escrito *El juicio* (*Das Urteil*) y *Contemplación* (*Betrachtung*), una colección de dieciocho relatos que previamente habían aparecido dispersos. Su referencia a Max Brod se basa en la desobediencia de este a la indicación por parte de Kafka de que destruyera su obra tras su muerte. Ni Brod ni la última compañera de Kafka, Dora Diamant, cumplieron el encargo, conservando y publicando sus libros, que llegaron a hacerle uno de los escritores más conocidos a nivel mundial.

No solo Franz Kafka alcanzó la fama tras su fallecimiento. Emily Dickinson, fallecida en 1886, solo tuvo una publicación de su obra completa en 1955. *El Gatopardo* de Giuseppe Tomasi di Lampedusa fue rechazada en vida por dos editoriales, aunque recibiera el Premio Strega cuando la publicó Feltrinelli tras su muerte. John Kennedy Toole solo vio publicada póstumamente *La conjura de los necios* gracias a la insistente presión de su madre sobre los editores. Stieg Larsson no vio publicado el primer tomo de *Millennium*, que se realizó varios meses después de su precoz fallecimiento por un ataque al corazón, alcanzando enseguida la categoría de *best seller* internacional.

Evidentemente, Lago no fue Kafka y mis circunstancias distaban de las de sus allegados. De cualquier forma, esta anécdota por la que desapareció la amistad que nos uniera durante años me lleva a reflexionar sobre el número de obras más o menos válidas que se quedan sin difundir por la personalidad paranoide de sus autores (eso sí hace cercanos a Kafka y a Lago), la timidez ante la publicación e, incluso, su aparición en folletos, boletines o revistas locales o parroquiales, no incluidas en índices que permitirían el acceso a posteriores lectores.

Otro tema discutible es la reciente publicación extemporánea de *Nos vemos en agosto*[379], a la que su autor, Gabriel García Márquez, juzgaba de escasa calidad y, por tanto, destinada a su destrucción. Pura maniobra comercial.

Lago solo permitió que acudieran sus hijos al lecho en el último momento, mientras agonizaba. Uno de ellos le había preguntado si quería ver a los viejos amigos —citándome concretamente a mí—, pero Lago se negó. Posteriormente encontré en algún lugar de la red que su escogida biblioteca, que dudo que hubiera leído en su totalidad, había sido donada al Hospital de Parapléjicos de Toledo. Ni sus originales ni el retrato que le hice años antes han podido ser localizados.

El popular conferenciante **Javier Lentini** (1929- 1995) fue cirujano digestivo y poeta, alguna de cuya obra ha sido traducida al francés e italiano. Fue editor de la desaparecida revista *Asimetría* y fundador de la revista *Hora de Poesía*. Publicó libros de poemas como *Cantos de muerte y añoranza* (1969), *Poesía espacial* (1973), *Invención del otoño* (1988), *Código de lo inmóvil* (1988), *Exploración de la palabra* (antología, 1988), *Espejismos, reflejos, dioses y otras imprescindibles realidades* (1991), entre otros. Además tradujo a diversos autores.

Médico sin demasiada convicción aunque ejerció toda su vida, torero frustrado como reconocía él mismo, *dandy* por vocación y gran poeta y dramaturgo, así fue **José Luis Miranda** Roldán (1939-2019). Cuando he leído la descripción de la infancia de Carlos Castilla del Pino, transcurrida en los hermosos pueblos de la Málaga interior, no he podido por menos que imaginar la de mi amigo José Luis Miranda. Tenía ese aspecto de británico rubio y alto, trasplantado a la tierra de hombres morenos y bajitos de los

---

[379] García Márquez, Gabriel: *Nos vemos en agosto*, Random House, 2024.

pueblos blancos de la Andalucía occidental (*«pinta de inglés costeño, sus ojos remedados de la melancolía, su andar taciturno y su acopio de enfermedades inexistentes»*[380]). Nacido en Archidona, había hecho su carrera en la Universidad Complutense. Residía en Madrid, próximo a mi domicilio de entonces, y he tenido la oportunidad de compartir momentos inolvidables en los que los libros y la tauromaquia siempre estuvieron presentes.

Nunca olvidaré una interminable paella en un caluroso verano de azoteas en el Madrid desierto, en su piso del barrio de La Cruz del Rayo; también, una cena siniestra con el torero puntero del momento, que nos había invitado a su corrida el día de San Isidro en Las Ventas y que finalizó en un completo fracaso, o cuando en un restaurante de Villalba recorría con un gesto de su mano el glúteo impreso en el calendario, de *«La niña del almanaque»,* mientras me hablaba de la obra de ese título que había escrito.

Porque aunque Miranda, mientras trabajó como médico hasta su jubilación, fue un profesional querido por los pacientes sobre los que derramó una gran humanidad, cuando se manifestaba el alma que llevaba dentro era cuando se ocupaba de los toros, del teatro y de la poesía. Durante muchos años ha sido el consejero literario que me iba dando pistas de qué leer en cada momento, no por modas o referencias de revistas, sino por una actividad lectora constante.

Como dice Antonio Hernández, otro gran poeta que conocí gracias a José Luis:

«En Miranda persona hay algo que lo asienta y despeña, que lo sitúa y lo hace fantasmal, que lo presenta en las fotogenias de la estática y lo mueve constantemente en las veladuras de lo que quiere agilizado. Sabe que es raíz, pero necesita el vuelo, y en su deseo de profundidad

---

[380] Hernández, Antonio: «Prólogo» a *Invocación al silencio* de José Luis Miranda, Editorial Ayuso, Madrid, 1983.

e inmensidades, teme irse por las ramas, duda que acaso lo detenga en una cosa u otra, con lo que prescinde del tronco»[381].

Es un retrato de un poeta que hace otro poeta, pero creo que encierra buena parte de un amigo al que admiré en prosa y en sus libros.

Miranda escribía y publicaba poesía, *Juego de silencio y espejos, El toro de barro* (Cuenca, 1976), *Invocación al silencio* (Editorial Ayuso, Madrid, 1983), *Novio Juan* (Edit. Ángel Caffarena, Málaga, 1987), *Gacela y frío* (Edit. Puerta del Mar, Málaga, 1987), *Las palabras y el frío* (Fundación Cultural de Archidona, 1993).

Desde los sesenta, Miranda había escrito teatro que le ha llevado a conseguir los premios más prestigiosos del mundo dramático de su tiempo. Su actividad ha sido incesante. *Cartas marcadas* la estrenó en el Teatro de la Comedia en 1961. *Jaque a la dama* se representó en 1965 en Colegio Mayor Pedro Antonio Caro de Madrid. *El centauro* obtuvo el Premio de Teatro Ciudad de Alcorcón en 1987. *Transbordo* consiguió el Premio Rojas Zorrilla en 1987 y se estrenó en el Teatro de Rojas de Toledo en 1989, aunque la había publicado el Ayuntamiento de Toledo un año antes. *Ramírez*, galardonada con el Premio Tirso de Molina de 1988, ha sido considerada por la crítica como una de sus obras más sobresalientes, y fue estrenada en Málaga en el Teatro Cervantes en 1990, publicada por Ediciones de Cultura Hispánica en 1990. *La niña del almanaque* consiguió el Premio Enrique Llovet de 1993. *En el hoyo de las agujas* consiguió el Premio Lope de Vega en 1995 y fue estrenada en el Teatro Español. *La habitación del hotel*, en el Arlequín de Madrid en el año 2000. *Sombra y cuna*, monólogo encargado por el Centro Dramático Nacional, así como las versiones en castellano de las

---

[381] Hernández, Antonio: «Prólogo» a *Las palabras y el frío. Antología poética* de José Luis Miranda Roldán, Fundación Cultural de Archidona, Málaga, 1993.

piezas de Tennessee Williams, *Dulce pájaro de juventud* y *Un tranvía llamado deseo*, en 2011[382].

En el capítulo «El archipiélago portugués» me he referido al joven médico brasileño **Correia de Brito**, que ha basado su carrera literaria en la dramaturgia, aunque con incursiones en la novela y el relato inspirado por las experiencias que escuchaba a sus mayores.

El artista completo que toca diferentes palos y todos con éxito fue **Alfonso Vallejo** (1943-2021). Estudió en Liceo Francés y se licenció y doctoró en la Universidad Complutense de Madrid. Había tomado contacto con las vanguardias que se echaban en falta aquí, gracias a sus estancias profesionales en hospitales europeos. Supo compaginar el arte y la medicina. Alfonso Vallejo había comenzado a escribir poemas y obras de teatro en 1957. Su primera obra fue *Cycle* (1961), representada en 1963 en el Instituto Francés de Madrid cuando era casi un niño.

La realidad es que Vallejo representa la figura del médico creador en el más extenso sentido de la palabra. Era un hombre que nunca renunció a ejercer su especialidad, la neurología, con la mayor amplitud e intensidad, pero ello no fue óbice para una expresión paralela en múltiples ramas del quehacer artístico. Repasar su currículo es encontrar varias vidas en una. En contra de la actividad creativa donde muchos médicos resguardan la frustración que les produce el fracaso profesional, Vallejo demostró que una mentalidad amplia y escrutadora elimina supuestas incompatibilidades. En la literatura, poesía y narrativa (dos novelas largas y varias cortas) y numerosas obras de teatro, en una cantidad que muchos dramaturgos profesionales no llegarían a alcanzar, todo esto lo complementa con otro arte, el de la pintura. Pero además

---

[382]   http://www.joseluismiranda.com.es/ (Consultado el 26 de mayo de 2023).

la obra de Vallejo fue alcanzando unos patrones de calidad objetiva que le hicieron acreedor de múltiples premios. Su poesía oscila entre una expresión orgánica de sus propias dudas, bajo un lenguaje claro y directo, hasta una lírica que refleja los acontecimientos cotidianos que aparecen en las noticias de un mundo globalizado y que inciden en la sensibilidad del poeta. Obtuvo numerosos reconocimientos a su labor literaria, como el accésit al Premio Lope de Vega (1975) por *Ácido sulfúrico*, el Premio Nacional Lope de Vega (1976) por *El desguace*, el Premio Internacional Tirso de Molina (1978) por *A tumba abierta*, el Fastenrath de la Real Academia Española (1980) por *El cero transparente*, libreto de la ópera *Kiu* (1983) que compuso Luis de Pablo.

A todo ello, añadió una labor pictórica que lo había llevado a realizar exposiciones durante cerca de treinta años de forma continuada. Su estilo colorista alterna la abstracción con una figuración expresionista en la línea de la plástica de su momento y que, de alguna forma, conecta al espectador con la pulsión creativa de quien tomó los pinceles.

Recomiendo al lector interesado la página del autor: http:// www.obrascompletasalfonsovallejo.com/poesia.

He reseñado algunos de los médicos que se han dado a conocer por una prioritaria dedicación literaria a la poesía. Pero eso no quiere decir que, con excepciones, no hayan escrito narrativa o teatro. Entre los citados, Miranda y Vallejo son dos ejemplos representativos. En otros capítulos se han reseñado autores en cuya obra predominó la narrativa en forma de novelas o relatos.

Es difícil encuadrar a Laín Entralgo en alguna de las muchas actividades que desarrolló, porque en todas actuó como un verdadero maestro. El concepto de maestro es aquel que, encerrando virtudes humanas esenciales, es capaz de transmitirlas a los discípulos que quedan marcados por su personalidad.

Su bonhomía lo destacó de la pléyade de pseudointelectuales que lo rodearon a lo largo de su vida. **Pedro Laín Entralgo** (1908-2019), nacido en Urrea de Gaen, Teruel, y fallecido en Madrid, fue médico, profesor, historiador, ensayista y político, especialmente interesado en la antropología médica, autor de una amplia y variada obra que transmitió su influencia en numerosos universitarios. Además, don Pedro fue mi profesor en la Complutense.

En *Descargo de conciencia*[383], expresó la necesidad moral que justificaba sus cambios ideológicos ante el final de la dictadura. *Teoría y realidad del otro*[384] y *España como problema*[385] se inscriben en la línea de crítica histórica de Sánchez de Albornoz, Américo Castro y, más tarde, Julián Marías. *Historia de la medicina (Medicina moderna y contemporánea)*[386] fue el libro que todos empleamos para preparar su asignatura. Todos han sido textos de una gran difusión que le confirman como un importante pensador de la España contemporánea.

También Laín Entralgo fue autor de obras teatrales. Entre 1964 y 1968, escribió una serie de obras mediante las que pretendía dar vida a los distintos problemas teóricos que le estaban preocupando: la esperanza (*Cuando se espera*), la convivencia (*Entre nosotros, Las voces y las máscaras*), el amor y la justicia (*Judit 44*), la condición humana (*A la luz de Marte*) y el enigma histórico (*El empecinado*). Se manifestó como crítico teatral en la revista *Gaceta Ilustrada*, recogida en parte en los volúmenes *Tras el amor y la risa* (1967) y *Teatro y vida* (1995).

---

[383] Laín Entralgo, Pedro: *Descargo de conciencia*, Barral, Barcelona, 1976.
[384] Laín Entralgo, Pedro: *Teoría y realidad del otro*, Revista de Occidente, Madrid, 1968.
[385] Laín Entralgo, Pedro: *España como problema*, Seminario de Problemas Hispanoamericanos, Madrid, 1949.
[386] Laín Entralgo, Pedro: *Historia de la medicina moderna y contemporánea*, Científico-Médica, Madrid, 1963.

Laín Entralgo, en la vida intelectual española, fue el interme-
diador cronológico que transmitió la obra de Zubiri, haciéndola
llegar hasta Diego Gracia.

Hay escritores que tienen la visión sobre la oportunidad
de desarrollar su obra en el momento preciso. Cualquier lector
recuerda autores que tuvieron un éxito desmesurado pero fugaz
y hoy sus libros dormitan en los anaqueles de las librerías. La
oportunidad de conocer que una obra puede corresponder al
tiempo en que se vive supone una baza importante que, junto a
otras características, influye en la aceptación del público hacia el
que se dirige la obra. Este es el caso del exitoso Jaime Salom, por
más que haya decrecido el interés por su teatro en el renovado
público aficionado por la dramaturgia.

Dentro del panorama teatral español, la figura de **Jaime Salom Vidal**, nacido en Barcelona en 1925 y fallecido en Sitges en
2013, representa uno de los hitos con mayor aceptación popular
en algún tiempo del siglo XX. Había estudiado Medicina en la
Universidad de Barcelona, especializándose en Oftalmología, especialidad que ejerció hasta su jubilación en 1992.

Desde 1955 comenzó a mostrar un estilo propio basado en la
comedia. A partir de 1963, su literatura adquirió una mayor madurez. *La casa de las chivas* explotaba el realismo social de moda en
su tiempo. Aunque escrita para el teatro, su excelente aceptación
popular dio lugar a su publicación en papel[387]. Esta circunstancia se
repitió con otras obras dramáticas. Tras la desaparición de Franco,
en su obra comenzó a plantear una crítica explícita a los poderes
establecidos, recreando figuras históricas como en *El corto vuelo del
gallo* sobre los últimos años de vida del padre del dictador.

A lo largo de su vida literaria, Salom abordó los problemas
morales del individuo inmerso en grupos humanos reducidos, en

---

[387]   Salom, Jaime: *La casa de las chivas*, Planeta, Barcelona, 1972.

el erotismo y en la actualidad sociopolítica, lo que le proporcionó un gran éxito entre los espectadores que buscaban nuevos y excitantes argumentos, que Salom les supo proporcionar en aquellos tiempos que se abrían hacia la libertad.

Jaime Salom fue un autor prolífico; estrenó entre 1950 y 2012 treinta y cinco obras en teatros de todo el mundo con gran éxito de público, que aguardaba impaciente sus novedades. Tras su muerte a los ochenta y siete años, legó más de cien obras escritas por él a la SGAE. Todo ello realizado por un médico especialista que nunca dejó de ejercer.

Poeta y difusor de la poesía, médico preocupado por difundir el humanismo de sus colegas, o de los que pronto lo serán, la obra de **Arturo Ramos** es singular dentro de los médicos escritores incluidos en este ensayo. Arturo José Ramos Martín Vegue (Madrid, 1959-) es licenciado en Medicina y Cirugía por la Universidad Complutense de Madrid, especialista en Documentación Médica por la Universidad de Valencia, y tiene un máster en Bioética y Biojurídica por la Cátedra de Bioética de la UNESCO y diploma de Estudios Avanzados por la Universidad Rey Juan Carlos de Madrid. En el ámbito profesional tiene cinco libros publicados.

Su actividad profesional se complementa con la literaria, como «animador poético» en el ámbito hospitalario y en la Universidad Autónoma de Madrid. En el Hospital Puerta de Hierro, dirige el proyecto Encuentro Cultural, que nace en un intento de mejorar las relaciones interpersonales y profesionales a través de la cultura, como instrumento capaz de entrelazar experiencias vitales. Arturo Ramos nada en contra de la corriente, convencido de la necesidad de completar la formación humanística de los futuros colegas y de la gente que lo rodea. En un tiempo de superespecialización, Arturo está convencido de que el arte hace mejores a las personas y añade matices valiosos al trabajo diario. Con esas premisas, busca entre los estudiantes y médicos en formación futuros poetas que vean sus secretas aficiones, correspondidas por expertos.

Se trata de compartir y recomendar al compañero de trabajo las experiencias vividas al leer un libro, un artículo de prensa o una noticia y leer un poema, colgando cualquiera de esas referencias en un tablón de corcho. «Déjate acompañar cada semana por un poema» es una sección de este proyecto que consiste en elegir un poema, transcribirlo y colgarlo en el tablón para ser renovado por otra poesía cada viernes.

En la UAM, es miembro del grupo de poesía de su Facultad de Medicina y coeditor de los volúmenes III (2019), IV (2021) y V (2024, en imprenta) del *Recetario poético de los estudiantes de Medicina de la UAM*, editado por la Fundación Teófilo Hernando de I+D del Medicamento. En la contraportada de estos volúmenes se puede leer: *«Tengo para mí que el médico que solo sabe medicina, ni medicina sabe»* (Dr. José de Letamendi, 1828-1897), pensamiento que resume la línea programática de esta publicación.

En la «Presentación» del volúmen III escribía el profesor Dr. Antonio García García, director del *Recetario*: *«Pero si la formación humanista es necesaria para todos, lo es mucho más para el médico que, con sus gestos y acciones, puede servir de tabla de salvación para el paciente o, por el contrario, sumirle en la desesperanza y en la angustia de encontrarse solo ante su enfermedad».* Los miembros del grupo de poesía (estudiantes y médicos) leen y comentan, quincenalmente, un poema de la literatura universal que, junto en su comentario, es editado en el *Recetario*. En sus cuatro volúmenes se han editado más de seiscientos cincuenta poemas de importantes y variados escritores.

No me resisto a transcribir algún poema de Arturo Ramos:

PLANTA COVID[388]

La planta COVID del hospital
es una feria ambulante,
subes a una caravana
sin poder salir
hasta cumplir tu tiempo.

Si fueses un niño, no sabrías qué elegir,
pasan con sus carros médicos y enfermeras,
auxiliares, TIGAS, limpiadoras, cocineras.
Te irías con cualquiera.

Si cierras los ojos,
escuchas a menudo las mismas palabras;
sueñas siempre idénticas miradas.
Todos hablan, miran y te cuidan igual.

La planta COVID del hospital
respira humanidad.

CLAMOR[389]

¡Oh, Gaya, madre Tierra,
cómo aliviar tu corazón desgarrado
ante la muerte de tus hijos por tus hijos!
Hija de Caos, tú creaste la naturaleza,
ahora agonizante por la inacción
de las criaturas que pariste con dolor y esperanza,

---

[388] Ramos, Arturo J.: *Recetario poético de los estudiantes de medicina de la UAM*, vol. IV, Fundación Teófilo Hernando, Madrid, pp. 256-283.
[389] Ramos, Arturo J.: *Recetario poético de los estudiantes de medicina de la UAM*, vol. V (en prensa), Fundación Teófilo Hernando, Madrid.

caos en la humanidad que soñaste.
¡Oh, Gaya, mándanos de nuevo a Afrodita,
diosa de la belleza, la sensualidad y el amor!
Esparce estos dones a nuestra especie
que vaga por el desierto, árida y yerma,
esperando cada año la salvación.

16

Escritores de su tierra
y su momento

Testigo de su tiempo y médico del mayor prestigio, Roberto **Nóvoa Santos** (1885-1933) representa la figura de uno de los clínicos más valorados en su momento, lo que no fue óbice para desarrollar una carrera de pensador y escritor destacado. Nacido en La Coruña, cursó la licenciatura en la Facultad de Medicina de la Universidad de Santiago de Compostela entre 1900 y 1907. Trabajó en diferentes cátedras (Fisiología, Patología...), y becado por la Junta de Ampliación de Estudios, amplió conocimientos en Estrasburgo. Había seguido las teorías anarquistas en su juventud, lo que le llevó a pronunciar en la inauguración del curso 1921-1922 el discurso «El problema del mundo interior», que ofendió al segmento conservador de la Universidad y de la Iglesia. Este malestar le hizo salir de Santiago y optar a la cátedra de Patología de la Universidad de Madrid.

Frente a las teorías de la ecuanimidad sostenidas previamente, Nóvoa propuso las teorías fisiopatológicas de la enfermedad, lo que reveló en su conocida obra *Manual de patología general*[390], en tres tomos, ampliamente difundido en su momento.

Al margen de numerosas publicaciones médicas, escribió sobre psicología, patología histórica, bioantropología, etc. En un momento de teorías que defendían la superioridad masculina

---

[390] Nóvoa Santos, Roberto: *Manual de patología general*, Eco de Santiago, Santiago de Compostela, 1930.

sobre la femenina, publicó *La indigencia espiritual del sexo femenino* (1908), *El problema del mundo interior* (1920), *Physis y Psychis* (1922), *El instinto de la muerte*[391], quizás su ensayo más importante, que supone un acercamiento al sentido médico y existencial de la muerte, *Cuerpo y espíritu* (1930), *La mujer, nuestro sexto sentido y otros esbozos* (1928), colección de ensayos diversos, en especial acerca de las raíces somáticas del sentir estético, *La inmortalidad y los orígenes del sexo* (1931), *Patografía de santa Teresa de Jesús* (1932). Está considerado como el especialista de mayor relieve en la historia de la medicina en Galicia.

Nóvoa sintoniza con el machismo dominante en esa época en comunidad científica española sobre la base de la corriente de antifeminismo «con base científica» que se difundía en la medicina del momento. Su base reposaba sobre las vigentes teorías de la frenología, hoy rechazada en todos los medios. Estas ideas se expresan, además de *La indigencia espiritual del sexo femenino,* en libros como *Las pruebas anatómicas, fisiológicas y psicológicas de la pobreza mental de la mujer. Su explicación biológica* (1908) y *La mujer, nuestro sexto sentido y otros esbozos* (1929), en las que pretende justificar con razones biológicas la inferioridad de la mujer y su papel subordinado al hombre. Habría que conocer la respuesta de los grupos feministas actuales ante tales desatinos.

Excepto Ramón y Cajal, otros médicos distinguidos coincidían con sus planteamientos; entre ellos, José Gómez Ocaña y Gregorio Marañón. De forma contradictoria, Nóvoa apoyó a mujeres en su equipo, a las que promocionó en sus carreras profesionales, como es el caso de las hermanas Elisa y Jimena Fernández de la Vega. Frente a la acusación de misoginia de que era objeto, Nóvoa incluyó a cinco mujeres médicos en un equipo de veintinueve miembros, lo que contrasta con el escaso número de mujeres que trabajaban en la universidad del momento.

---

[391] Nóvoa Santos, Roberto: *El instinto de la muerte,* Morata, Madrid, 1927.

Una vida aventurera reflejada en sus escritos es la del mexicano, médico y político **Mariano Azuela** González (1873-1952),
que había cursado los estudios primarios en su ciudad natal,
Lagos de Moreno (Jalisco, México), para luego trasladarse hasta
Guadalajara, donde seguir una carrera como cirujano. Comenzó
a ejercer la profesión en Jalisco, donde compró una farmacia y
trasladó a su familia. Con la caída del presidente Madero, Azuela
cayó en desgracia y se unió a las fuerzas revolucionarias. Estas
experiencias inspirarían sus escritos. Tras la derrota de Villa y
Zapata por parte de los carrancistas, emigró a El Paso, Texas,
donde en 1915 escribió *Los de abajo*[392], su novela más conocida,
que comienza:

> «—*Te digo que no es un animal. Oye cómo ladra Palomo…*
> *Debe ser algún cristiano.*
> *La mujer fijaba las pupilas en la oscuridad de la sierra*».
> —*Y que fueran siendo federales* —*repuso Demetrio, que en*
> *cuclillas llenaba de chile una tortilla que sostenía en la diestra, de una*
> *cazuela a la que metía la otra mano…*».

Una novela que narra la formación de un grupo militar por
parte de Demetrio Macías, que comparte ideario con Pancho Villa
aun sin conocerle. Un típico argumento referido a la revolución
mexicana. Novelas profundamente expresivas de su tiempo son
María Luisa (1907), *Los fracasados* (1908), *Los triunfadores* (1909) y
Mala hierba (1909), entre otras.

Su «escritura revolucionaria» es el germen de obras posteriores
de carácter universal como *Pedro Páramo*, obra magistral de Juan
Rulfo, influyendo también en textos escritos por extranjeros como

---

[392] Azuela, Mariano: *Los de abajo*, Fonde de Cultura Económica, México, 2006.

El dios de la lluvia llora sobre México[393] o *Bajo el volcán*[394] (1947), considerada una de las mejores novelas del siglo XX.

En 1947 dio a la luz un importante ensayo titulado *Cien años de novela mexicana*[395].

Hans Carossa (1878-1956), hijo de un médico de origen italiano cuya profesión influiría en la elección profesional del joven («*El respeto que inspira en los corazones sencillos la profesión de médico siguió rodeando a mi padre también aquí*»[396]), cursó estudios de Medicina en Múnich, Wurzburgo y Leipzig. Participó en la Primera Guerra Mundial como médico militar, época en la que entabló amistad con Stefan George y Rainer Maria Rilke.

Durante el periodo nazi se había mantenido al margen de los acontecimientos, pero en 1942 aceptó la presidencia de la Asociación de Escritores Europeos, por lo que fue condenado a muerte en 1945 por los nazis, escapando gracias al avance de los norteamericanos.

Alcanzó notoriedad con *Diario rumano* (*Rumanisches Tagebuch,* 1924) al ser galardonado con el premio de la ciudad de Múnich. La celebridad trascendió fronteras gracias a la novela *El médico Gion* (*Der Arzt Gion*), en la cual se describe la vida de un médico en la que se retrata a sí mismo, entre los enfermos que atendió durante los años de la posguerra[397]. En *Adolescencia* el autor expresa su concepción del desempeño de la medicina: «*¿Has pensado alguna vez lo que es un médico?*¹ *En su forma suprema un médico puede ser igual al artista; pero no debe esperar como este la hora de la inspiración, ni elegir sus modelos, sino que estos lo eligen a él*».

---

[393] Passuth, László: *El dios de la lluvia llora sobre México*, Noguer y Caralt, Barcelona, 1979.
[394] Lowry, Malcolm: *Bajo el volcán*, Tusquets, Barcelona, 1999.
[395] Azuela, Mariano: *Cien años de novela mexicana*, Botas, México, 1947.
[396] Carossa, Hans: *Adolescencia*, Lauro, Barcelona, 1943.
[397] Carossa, Hans: *Doctor Gion*, Lauro, Barcelona, 1942.

Carossa escribió también poesía, sobre todo antes de la Segunda Guerra Mundial. En *El día del joven médico* (1955) se aprecia la decadencia del escritor, que carece de la antigua energía en el dominio de la palabra. *«Bienaventurado el que tiene recuerdos que pueden fortalecer su espíritu»* es una frase de Carossa que puede resumir su etapa final. Sobre esta idea es interesante reflexionar sobre el primer párrafo del capítulo titulado «Nacimiento y muerte del doctor Gion»; en él escribe: *«Se ha dicho a menudo que las personas dotadas de una memoria infalible no son precisamente las más profundas, y que sus almas son de corto arranque; y aunque tengamos esto por exagerado, concedemos que hay un don genial en olvidar, sin el cual ni los pueblos ni los individuos serían capaces de una exaltación verdaderamente grande».* ¿Está agarrándose al olvido que produce la edad y su consecuente decadencia?

Una figura singular dentro de la literatura de alta calidad escrita por un médico es la de **Llorenç Villalonga**. Nacido en Palma de Mallorca en 1897, en una familia de militares, estudió Medicina en Murcia, Barcelona, Madrid y Zaragoza, siguiendo los traslados del padre, especializándose en Psiquiatría en 1926, que ejerció en el Hospital Psiquiátrico de Palma.

Durante su periodo universitario había comenzado a publicar artículos en el periódico liberal *El Día*, interesándose por la obra de Marcel Proust, que influirá en su producción posterior. *Mort de dama*[398] fue su primera novela publicada en 1931 y mal acogida por la burguesía mallorquina por el aspecto satírico que encerraba sobre la sociedad de los años veinte.

Demostró un espíritu anticatalanista que le llevó a escribir en castellano diversos relatos y alguna pieza teatral (*Silvia Ocampo*), que novelaría al final de su vida bajo el título de *Un estiu a Mallorca*. En 1934 apareció también una recopilación de sus artículos beligerantes

---

[398]   Villalonga, Llorenç: *Mort de dama*, Llibres Capra, Barcelona, 2010.

contra el catalanismo, titulada *Centro*. A partir del levantamiento militar del general Franco, Villalonga se afilió a Falange apoyando a los sublevados a través de la radio.

Tras un periodo de silencio, entre 1952 y 1954 escribió la que se considera su obra más importante, *Bearn o La sala de las muñecas*[399], que tenía previsto publicar en catalán, pero el autor cambió de opinión, molesto por las correcciones de estilo que pretendía imponer la barcelonesa Editorial Selecta, y la reescribió enteramente en castellano. En esta lengua se publicó una de las mejores novelas del siglo XX, en 1956, en una tirada limitada, precedida de un texto de Camilo José Cela, titulado «Prólogo parabólico», que molestó al autor porque en él se especulaba sobre su condición de judío —chueta, como se denominaba a los judíos mallorquines—. Optó a los premios más importantes del momento, el Nadal y el Ciudad de Barcelona, que no consiguió, aunque en 1963 recibiría el Premio de la Crítica. En 1986, Jaime Chávarri la llevó al cine.

Bearn es una de las novelas más importantes del siglo XX en España, ambientalmente relacionada con *El Gatopardo* de Lampedusa por el cerrado ambiente isleño y aristocrático de ambas narraciones. Solo quien conozca la peculiar disposición de las clases pudientes de la isla que aún evitan el sol y abominan de las oleadas de turistas que invaden su mundo ancestral puede entender las calidades de esta obra. Son ambientes desaparecidos, como el de *La Regenta* o *En busca de tiempo perdido*. Son novelas de un tiempo pasado, escritas con el sabor añorante de lo que se fue y nunca regresará. Estilo, argumentos y figuras que encajan en un argumento repetido en el siglo precedente. Por esta razón *Bearn* es una obra anacrónica, nada acorde al momento en que se escribe pero, al tiempo, motivo de degustación del trabajo literario bien hecho para quien lo sepa apreciar.

---

[399] Villalonga, Llorenç: *Bearn o La sala de muñecas*, Alfabia, Barcelona, 2009.

A partir de los años sesenta, publica novelas como *L'àngel rebel* (1961), *Falses memòries de Salvador Orlan* (1967), *Les Fures* (1967) y *El misantrop* (1972). Con posterioridad a su fallecimiento se publican en castellano *Disparates*[400] y *Las comadrejas*[401] (2020), donde observa con los ojos de anciano en qué se ha convertido el mundo descrito magistralmente en *Bearn*.

Las ideas antifascistas de **Carlo Levi** (1902-1975) marcaron profundamente su vida. Judío de tradición familiar socialista, cursó estudios de Medicina en Turín, que finalizó en 1924. Tras el servicio militar decidió dejar la medicina. Prefirió dedicarse a la pintura, a la que trasladó sus ideas avanzadas, siendo un artista altamente cotizado. Había expuesto con éxito en la bienal de Venecia de 1924. Fundador de grupos artísticos antifascistas, se apartó de la línea del arte oficial para promocionar el llamado «los seis pintores de Turín». Pronto fue condenado una primera vez por sus críticas al régimen por las autoridades del Gobierno de Mussolini.

En una segunda condena fue confinado, sucesivamente, en dos pequeños pueblos de la provincia de Matera, donde tomó contacto con los problemas del mundo rural donde la miseria y la malaria hacían estragos. Para luchar contra ambas retomó la medicina. Sin embargo, las envidias de los médicos del pueblo motivaron que se le prohibiera la práctica clínica.

Liberado del exilio en 1936, debió pasar los años 1943 y 1944 escondido en un piso de Roma para evitar su deportación por los nazis. Durante este tiempo escribió *Cristo se detuvo en Éboli*[402], su obra más conocida. En ella escribe:

---

[400] Villalonga, Llorenç: *Disparates*, Fundamentos, Madrid, 2015.
[401] Villalonga, Llorenç: *Las comadrejas*, Ediciones Invisibles, Madrid, 2020.
[402] Levi, Carlo: *Cristo se paró en Éboli*, Pepitas de Calabaza, Logroño, 2022.

«Cristo nunca llegó hasta aquí. Ni llegó el tiempo, ni el alma, ni la esperanza, ni las causas ni sus efectos, ni la razón, ni la historia… Nadie llegó a estas tierras sino como conquistador enemigo o visitante incomprensivo. Las estaciones pasan sobre el cansancio de los campesinos como hace tres mil años antes de Cristo. En esta tierra oscura, sin pecado y sin redención, donde el mal no es moral pero un dolor profundo vive en cada cosa, Cristo no ha descendido aquí».

Emigró a Francia, aunque regresó después a Italia, donde fue senador por el Partido Comunista. Murió casi ciego, pero con el reconocimiento de los lectores.

No confundir con Primo Levi, otro gran escritor antifascista, autor de *Miedo a la libertad*[403], un ensayo centrado en 1939, en el que Levi analiza la religión, el estado, el arte, el amor y la guerra como constantes de las que surge la Europa anterior a la Segunda Guerra Mundial y que permanecen sin resolver.

Enmarcado en las corrientes de izquierdas enfrentadas al régimen del general Franco, **Domingo García-Sabell Rivas** (1908-2003) fue médico, escritor, político y académico. Estudió Medicina en la Universidad de Santiago de Compostela, doctorándose en la Universidad Complutense en 1932, con la tesis titulada *El metabolismo intermediario en la obesidad*. Allí fue miembro de la FUE[404], donde coincidió con la intelectualidad galleguista; trabó amistad con Castelao, Nóvoa Santos, Valle-Inclán, Unamuno y Torrente Ballester, a quien asistió como médico.

En 1936 se afilió al partido republicano, lo que le valió ser internado en un campo de concentración al estallar la Guerra

---

[403] Levi, Primo: *Miedo a la libertad*, Altamarea, Madrid, 2020.

[404] FUE: Federación Universitaria Española, organización izquierdista enfrentada con el SEU, sindicato estudiantil franquista.

Civil. Al acabar la contienda fue depurado y tuvo que dedicarse a la medicina privada. Escribió libros sobre temas artísticos, como *Tres síntomas de Europa: Joyce, Van Gogh y Sartre*[405] y *Pintura como comunicación* (1971), y de su tierra, como *Notas para una antropología del hombre gallego* (1972), *Ensayos* I (1962), *Ensayos* II (1976) y *Análisis existencial del hombre gallego enfermo* (1991).

El alcarreño Francisco **Layna Serrano** (1893-1971) fue médico otorrinolaringólogo e historiador de su tierra. Había estudiado en la Universidad Complutense. Después cursó la especialidad de Otorrinolaringología en el Instituto Rubio y Gali con un interés en la reflexoterapia endonasal, que por entonces popularizaba el otorrinolaringólogo Fernando Asuero con el nombre de los «toques del trigémico», que constituyó uno de los escándalos de su tiempo. Ejerció en el Hospital del Niño Jesús.

En 1922 había publicado su primera obra, *El monasterio de Ovila*[406], seguida de *Castillos de Guadalajara* (1933), dejando un interesante testimonio de su conservación antes de la Guerra Civil. A principios de los años treinta, conoció el hecho de que William Randolph Hearst había desmantelado ese templo para trasladarlo a California. Este hecho le causó una gran indignación y desde entonces se propuso defender la cultura de su tierra. Fue nombrado cronista oficial de la provincia de Guadalajara en 1934, debido a una decidida voluntad de recuperación de la memoria histórica.

En 1935 apareció su obra *La arquitectura románica en la provincia de Guadalajara*. En el año 1942, *Historia de Guadalajara y sus Mendozas en los siglos XV y XVI*. Desde el punto de vista profesional

---

[405] García Sabell, Domingo: *Tres síntomas de Europa: Joyce, Van Gogh y Sartre*, Revista de Occidente, Madrid, 1968.
[406] Layna Serrano, Francisco: *El monasterio de Oliva*, AACHE, Guadalajara, 1998.

publicó *Ensayos de otorrinolaringología* y *Reflexoterapia endonasal*, que llegó a traducirse al inglés, hoy olvidados.

La figura de Layna Serrano está íntimamente ligada a la de mi amigo y compañero Antonio **Herrera Casado** (Guadalajara, 1947-), su continuador en la defensa del patrimonio y la historia de Guadalajara. Había sido mi compañero en las aulas del Hospital Clínico de San Carlos en su actual emplazamiento. Otorrinolaringólogo, su faceta más difundida es la de fundador de AACHE Ediciones, desde donde ha publicado multitud de temas propios y ajenos referidos a su tierra.

Entre las obras de Herrera destacan «La obra médica de Francisco Layna Serrano»[407], estudio sobre la figura del médico y escritor que lo había precedido en sus pasos literarios e historiográficos, y *Crónica y guía de la provincia de Guadalajara*[408] (1983 y 1989), su obra fundamental, entre una producción prolífica, variada e imprescindible para el acercamiento a la provincia inmediata a Madrid.

Nadie sabe lo que le aguarda en la vida. Tal vez el destino del médico soriano **Pablo Uriel** Díez (1914-1990) no hubiera sido aparecer en un libro sobre literatura. Sin embargo, el simple relato de su vida supone una novela, si no fuera porque fue realidad. Él mismo escribió el testimonio desgarrado de las experiencias vividas. Había estudiado Medicina en la Universidad de Zaragoza.

Uriel había sido encarcelado al comienzo de la Guerra Civil en una prisión militar en Zaragoza por los franquistas, y posteriormente volvió de nuevo a prisión, esta vez a una cárcel republicana

---

[407] Herrera, Antonio: «La obra médica de Francisco Layna Serrano», *Revista Wad-al-Hayara*, n.º 16 (1989), pp. 323-336.
[408] Herrera, Antonio: *Crónica y guía de la provincia de Guadalajara*, AACHE, Guadalajara, 1983.

en el Monasterio del Puig, Valencia, habilitado como penal, lo que dio lugar a un manuscrito del que se realizó una edición familiar en 1988, prologada por Ian Gibson, bajo el título de *No se fusila en domingo*[409]. El libro aporta un testimonio de increíble crudeza sobre los horrores de la Guerra Civil en ambos bandos.

Otra narración de guerra es *Centomila gavette di ghiaccio*[410], obra de **Giulio Bedeschi**, nacido en Arzignano (Véneto) y fallecido en Verona en 1990, que se presentaba como «médico, alpino y escritor». Participó en la Segunda Guerra Mundial. En 1943 se había inscrito en el Partido Fascista Republicano, por lo que al final de la guerra fue encarcelado y definido como «fascista peligroso».

En su novela describe la historia de un oficial que se desplaza a Grecia y a Rusia, en seguimiento de un regimiento de infantería, para después formar parte de una división alpina. Este libro es considerado como *«el más hermoso libro de esta guerra»*[411], premiado y del que se han hecho traducciones en varios idiomas.

Juan Rof Carballo (1905-1994) fue uno de esos médicos que escribieron sobre temas paralelos a la propia actividad, pasando por ser el introductor de la medicina psicosomática en España. Entre sus ensayos destacan títulos como *Entre el silencio y la palabra*[412] (1957), *Violencia y ternura* (1967), *Signos en el horizonte* (1972), *El hombre como encuentro* (1973) o *Los duendes del Prado* (1990).

Fue miembro de la RAE. Doctor en Medicina, cursó estudios en Santiago de Compostela, Barcelona y Madrid antes de proseguir su formación en Viena, a donde llegaría en 1932 gracias a una beca de la Junta para la Ampliación de Estudios (JAE).

---

[409]   Uriel, Pablo: *No se fusila en domingo*, Pre-Textos, Madrid, 2005.
[410]   Bedeschi, Giulio: *Centomila gavette di Ghiaccio*, Mursia and Co., Milano, 1963.
[411]   Cherubini, Arnaldo: *Medici scrittori d'Europa e d'America,* Antonio Delfino Editore, Roma, 1990.
[412]   Rof Carballo, Juan: *Entre el silencio y la palabra,* Austral, Madrid, 1990.

Tras su aprendizaje en Centroeuropa, regresó a España en 1933 para doctorarse con una tesis sobre los ácidos grasos insaturados, y trabajar junto a Jiménez Díaz en Madrid. Su trayectoria formativa se caracterizó por un continuo cambio de ciudad de residencia debido a su decisión de formarse siempre junto a los mejores maestros en los ámbitos en los que estaba.

El estallido de la Guerra Civil española en 1936 sucedió mientras estudiaba en Berlín, y no regresó a España hasta el fin de la contienda. Durante ese periodo trabajó en Viena, Copenhague y París, en el Hospital de la Pitié-Salpêtrière. Allí conoció a psiquiatras argentinos interesados por el psicoanálisis que influyeron en su pensamiento futuro.

Fruto de esos años es el *Formulario clínico*, que en su momento rellenó una laguna importante en la profesión médica nacional. Sin embargo, a partir de 1945 comenzó a interesarse por la antropología médica, convirtiéndole en una autoridad mundial en las dimensiones psicológicas de las relaciones interpersonales. Sería el principal introductor en España del psicoanálisis de Freud, a quien Rof había conocido durante su estancia en Viena.

En 1949 publicó *Patología psicosomática*[413], y a partir de 1950 empezó a colaborar con Marañón. Con *Cerebro interno y mundo emocional* (1952) y *Urdimbre afectiva y enfermedad* (1964), constituye la trilogía que Rof Carballo dedicó a la medicina psicosomática.

Entre sus ensayos destacan títulos como *Entre el silencio y la palabra* (1957), *Violencia y ternura* (1967), *Signos en el horizonte* (1972), *El hombre como encuentro* (1973) o *Los duendes del Prado* (1990), de la que José Ignacio Arana escribe:

> «*Su lectura permite una visión absolutamente novedosa de las pinturas de nuestra primera pinacoteca que va mucho más allá de la mera contemplación y el disfrute plástico; es un libro para rumiar el*

---

[413] Rof Carballo, Juan: *Patología psicosomática*, Paz Montalvo, Madrid, 1955.

sentido del arte y la concepción del mundo de los autores, así como para comprender que ese mismo arte trasciende el objeto físico y se inmiscuye en nuestra intimidad de humanos con un inconsciente que pugna por dejarse ver en cada una de nuestras acciones y decisiones».

Junto con *Dos horas en el Museo del Prado* de Eugenio D'Ors, siendo ambas obras distintas en tantas cosas, constituye una auténtica guía espiritual del mejor museo del mundo[414].

Su principal obra escrita en gallego es *Mito e realidade da terra nai* (1957).

Uno de los máximos referentes nacionales en el tema de la bioética es **Diego Gracia** Guillén (Madrid, 1941-). Tras licenciarse en Medicina y Cirugía en 1970 en la Universidad de Salamanca, se mantuvo bajo la orientación de Luis Granjel, quien lo aproximó hacia la historia de la medicina y lo recomendó a la figura indiscutible del momento, Pedro Laín Entralgo. Gracia es especialista en Psicología y Psiquiatría y se considera uno de los grandes expertos españoles en bioética.

Seguidor de Laín y de Zubiri, ha contribuido con el concepto de la deliberación a la ética médica. Fue catedrático de Historia de la Medicina de la Universidad Complutense de Madrid hasta su jubilación. Es considerado por muchos como «el bioeticista más importante del mundo iberoamericano». He tenido constantemente presente su figura gracias a los repetidos comentarios de mi amigo, el doctor Bruno Domínguez, uno de sus seguidores/ admiradores más pertinaces.

Su producción editorial es importante y referente para interesados en una interpretación filosófica de la ética. Publicaciones

---

[414] http://medicablogs.diariomedico.com/laboratorio/2011/01/10/juan--rof-carballo/) (consultado 26 de mayo 2024)

destacadas son *Introducción a la bioética*[415]; *Siete ensayos* (Editorial El Búho, Bogotá); *Como arqueros al blanco* (2004); *Estudios de bioética* (Madrid: Editorial Triacastela); *Voluntad de verdad. Para leer a Zubiri*[416] (Madrid: Editorial Triacastela); *Fundamentos de bioética* (Madrid: Editorial Triacastela, 2007); *Voluntad de comprensión. La aventura intelectual de Pedro Laín Entralgo* (Madrid: Editorial Triacastela, 2010).

Un aparentemente discreto médico de familia que acabó como director del sanatorio antituberculoso de Valladolid, su ciudad natal, es **Leopoldo Cortejoso** (1902-1985), que, sin embargo, fue autor de veintidós obras literarias, entre las que destacan *Con los ojos abiertos*[417], *La feria de los milagros*[418] y otras muchas más, relacionadas o no con la medicina.

Fue un personaje popular en los últimos veinte años de su vida, aun cuando no dejara una obra especialmente memorable. Sin embargo, sí puede decirse de él que fue testigo de su tiempo.

Conocido en el mundo taurino como el doctor Zumel, Mariano Fernández **Zumel** (1907-1997) fue cirujano de brillante trayectoria en las cátedras de Olivares y Martín Lagos en el Hospital Clínico de Madrid, tras ampliar estudios en Berlín, París y Viena. Ocupó el puesto de jefe del equipo quirúrgico en el Hospital de Madrid al iniciarse la guerra; de su experiencia, publica *La anestesia, la antisepsia y las fracturas en cirugía de guerra.*

Finalmente, fue nombrado jefe de servicio de cirugía de la Fundación Jiménez Díaz, tras la Guerra Civil.

Pero lo que le hace realmente un médico popular es su dedicación al mundo del toro. Son más de trescientas las cogidas por asta de toro que operó como cirujano de plaza. Los toreros

---

[415] Gracia, Diego: Introducción a la bioética, El Búho, Bogotá, 1991.
[416] Diego Gracia. Voluntad de verdad. Para leer a Zubiri, Triacastela, Madrid, 2007.
[417] Cortejoso, Leopoldo: *Con los ojos abiertos*, Sever Cuesta, Barcelona, 1955.
[418] Cortejoso, Leopoldo: *La feria de los milagros*, Luis de Caralt, Barcelona, 1970.

le tenían tanta confianza que decían que era «cirujano de cuerpo y curandero de alma», al que se encomendaban para que Dios los guiara en caso de cogida. Su trayectoria está recogida en el opúsculo titulado *Las manos del cirujano*. Fruto de su experiencia en la tauromaquia publicó un libro titulado *Cirugía en las heridas por asta de toro*[419].

En 1989 se creó el Premio Literario-Taurino Internacional Doctor Zumel. Fue buen amigo de Juderías, reseñado a continuación.

Si hay un médico al que le importó poco la medicina, al menos durante los años en que lo traté, fue mi amigo **Alfredo Juderías** Martínez (1910-1991). De bastante más edad que yo, Alfredo era poeta —sobre todo, poeta—, torero, flamenco y vividor. Dicen las crónicas, y él así lo decía, que había estudiado en la Universidad Complutense, cuando se llamaba Central, acudiendo al viejo Hospital de San Carlos, hoy Centro de Arte Reina Sofía, de la mano de don Julián de la Villa, catedrático de Anatomía, cirujano y académico, una figura respetada en su tiempo. Si me piden el rasgo definitorio de Alfredo Juderías, este sería el de haber sido un excelente mozo de estoques de grandes maestros. Contradigo con ello a otro escritor médico del que ya he hablado, como es mi amigo y compañero Antonio Herrera.

Los años que pasé junto a Alfredo me permiten dar una visión de primera mano de su singular figura. Era un bohemio y no sé por qué estudió Medicina; nunca habló de su padre en contraste con la devoción que sentía por su madre. Cuando lo traté había enviudado y vivía con su «hermanilla», que lo cuidaba. Entre 1973 y 1982, años en que me enorgullezco de haber sido su amigo, nunca atendió a un enfermo, pero su charla nos tenía

---

[419]   Fernández Zumel, Mariano: *Cirugía en las heridas por asta de toro,* Anales de la Academia Nacional de Medicina, Madrid, 1984.

hipnotizados. Había conocido a los más brillantes intelectuales de la posguerra (González Ruano, Federico Carlos Sainz de Robles, que me dedicó su *Biografía de Madrid* a indicación de Juderías, García Nieto, Gerardo Diego, José Antonio González Puga, Zumel, José Antonio Ochaíta, que murió declamando en una plaza de Pastrana, y sobre todo el pintor alcarreño Fermín Santos). No se debe olvidar sus paseos por El Retiro, una vez jubilado, con el entrañable Antonio Mingote, que ilustró la portada de su *Cocina para pobres,* contribuyendo al éxito que tendría dicho libro.

Alfredo Juderías no trabajó en La Paz con el grupo de Gavilán (Antonio Herrera, siento contradecirte), sino en el entrañable Pabellón 8 de la Ciudad Universitaria, pomposamente denominado Centro Nacional de Especialidades Quirúrgicas, que sería el germen del futuro hospital Ramón y Cajal, vulgo Piramidón. Tras su experiencia como mozo de estoques de don Gregorio Marañón, del que recopilaría y publicaría las *Obras completas,* pasó a ejercer una función similar con don Paco (Antolí-Candela Cebrián), figura relevante de la otorrinolaringología entre 1960 y 1980.

Recuerdo que cuando alguno de los jóvenes médicos en formación indicábamos un tratamiento al paciente en la silla de exploración, no era raro que este contrastara nuestra opinión con la de un médico de más edad sentado junto a ambos que, con el cigarrillo en la boca[420], le hacía señales de todo lo contrario. No obstante, escribió algún libro profesional, como *Cuidado e higiene de la voz*[421]. Así era Alfredo Juderías. Controlaba a aquellos médicos jóvenes que éramos por entonces, e informaba a un jefe ausente de cuanto ocurría en el servicio. En viajes de fin de semana, me guio por Sigüenza, la rosada, que tanto amaba, a la que he regresado muchas veces. Juntos recorrimos plazas y callejuelas, comimos en El Motor y El Pecas, donde lo trataban con el mayor cariño, y

---

[420] Entonces se fumaba en los hospitales.
[421] Juderías, Alfredo: *Cuidados e higiene de la voz*, Atika, Madrid, 1969.

hasta subíamos al castillo que, por entonces, eran unas ruinas donde acampaban los gitanos antes de que se decidieran a convertirlo en Parador Nacional. De la catedral escribió un hermoso poema que me transcribió a mano en una cuartilla:

> «*Catedral de Sigüenza bajo la lluvia*. *Toda oliveña y rosa —como te dijo Ortega—, / rodeada de un aire que gira entre la niebla, / bajo la fina gasa del agua que resbala, / parece que amorosa alcances la aurora. / El románico escucha en tus piedras inmóviles / doradas como bueyes arrastrando los siglos / el mensaje amarillo de tu doncel soñado, / que se escapa volando en la voz de la lluvia. / Hay un silencio clásico de lectura latina / y un olor perdidizo en la tierra mojada. / La vida se paraba en una luz violeta / eternamente triste como un piano cerrado. / De pronto, ¡sí, de pronto!, en coro de alborada, / cruza una chica joven pregonando naranjas*».

Su mejor libro fue *Elogio y nostalgia de Sigüenza*, donde imitaba lo que su maestro Marañón escribiera sobre Toledo. Dicen por ahí que Juderías estaba interesado por la gastronomía, y lo estaba, pero era mal comedor y nunca había hecho una triste tortilla. Sin embargo, fue el autor de un libro[422] que ha tenido múltiples ediciones, hasta el punto de que he llegado a verlo publicado sin el nombre del autor (creo que eso ya se ha resuelto). Alfredo llegaba cada mañana al hospital y se dirigía a cualquiera a quien encontrara por los destartalados pasillos: *«Oye, niña, ¿qué hizo ayer tu madre para cenar?»*. O para comer, o en el desayuno. *«Eso sí, me lo escribes con letra clarita, que yo voy perdiendo visión»*. Lo solicitaba a los médicos residentes, a las enfermeras, a las limpiadoras, a los pacientes o a aquellas monjitas de conventos que le gustaba frecuentar. La primera edición apareció con los nombres de los autores de las recetas que reseñaba, luego desaparecieron en sucesivas ediciones.

---

[422] Juderías, Alfredo: *Cocina para pobres*, Seteco, Madrid, 1973.

315

Ya he dicho que Mingote le dibujó una preciosa portada; el libro se ha seguido editando y vendiéndose hasta el momento. Así era Alfredo Juderías.

Acudía a una tertulia de jubilados en la calle Montesa, cerca de donde vivía; repartía entre ellos los medicamentos que le daban los delegados comerciales de los laboratorios. Allí concurrían el cerillero del bar, el vendedor de lotería que era limpiabotas, banderilleros retirados, apoderados de toreros sin fortuna y otros miembros del barrio, que le tenían respeto porque lo sabían doctor, poeta y torero.

Precisamente, hay una anécdota que no me resisto a relatar. El día del Corpus es la fiesta grande de Toledo; la ciudad se embellece para la procesión, la gente se echa a la calle y por la tarde se organiza una corrida de toros. Como siempre se hizo en España hasta que llegaron los proteccionistas de los animales. El año en que fui con Alfredo y su tertulia, había llovido de forma intensa por la mañana, por lo que la autoridad competente, esto es, el Gobernador Civil (estoy hablando de la época predemocrática), suspendió la corrida, a donde habíamos acudido en mi Renault 8 junto a un apoderado y dos maletillas. Luego salió un sol radiante. Parece ser que alguien conocía a algún empleado de la plaza quien nos franqueó la puerta. A algún inconsciente de nuestro grupo se le ocurrió la idea de soltar los dos toros que quedaban en los corrales para que los aprendices de toreros «hicieran manos». Dicho y hecho. Pero el toro que saltó a la plaza era el animal más descomunal que he visto en mi vida. Sin cuadrilla ni picadores, desde la barrera, creí que aquel bicho mataría a nuestro imberbe torero. No sé cómo, pero consiguió estoquearlo. Al segundo toro, que correspondía al otro insensato aspirante, no sé cómo, lo «prepararon» y ya no pasamos tanto miedo. Recuerdo a Juderías diciéndome entre dientes: *«Si lo coge, tú operas y yo te ayudo, que para algo eres cirujano»*. No sé quién es el patrón de los toreros ni el de los insensatos, pero a ambos debo estar agradecido. Aquello fue una locura que además constituía una actuación claramente ilegal. No quiero ni pensar qué hubiera ocurrido si el Gobernador se llega a enterar; seguro que esa noche hubiéramos dormido todos en comisaría cuanto menos. El hecho es que en el regreso a Madrid, trajimos los rabos de ambos bichos envueltos en papel de periódico. Una mesonera del barrio de La Elipa cercano a la plaza de toros los avió con patatas. Dimos cuenta de ellos quince días más tarde. Espero que, con la llegada de la democracia, nuestro delito haya prescrito. Así era Alfredo Juderías.

Para más información, véase lo que de él ha escrito Antonio Herrera.

La figura singular del médico y escritor argentino **Florencio Escardó** (Mendoza, 1904–Buenos Aires, 1992) no debe confundirse con la de su abuelo del mismo nombre. Dedicado a la pediatría, se licenció en la Facultad de Medicina de la Universidad de Buenos Aires en 1929, de la que sería decano en 1958. Puso una especial atención a la relación materno-infantil al objeto de mejorar la situación de los hospitales de su tiempo, gracias al nombramiento de jefe de la sala diecisiete de Pediatría del Hospital para Niños Ricardo Gutiérrez. Su lema fue que *«tener al lado a una persona que le quiere puede ayudar a una recuperación más rápida de un enfermo»*. Eso lo consiguió introduciendo a la mamá junto a los niños que, hasta el momento, estaban aislados en los hospitales argentinos.

Aunque en España no es demasiado conocido como literato, su obra es importante, por una atención especial hacia su ciudad. Fue presidente de la Sociedad Argentina de Escritores y miembro de la Sociedad Porteña del Lunfardo.

Colaboró bajo pseudónimos en escritos humorísticos en diferentes diarios y revistas. A la capital dedicó *Geografía de Buenos Aires*[423], que actualizaría en 1971 con *Nueva geografía de Buenos Aires*[424], donde explica que:

---

[423]   Escardó, Florencio: *Geografía de Buenos Aires*, Losada, 1945.
[424]   Escardó, Florencio: *Nueva geografía de Buenos Aires*, Américalee, 1971.

«*Los datos y referencias que el libro contiene no corresponden, en buena parte, a la realidad actual de la ciudad, con lo que la obra ha venido a constituir el documento de un pasado que, muy vívido en su momento, no tiene ya actividad. Tal circunstancia le presta, quizás, el encanto de una estampa pasada de moda, pero que conserva —por lo menos así lo espero— el fervor porteño y el amor ciudadano que asistieron a su génesis y que ha sido, tal vez, la causa recóndita de que mucha gente joven (y que por lo tanto no ha conocido la ciudad que se describe) me hable con recurrencia de este ensayo con afectuoso interés y cordial curiosidad*».

Wikipedia recoge la añorante visión —tan Argentina— de barrios porteños hoy invadidos por la ciudad crecida:

«*En su borde este y norte, hasta la Recoleta, una abrupta barranca marca lo que fue antes la orilla del río que la ciudad ha rechazado ahora muchas cuadras allá; las calles descienden en bruscas pendientes, que a los porteños parecen una aventura antigravitatoria. Cinco irregularidades colocadas casi simétricamente en los veriles del recinto urbano trazan un sistema orográfico que se llama antonomásticamente "las barrancas". Todas cinco están libres de la ofensa de las casas; el suelo se muestra en ellas libre y vegetal, como un homenaje que la metrópoli de la pampa erige a la tierra que se alza y se ondula. Son el Parque Lezama, el parque del Retiro, el paseo de la Recoleta, las Barrancas de Belgrano y el Cementerio de Flores. Desde las cuatro primeras el porteño puede mirar el río llanísimo e interminable; la última parece una atalaya hacia la planicie que junto a la ciudad se muestra en persona, tal cual y tal cual la pisó el indio que acechaba la ciudad de barro y de paja de don Pedro de Mendoza*»[425].

---

[425] Florencio Escardó (Fuente: *Wikipedia*).

También publicó varios libros de poesía, fue letrista de tangos y guionista de cine.

La personalidad hipersensible de **David Hilfiker** (1945-), hijo de un pastor protestante y una madre dedicada a la familia, le produjo gran inestabilidad personal. Perfeccionista y obsesivo, con una inteligencia privilegiada y una dedicación absoluta al estudio, fue origen de una situación de desequilibrio emocional. No tenía amigos ni intereses, lo que le llevó a ser diagnosticado de una depresión que le obligó a medicarse. En contraprestación, él mismo reconoce:

> *«Mi inteligencia académica, fuertemente respaldada por mis obsesivos hábitos de estudio, me llevó a ocupar un puesto académico dentro del 1 % superior de los estudiantes. Pensarías que tal reconocimiento me relajaría y me permitiría trabajar menos compulsivamente. Pese a ello permanecí deprimido, infeliz y sintiéndome poco valorado»*[426].

Un excelente historial académico le permitió ingresar en la Universidad de Yale, donde posteriormente se graduaría en Medicina. Sin embargo, el suicidio de su madre tras reiterados intentos, interfirió en su formación. En contra de lo que se pudiera pensar, Hilfiker dice que no se sintió implicado por tan dolorosa circunstancia, como si padeciera una incapacidad para el dolor.

A su regreso a Yale, comenzó una época de normalización académica, en que conoció el mundo de las drogas y se alejó de la visión puritana del protestantismo.

A los veintitrés años descubrió la filantropía, lo que le condicionó para elegir la medicina: *«Fantaseaba trabajando en la intersección de la mente, el cuerpo y el espíritu. Y la formación médica parecía un buen fondo para cualquier actividad que cumpliera mis deseos»*.

---

[426] www.davidhilfiker.com/index.pho?option

En 1983, Hilfiker dejó su práctica privada en la Minnesota rural y se dedicó a la medicina en una comunidad marginada en las proximidades de la Casa Blanca. Tras someterse a nuevos tratamientos para su depresión, entró en contacto con grupos religiosos y fundaron la Casa de Cristo. En 1990 fundaron la Casa de San José, destinada a hombres afectos de sida, más como un hogar que como un sanatorio. Estas actividades filantrópicas responden al reto social que Hilfiker se había planteado desde la juventud.

Durante esos años, Hilfiker comenzó a publicar los libros por los que sería conocido, en los que refleja su lucha por la asistencia a grupos sociales excluidos de la sociedad americana. *Healing the Wounds* (1998) fue su libro más conocido. En *Not All of Us Are Saints: A Doctor's Journey With the Poor* (1994) describe las dificultades que sufre un médico dedicado al cuidado de los pobres en Washington D. C., revisando las ideas preconcebidas. Según escribe, algunos dicen que quieren ayudar, pero ¿qué van a decir cuando su ayuda parece ser inútil? Muchos escogen la explicación menos comprometida, esto es, que los pobres son responsables de su situación al no intentar buscar un trabajo. Este libro muestra que la realidad no es tan simple, aunque entre la desesperación encuentre razones para la esperanza.

De su propio blog recojo estos párrafos en que reconoce el drama que pone epílogo a una vida que encontró su admirable destino mediante el servicio a los marginados de una sociedad opulenta:

> *«En septiembre de 2012 comprendí que tenía un "deterioro cognitivo progresivo", casi con certeza la enfermedad de Alzheimer…».*
> *«Así que las memorias en este sitio es una historia de mi viaje desde el diagnóstico de deterioro cognitivo hasta la confusión actual. Hasta ahora he podido dar la bienvenida a este período de mi vida. De hecho,*

e increíblemente, estos meses hasta ahora han sido uno de los períodos más felices de mi vida»[427].

Impresiona el reconocimiento del destino fatal por el que se iba a despeñar, aunque parece que vive aún en las fechas en que se revisa este manuscrito. Reconozco que la figura de este médico siempre me ha impresionado, su filantropía real es un ejemplo para instituciones que ocultan negocios encubiertos bajo su trabajo diario.

Mi paisano **Francisco Luis Redondo** (1938-2018), nacido en Úbeda, representa la figura del médico clínico con una sólida formación internacional que complementa con una licenciatura en Letras, que se divertía escribiendo. Tiene una especial predisposición hacia el relato, elaborado de forma ingeniosa y, muchas veces, procedente de la propia experiencia, aunque, a diferencia de otros, no introduce una queja continua de las circunstancias que le han tocado vivir. Redondo fue un personaje amplio, culto y epicúreo, lo que se refleja en su literatura. Escribe sobre muchas cosas y épocas, introduce una erudición que perjudica a veces la necesaria tensión del relato. Escribió disfrutando de una actitud vital positiva, reflejo de su propia personalidad. En su novela *Las increíbles vidas de Roberto Milfuegos*[428] describe explícitamente lo que le lleva a escribir:

«Para la persona que os habla, escribir nunca le pareció tarea urgente ni considerable ni necesaria, pero sí un hondo placer secreto… Escribir supone, en definitiva, una incursión en ese universo inmenso, ilimitado y poblado de maravillas, que existe más allá del territorio reducido y monótono en el que se mueve la mayoría de los humanos».

[427] www.davidhilfiker.com/index.php?option
[428] Redondo, Francisco Luis: *Las increíbles vidas de Roberto Milfuegos*, Grupo Editorial 33, Málaga, 2009.

Lamentablemente, la política editorial donde publicaba sus novelas hace poco accesibles sus divertidas obras al lector común, como tantos otros. Este hecho hace que valiosas publicaciones sean poco asequibles al lector medio. Revistas provinciales y diocesanas, publicaciones locales difícilmente localizables por los buscadores más empleados limitan el esfuerzo que el escritor ocasional hace al investigar hechos históricos generales o locales, anécdotas y dichos cercanos. La posibilidad de publicar en un medio medianamente difundido es dificultosa, cuanto más en editoriales que copan las referencias literarias de los suplementos culturales o los lugares preferentes en librerías generales, máxime cuando los importantes grupos editoriales, ya de carácter internacional, van comprando a las pequeñas editoriales independientes. Ese hecho ha dado lugar a la comercialización de la publicación literaria: se edita lo que es rentable, incluyendo clásicos que, por el momento de aparición, han perdido el pago de los derechos de autor, según las leyes vigentes. (Véase también el capítulo «Por un puñado de dólares»).

Julio Mayol (1963-) se licenció en Medicina por la Facultad de Medicina de la Universidad Complutense en 1988. Doctor en Medicina tras la defensa de la tesis doctoral *Estudio general de la colecistectomía laparoscópica,* y activo bloguero, es el tipo de cirujano de mediana edad que adquiere una completa formación, destacando por sus méritos científicos y profesionales que le son ampliamente reconocidos. Ha sido director médico del Hospital Clínico de San Carlos. A sus numerosas publicaciones científicas, se une una de sus ilusiones, como es publicar un libro de relatos titulado *La guardia del doctor Klint*[429], donde narra experiencias médicas que va teniendo. De esta publicación, el mismo Mayol ha dicho: «*Tenía dos sueños de infancia, ser cirujano y escribir un libro que contara una historia. Lo segundo me ha llevado más tiempo que lo*

---

[429]   Mayol, Julio: *La guardia del doctor Klint*, De la Torre, Madrid, 2016.

primero». Esta es la ilusión de muchos médicos que se han sentido atraídos momentáneamente por la literatura, como es el caso de otros colegas, **Juan Pedro Gonzalo**[430] y **Miguel Ángel Marín**[431], cuyo problema radica en ser capaces de hacerla realidad luchando con la ingente impedancia del mundo editorial. Otros muchos se acogen a la protección de asociaciones, revistas, boletines locales, donde se reflejan sus deseos difíciles de llevar a cabo. Tal vez el caso de Mayol no sea otro que el hombre que es capaz de vencer las dificultades inherentes a una actividad, sea científica o artística en sus diferentes manifestaciones.

El hecho de traer aquí la figura de un reputado cirujano e incipiente escritor no es otro que la demostración del maridaje posible entre ambas actividades, que no se excluyen, sino que aportan matices en el contacto con el ser humano, a quien se dirigen ambas disciplinas.

Diferente es el papel que desempeña Federico **Relimpio Astolfini** (Sevilla, 1965-). Este médico escritor no busca estrictamente lo que es literatura, sino que la utiliza para dramatizar una exposición de las propias desilusiones y corruptelas cotidianas de parte de la medicina española, pregonada por algunos como una de las mejores medicinas del mundo. No es criticable su queja.

La visión del médico en ejercicio es otra y el autor lo expone en su novela *K. O. L. Líder de opinión*[432], dando lugar a una obra pesimista y de reducido valor literario aunque sí documental. Su segunda novela publicada, *Bajo su piel tatuada* (Amazon, 2014), persiste en la denuncia de las consecuencias de la crisis económica mediante el recurso de una serie de relatos que concluyen en el misterio inicial.

---

[430] Gonzalo Perea, Juan Pedro: *Catorce días en Escocia*, Letrame, Madrid, 2017.
[431] Marín, Miguel Ángel: *Confíe en mí*, Atlantis, Madrid, 2023.
Marín, Miguel Ángel: *El baile de las medusas*, Atlantis, Madrid, 2024.
[432] Relimpio, Federico: *K. O. L. Líder de opinión*, Anantes Gestoría Cultural, Sevilla, 2011.

Una denuncia similar de la denominada «industria de la salud» es la emprendida por el médico italiano **Eugenio Travaini** (1940-1993). El médico italiano en su obra *La malacarità*[433] expone crudamente los manejos comerciales de la salud, opuestos a una concepción ética. En *Il vento in testa*[434] narra las desventuras de un esquizofrénico ingresado en un sanatorio psiquiátrico, derivado de unas funestas condiciones familiares y sociales que influyen en la situación.

---

[433] Travaini, Eugenio: *La malacarità*, Rizzoli, Milano, 1975.
[434] Traviani, Eugenio: *Il vento in* testa, Rizzoli, Milano, 1976.

17

Discusión (a modo de epílogo)

Al llegar al final de una nutrida pero limitada relación de médicos que en un momento de su vida sintieron la necesidad de escribir, es necesario extraer algunas conclusiones que cierren el presente libro.

Hay tres puntos imprescindibles que analizar:

1. ¿Por qué decidieron ser médicos?
2. ¿Por qué se dedicaron a la literatura?
3. ¿Existe una relación entre ambas actividades o vocaciones?

Tal vez, la respuesta entre estas preguntas atañe a la cuestión que ha estado latente en las páginas precedentes.

Solo cuando encuentra una biografía es posible contestarlas de una forma fidedigna, con esa rigidez a que acostumbra la ciencia. Sin embargo, no todos los escritores reseñados escribieron biografías. El hallazgo de autobiografías, como las de Oliver Sacks, Arthur Schnitzler, Pío Baroja o Anton Chéjov, ha sido el mejor regalo que podía recibir el autor, porque en ellas se encuentran las respuestas planteadas.

En otros casos se ha tenido que indagar en los protagonistas como personajes de ficción, que está creando, en los que el médico escritor se refleja de manera más o menos explícita. Es el caso del *Doctor Gion* de Carossa, el Andrés Hurtado de Baroja, el Philip Carey de Maugham, el Esteban de Trigo o el doctor Palabaud de Reverzy, por no citar más. En ellos se expresa el *alter ego* del autor, que refleja las propias motivaciones y experiencias, aunque las «preste» a sus personajes en las situaciones que relata.

Presiones familiares, mantener una consulta prestigiada, conseguir un medio de vida, la admiración hacia una profesión singular, la curiosidad o la imitación de personajes conocidos por la familia han empujado a muchas personas a escoger un medio de vida proyectado hacia los demás mediante el ejercicio profesional de la medicina. A veces, son las instituciones oficiales —frecuentemente, el ejército— las que permitían al joven conseguir la formación que lo introduciría en el mundo de la sanidad desde la que desarrollar sus objetivos. Dificultades económicas o tradición familiar justifican que el Estado cargue con los gastos de la formación. Es el caso de Ramón y Cajal, Trigo, Slaughter, Döblin, Céline, Pondal, Carossa, Uriel, Cook, Selzer o Lobo Antunes, quienes, por obligación o por vocación, ocuparon parte de sus vidas en filas, periodo que se vería reflejado en parte de sus escritos.

Hijos o descendientes de doctores que impulsaban la vocación o los presionaron para seguirla fueron causa de que algunos de los futuros médicos luego devendrían en escritores, tras iniciarse en la profesión familiar. La imitación del ejemplo de los ancestros fue un motivo determinante de la vocación. En otros casos era una más o menos definida atención hacia los apasionantes problemas de los humanos lo que los llevó a elegir la medicina como profesión. El joven que se encuentra en la encrucijada de elegir un futuro, la mayoría de las veces, se mueve por sentimientos ambiguos que oscilan desde la curiosidad hasta la técnica, pasando por la filantropía. Medicina, biología, psicología, enfermería, sociología, ciencias políticas y ciencias económicas son tópicas y variadas manifestaciones de esta última posibilidad, con todas las contradicciones que pueden entenderse en la persona ocupada en la vida de los demás. A quien elige dedicarse a la medicina pronto se le presentan nuevas disyuntivas —o más—: encaminarse hacia especialidades médicas o hacia un futuro en quirófanos, y ¿por qué no dedicarse a la psiquiatría? Por el medio hospitalario circula un añejo y exagerado axioma que dice «*el médico sabe, pero no cura; el cirujano cura, pero no sabe; el psiquiatra ni cura ni sabe»*. Sin embargo, tal tópico es válido para nuestros propósitos porque es útil para encuadrar actitudes íntimas para el desarrollo profesional del joven médico que se enfrenta al porvenir. Frente a la actitud analítica de internista que valora los mecanismos fisiopatológicos de la enfermedad y las consecuencias del tratamiento que va a aplicar, contrasta la necesidad de adoptar decisiones instantáneas propias de las especialidades quirúrgicas; de forma paralela, la psiquiatría se enfrenta a la comprensión de los mecanismos constitutivos de la actividad mental, en alteraciones difícilmente diferenciables de las formas consideradas como normales, por lo que la sociología interviene de forma poderosa en la encrucijada de sus manifestaciones.

«La cirugía es el fracaso de la medicina» es otro dicho popular mediante el que se expresa una opinión reduccionista e ignorante. No es aquí el momento de hablar sobre las indicaciones de una u otra forma de ejercer la profesión. De hecho, el desarrollo de ambas especialidades está aproximando cada vez más a ambas posibilidades. Gracias a la investigación actual, *«el médico de corto se aproxima más al médico de largo»,* como explico a mis alumnos en la Facultad[435]. No es el motivo de este libro discutir tales diferencias. De hecho, médicos que han escrito existían en cualquier forma de ejercer la profesión. Sin embargo, hay que reconocer el gran número de escritores entre psiquiatras y neurólogos; tal vez el hábito adquirido de ocuparse sobre las circunstancias de la persona enferma y, secundariamente, por las de la población sana de que procede, junto a la dificultad por explicar los motivos de la enfermedad, haga idóneas a tales especialidades para el desarrollo de historias sobre los seres humanos, motivo y fin, al fin y al cabo, de cualquier narración.

---

[435] El término *médico de corto* se refiere a la vestidura de los antiguos barberos sacamuelas medievales, encargados de sajar diviesos, de donde proceden los cirujanos actuales. El *médico de largo,* por el contrario, era el descendiente del respetado médico de origen galénico.

El hecho de que haya pasado la mayor parte de mi vida en los quirófanos no me hace sospechoso de defender a mis colegas de especialidad. En páginas anteriores he arremetido —con todo el cariño, eso sí— contra los cirujanos escritores que transmiten a los lectores el calor o la textura de la víscera, o la gravedad del tumor que acaban de extirpar. Esa crítica la hago extensiva a quienes leen morbosamente tales libros. Los problemas que he tenido y la tensión que el cirujano sufre durante el acto quirúrgico en la mesa de operaciones solo son suyos, como la responsabilidad para resolverlos, así como el disgusto o la alegría por los frutos conseguidos. En su lugar, preferiría poder transmitir a mi lector la angustia que Carver me deja al cerrar el libro que estoy leyendo. Lo otro no es más que aprovechar el sentimiento morboso de lectores sensibles y el halago del propio ego que se traslada al lector. Similar a un don Quijote que consiguiera derrotar a los gigantes, seducir a las doncellas y conquistar reinos. ¡Qué afrenta a la imaginación desbordada del gran Cervantes!

Una vez establecida la vocación médica del futuro escritor, es el momento de preguntarse por las razones que lo llevan a escribir. Algo en que coinciden casi todos es la necesidad de lecturas previas. Tal vez, con la excepción reconocida de George Benn y pocos más, la mayor parte de los médicos que luego escribirían habían crecido en familias donde se leía, o al menos contaban con bibliotecas accesibles. Nadie escribe nada de valor si no ha incorporado a sí mismo el acervo de la literatura precedente. Escribir es una actividad que pretende emular o mejorar a lo previo, incorporando la cosmovisión de quien se propone abordarla. Narrar experiencias propias, imaginar ideas nuevas, expresar sentimientos, elaborar teorías válidas para los demás son tópicos que el escritor emprende al comunicar lo que lleva dentro de sí ante el papel en blanco o ante la pantalla del ordenador. Añadido es el problema de la creatividad de que se hablaba al principio: esa capacidad para imaginar nuevos caminos unida a la facultad de encontrar los medios para desarrollarla. Es lo que dará a luz un producto singular, algo difícil de conseguir. Por eso son raros los artistas geniales.

Quienes entran en la lectura de la obra literaria de los que los precedieron, de alguna manera, ya están escribiendo, aunque es necesario que la lectura les produzca un mayor o menor cambio en el equilibrio mental anterior. Hemos repasado la coexistencia de una literatura de consumo —libros de usar y tirar— cuya lectura aporta, a lo sumo, unos momentos de entretenimiento en los que no hay mejor cosa que hacer, a diferencia de la literatura perdurable. No entraré en valoraciones. Para mí, el carácter definitorio de cualquier manifestación creativa es que, tras su uso, la vida de quien la emplea cambie en mayor o menor grado. Lo he dicho antes y aquí lo recalco. Lo demás es prescindible. Un libro escrito solo está completo cuando es leído.

Igual ocurre en la ciencia o en cualquier otra actividad creativa. El auténtico enfoque humanístico de la vida se basa en la clave de que algo sea mejor porque cada hombre existió. Es decir, porque dejó su huella en su tiempo, con mayor o menor profundidad, al modo que Kipling reclama al lector en el poema «If»[436]. Películas

---

[436]   Rudyard Kipling:
If
If you can keep your head when all about you
Are losing theirs and blaming it on you,
If you can trust yourself when all men doubt you,
But make allowance for their doubting too;
If you can wait and not be tired by waiting,
Or being lied about, don't deal in lies,
Or being hated, don't give way to hating,
And yet don't look too good, nor talk too wise:

If you can dream —and not make dreams your master;
If you can think —and not make thoughts your aim;
If you can meet with Triumph and Disaster
And treat those two impostors just the same;
If you can bear to hear the truth you've spoken
Twisted by knaves to make a trap for fools,
Or watch the things you gave your life to, broken,

olvidadas, libros inútiles, pinturas repetitivas, viajes prescindibles, pérdida de tiempo en charlas que no conducen a lugar alguno, investigaciones repetidas ocupan buena parte del tiempo sin que nada de ello guarde el menor interés. El descanso con los pies sobre el sofá supone una actividad necesaria y certera por ser parte de la vida, pero es deseable que no se confundan los términos.

El ejercicio de la medicina es una actividad transitiva porque precisa un complemento directo, que es el hecho de curar al semejante. También escribiendo se cura porque se pone en evidencia que el otro existe, cuáles son sus problemas, sus emociones y necesidades, así como el tiempo que le tocó vivir. No solo en el momento de extraer el tumor del cuerpo, sino también cuando se compone el poema en el que alguien trasciende su tiempo para hacerlo eterno. Al escribir estas líneas estoy pensando en William Carlos Williams, quien intuye el texto que va a escribir al regreso a casa tras un parto al que acaba de asistir.

Siempre habrá que volver a su figura: Fernando Navarro, en su excelente publicación titulada «Médicos escritores y escritores

---

And stoop and build 'em up with worn-out tools:

If you can make one heap of all your winnings
And risk it on one turn of pitch-and-toss,
And lose, and start again at your beginnings
And never breathe a word about your loss;
If you can force your heart and nerve and sinew
To serve your turn long after they are gone,
And so hold on when there is nothing in you
Except the Will which says to them: 'Hold on!'

If you can talk with crowds and keep your virtue,
Or walk with Kings —nor lose the common touch,
If neither foes nor loving friends can hurt you,
If all men count with you, but none too much;
If you can fill the unforgiving minute
With sixty seconds' worth of distance run,
Yours is the Earth and everything that's in it,
And—which is more—you'll be a Man, my son!

médicos»[437], dice que los médicos escriben por el contacto humano con sus pacientes o como una forma de evasión ante una *«ciencia que no da solución, explicación ni respuesta a multitud de situaciones que la exigen».* No estoy de acuerdo con que la literatura motivada como actividad evasiva pueda alcanzar criterios de calidad. Escribir bien, como cualquier otra actividad artística, precisa de una concentración y una pulsión vital que no son compatibles con el descanso; por el contrario, es una actividad extenuante. Sin embargo, casi todos los médicos están en contacto con pacientes, aunque pocos de ellos —estadísticamente— se dedican a escribir de una forma trascendente.

Hay que desconfiar de los escritos de médicos para los médicos; me refiero a los textos literarios, claro. Los médicos son personas quienes, a más de ejercer una profesión dedicada a la sanidad, sienten como los demás. Una narración, un poema, una obra teatral escrita por un profesional de la medicina que solo sea valorada por sus iguales es un fracaso. En otra parte decía que la obra de un escritor médico, para que tenga valor, debe conseguirlo, aunque su autor no fuera médico. Lo contrario es corporativismo y complejo de inferioridad de quien no es capaz de competir con tantos admirables escritores ajenos a la medicina.

No son pocos los médicos que pretendieron redondear unos menguados ingresos mediante la escritura, que ocupa el lugar de los escasos pacientes en la consulta. El propio Chéjov escribía cuentos para las publicaciones periódicas de Moscú durante el tiempo de estudiante. Baroja reconoce que el cuaderno adquirido para reflejar los ingresos económicos lo utilizaba para escribir narraciones por la falta de clientela en el consultorio de Cestona. Otro tanto reconoce el oftalmólogo Conan Doyle, quien dice que la escasez de pacientes le permite escribir varias narraciones

---

[437]   Navarro, Fernando: «Médicos escritores y escritores médicos», *Ars Médica. Revista de humanidades*, 2004, 1:31-44.

e, incluso, crear la figura de Sherlock Holmes, que luego se haría tan productiva desde el aspecto económico. Otra cosa son los escritores americanos de *best seller* que abandonan la medicina ante la abrumadora cantidad de ingresos que reciben como derechos de autor; la tentación es demasiado importante. Sin embargo, salvo Somerset Maugham, pocos han sobresalido por la calidad de su obra. Y aun este ha sido discutido a lo largo de las épocas.

Una evidencia entre los escritores reseñados es la frecuencia con que pertenecen al pueblo judío. Practicantes o no de su religión, el núcleo judío centroeuropeo ha dado lugar a una literatura ciertamente sobresaliente. Médicos o no médicos (me refiero a filósofos, físicos, químicos, banqueros, directores de cine, etc.), los componentes del pueblo hebreo han demostrado un alto nivel de creatividad. Freud como arquetipo, pero también Schnitzler, Moacyl Scliar, Frankl, Sacks, Cyndnik, Levi-Montalcini, Döblin y Levi fueron médicos escritores que reconocieron su pertenencia al pueblo judío.

La inteligencia no está uniformemente distribuida pese a los deseos igualatorios de cierto progresismo mal informado. Los estudios de mediados del siglo XX manifestaron que determinados grupos étnicos mostraban un coeficiente intelectual mayor que otros. Ello no implica un condicionamiento genético, sino la necesidad de desarrollar mecanismos de defensa o de adaptación. Para Cochran y colaboradores[438], el éxito de los judíos centroeuropeos, también llamados askenazis para diferenciarlos de los sefarditas o judíos del sur, demuestra la influencia de la evolución asociada al gen cultural, esto es, la influencia de la epigenética. Los judíos askenazis poseen un coeficiente intelectual de unos 115 puntos de

---

[438] Cochran, Gregory; Hardy, Jason y Harpending, Henry: *Natural History of Ashkenazi Intelligence.* http://web.mit.edu/fustflum/documents/papers/AshkenaziIQ. jbiosocsci.pdf (Consultado el 20 de diciembre de 2022).

media, el mayor conocido de grupo étnico (aproximadamente un punto de desviación estándar con respecto a la media europea de 100) y están claramente representados en posiciones destacadas de la ciencia, la cultura y las artes. De hecho, ciento veinte premios nobel son judíos, lo que es destacable teniendo en cuenta el tamaño relativo de su población, con ejemplos como Albert Einstein, John von Neumann, Richard Feynman, Julian Schwinger, Murray Gell-Mann, entre otros.

Las personalidades sefarditas, esto es, aquellas procedentes de España y Portugal, tras la expulsión en el siglo XV llevaron por el mundo el lenguaje ladino o castellano de la época, con las consiguientes variaciones. Tales hebreos procedentes del sur de Europa han sido preteridos para los autores anglosajones en favor de los pertenecientes a la cultura askenazi, tal vez como incluidos en la censura de la Leyenda Negra que pesa sobre la cultura española. Sin embargo, sus nombres han marcado y siguen marcando la cultura occidental. Algunos entre ellos son: Maimónides, Hasday ibn Shaprut, Benjamín de Tudela, Fernando de Rojas, Cristóbal Colón, Gracia Nasi, Spinoza, Luis de Góngora, Alfonso de Ercilla, Santa Teresa de Jesús, Luis Vives, Jorge de Montemayor, Modigliani, Camille Pissarro, Benjamin Disraeli, Elias Canetti, Rita Levi-Montalcini, Sean Penn y otros muchos.

Ajena a la historia de tratarse del pueblo elegido, parece derivarse una herencia darwiniana movida por el azar, a la que se añaden accidentes culturales y consecuencias genéticas inesperadas: *«Los judíos askenazis poseen una ventaja genética en la inteligencia que surgió de la selección natural para el éxito en ocupaciones de cuello blanco durante su travesía por la Europa del norte»*[439]. Para los autores citados, tal hipótesis se basa en cuatro hechos: 1) La gente más próspera tiende a tener como media más hijos que los demás; 2) Los trabajos en los que se implicaron los judíos a partir del Medioevo

---

[439] G. Cochran *et al.*, *op. cit.*

resultaron más exigentes desde el punto de vista de la inteligencia; 3) La inteligencia es un rasgo claramente heredable; 4) El aislamiento genético relativo de la población judía (se estima que los askenazis son un 40 % genéticamente europeos), necesario para que la selección natural actúe creando diferencias, una condición que procede de la tradicional endogamia judía. Por el contrario, también padecen más enfermedades de transmisión genética, como la enfermedad de Tay-Sachs, la de Gaucher, las mutaciones BRCA1 y BRCA2, causantes de cánceres de mama, o las enfermedades de Niemann-Pick y Canavan[440].

Indiscutiblemente, cualquier escritor, sea médico o no, desea imitar, superar, añadir o, tal vez, contradecir la obra de los predecesores. Hay un periodo durante el que el escritor novato adopta el estilo de aquel a quien admira, pero cuando insiste en su actividad se imponen sus características expresivas, que son las que le aportan una seña personal, como en cualquier actividad creativa.

Es imprescindible la retroalimentación. Se escribe porque se lee; porque leer es apoderarse de mundos externos que eran desconocidos y que, hasta cierto punto, encierran la visión del otro para incorporarlos a uno mismo, sea desde un punto de vista positivo o negativo. Incluso a los que pasan la vida entre libros o, por decirlo mejor, aquellos cuya vida se nutre de los libros, la lectura de un ejemplar actúa como una droga que estimula e induce a la del siguiente. Lo difícil es empezar a leer cuando no se ha hecho antes. En algunos casos, la lectura lleva a escribir. Decíamos antes que la mayoría de los buenos escritores habían dispuesto de bibliotecas más o menos nutridas, más o menos amplias, durante su infancia. También decía que el médico que escribe tan solo aventaja al escritor no médico en el hábito adquirido gracias a su profesión de ser testigo de las conductas de las personas que alguna vez fueron

---

[440] Zugasti, Eduardo: «Por qué los judíos europeos son más inteligentes». http://www.terceracultura.net/tc/?p=6520 (Consultado el 20 de diciembre de 2022).

sus pacientes. Esa ya es una apreciable ayuda. En lo demás, debe plantearse idénticas metas de quien no se dedica a la medicina. Se es buen o mal escritor de forma independiente de la profesión que se tuviera antes en caso de vocación compartida. Así debe ser y así he intentado demostrarlo en este libro.

Siempre existe una intención soterrada en el hecho de escribir literatura. No es malo hacerlo sin una intención particular, aunque la obra de algunos autores intente apoyar una actividad profesional, como es el caso de Freud o de Damásio, o una tesis (el anticlericalismo de los naturalistas, que llega hasta el insulto a la religión de Panizza). De la relectura de los capítulos anteriores se extrae la frecuente intención militante de muchas de las médicas escritoras que ocuparon un puesto relevante en la literatura mundial. No ha dejado de sorprenderme, ya que el tópico me inclinaba a esperar una escritura intimista de mayor o menor calidad; por el contrario, la mayor parte de las escritoras reseñadas defienden un frente de lucha determinado con su literatura, con páginas tan relevantes como las de Nawal al-Sa'dawi.

Un análisis final puede ser el hecho de que, para mucha gente, una persona solo puede ser escritor, o ingeniero, bombero, agricultor o médico; solo será reconocido para el vulgo por una de esas máscaras, esto es, *personas*[441] al decir del teatro primigenio. Resulta inconcebible para el entendimiento común que la misma persona pueda ser un excelente investigador o clínico y, al mismo tiempo, un poeta encomiable o pintor o músico. Aunque cualquier actividad humana que requiera ser llevada hasta sus límites requiera de una atención prioritaria, esto no excluye que pueda ser compatibilizada con actividades diferentes sobre la base de las diversas capacidades del cerebro humano. ¿Estoy intentando, con

---

[441] El término *persona* procede del griego *prósōpon (πρόσωπον)*. Se presenta en alusión al uso de una máscara, principalmente como recurso para la personificación en el marco del teatro primitivo.

estas palabras, justificar la concordancia de mis propios intereses? O *«poner algo al resguardo de la muerte»*, que diría Gide que cita Vila-Matas[442]. Tal vez.

Algunos médicos son incapaces de plantearse cualquier actividad creativa que los motive, aun en los campos más vulgares; como en tantas otras profesiones. Falta de incentivos, comodidad, acomodamiento o educación pueden ser la causa. Otros disfrutan con lo que hacen, lo que puede ser incomprensible para los primeros. La razón estriba en la existencia de mentalidades positivas o negativas, y también neutras, que son aquellos que se muestran indiferentes a cualquier cosa que no se manifieste como imprescindible para la supervivencia o para los instintos básicos.

El autor de este libro se daría por satisfecho si su lectura indujera a quien lo lea a buscar una obra entre la ingente cantidad de textos citados, compuestos por médicos que dedicaron parte de su tiempo a entregar a los demás la apasionante colección de vivencias que encierran sus páginas.

FINIS CORONAT OPUS

---

[442] Vila-Matas, Enrique: *El mal de Montano*, Editorial Anagrama, Barcelona, 2002.